推拿按摩入门

于　佳◎编著

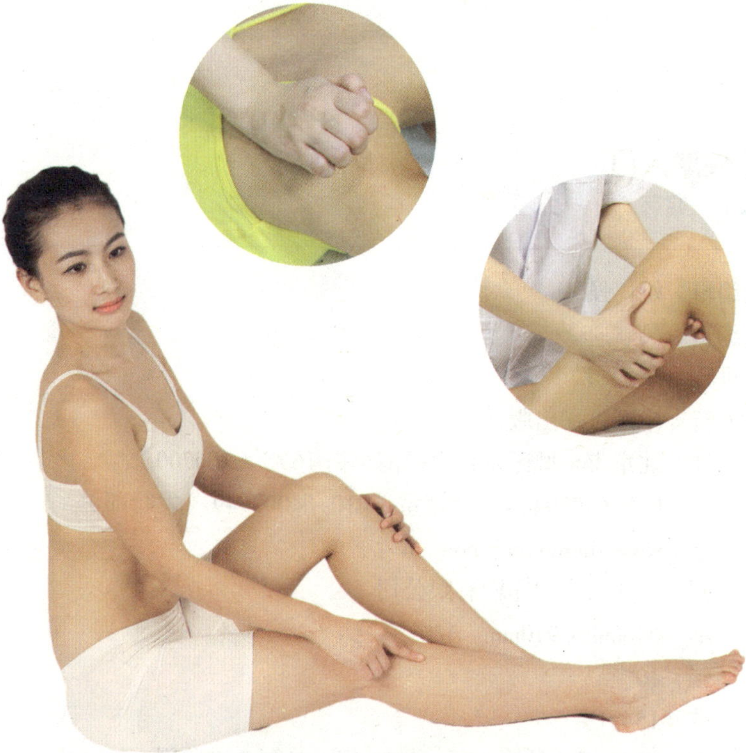

中医古籍出版社
Publishing House of Ancient Chinese Medical Books

图书在版编目（CIP）数据

推拿按摩入门 / 于佳编著． -- 北京 ： 中医古籍出版社， 2025． 6． -- ISBN 978-7-5152-2989-8

Ⅰ． R244.1

中国国家版本馆 CIP 数据核字第 2025EU0658 号

推拿按摩入门

于　佳　编著

策划编辑　姚　强
责任编辑　吴　迪
封面设计　李舒园
出版发行　中医古籍出版社
社　　址　北京市东城区东直门内南小街 16 号（100700）
电　　话　010-64089446（总编室）010-64002949（发行部）
网　　址　www.zhongyiguji.com.cn
印　　刷　三河市嵩川印刷有限公司
开　　本　640mm × 910mm　1/16
印　　张　10
字　　数　154 千字
版　　次　2025 年 6 月第 1 版　2025 年 6 月第 1 次印刷
书　　号　ISBN 978-7-5152-2989-8
定　　价　69.00 元

目录

第一章 扎好根基，推拿按摩效果加倍

第二章 日常儿童保健推拿，呵护孩子健康成长

第三章 对症小儿推拿，“推”出小儿安

第四章 成人日常保健推拿，未病先防保健康

第五章 成人对症推拿，手到病自除

第六章 推一推，“推”走妇科、男科疾病

第七章 按一按，“按”走颈肩腰腿痛

第一章

扎好根基，推拿按摩效果加倍

●推拿是以中医的脏腑、经络学说为理论基础，结合西医的解剖和病理诊断知识，用手法作用于人体体表的特定部位以调节机体生理、病理状况，达到理疗目的的方法。从性质上来说，推拿是一种物理的自然治疗方法，入门简单，易掌握。本章将引导你走进推拿世界，带你了解推拿的相关知识，助你快速掌握推拿的取穴技巧及各种手法，扎好根基，实现有效推拿。

推拿需遵循的五大基本原则

先轻后重

在对身体进行推拿的时候，一定要注意先轻后重，这样便能够让身体有一个适应的过程。人的承受能力是不同的，用这种方法可以测试身体的忍耐力，进而很好地确定推拿力度。

快慢有讲究

成人推拿时宜慢不宜快，要注意保持一个柔和均衡的速度，太快就会显得生硬粗暴，甚至还会产生不良反应。小儿推拿则宜快，频率通常为150 ~ 200 次 / 分钟。

胖人用力要略重

胖人的脂肪层较厚，这会对外来压力产生一定的缓冲力，因此胖人在进行自我推拿的时候，需要用力略重才能够达到治疗的效果。

不同的部位推拿的力度不同

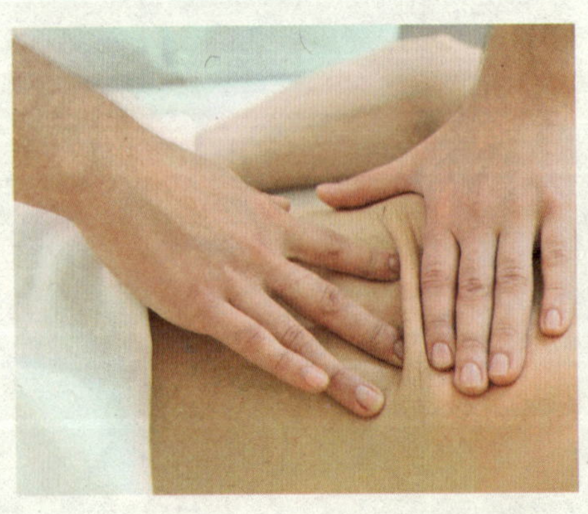

开始推拿穴位的时候，注意用力要轻，然后再逐步加大力度。推拿不同的身体部位的时候，要使用不同的力度，如腰部、臀部、腿部，力度可大；胸前、腹部，力度适中；脑部的穴位，则要略微轻柔，但也不能太轻；肾部不能拍打、击打。另外，给年轻人推拿力度可加大，老人、小孩力度则要减小。总之，力度应以推拿时有适度的酸胀、麻木、舒适感为宜。

按揉头部穴位时力度宜轻

人的头部的肌肉都很薄弱，也比较敏感，所以在对头部进行推拿的时候注意用力要轻，但是太轻到没有感觉的话也是起不到治疗效果的，所以得把握好力度。

掌握方法，正确快速取穴

在推拿过程中，治疗效果与取穴是否准确有着密切的关系。为了方便大家找准穴位，以下介绍了 4 种定位方法。

手指同身寸度量法

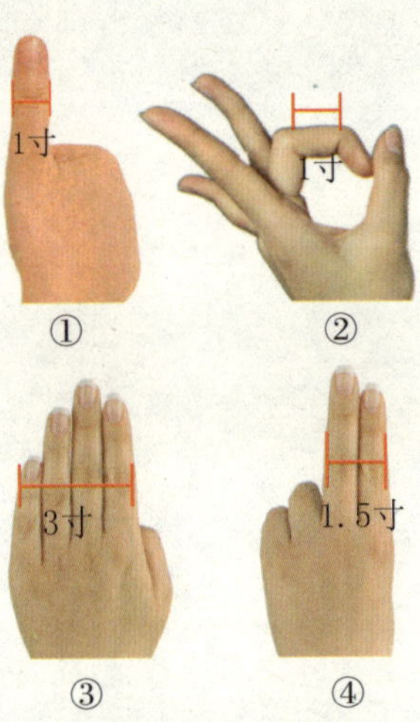

手指同身寸度量法

手指同身寸度量取穴法是指以患者本人的手指为标准度量取穴，是临床取穴定位常用的方法之一。这里所说的“寸”，与一般尺制度量单位的“寸”是有区别的，是用被取穴者的手指做尺子测量的。由于人有高矮胖瘦之分，不同的人用手指测量得到的 1 寸也不等长。因此测量穴位时要用被测量者的手指作为参照物，才能准确地找到穴位。

（1）拇指同身寸：拇指指间关节的横向宽度为 1 寸，如图①。

（2）中指同身寸：中指中节屈曲，内侧两端纹头之间作为 1 寸，如图②。

（3）横指同身寸：食指、中指、无名指、小指并拢，以中指近端指间关节横纹为准，四指横向宽度为 3 寸，如图③。

另外，食指和中指二指指腹横宽（又称“二横指”）为 1.5 寸，如图④。食指、中指和无名指三指指腹横宽（又称“三横指”）为 2 寸。

标志参照法

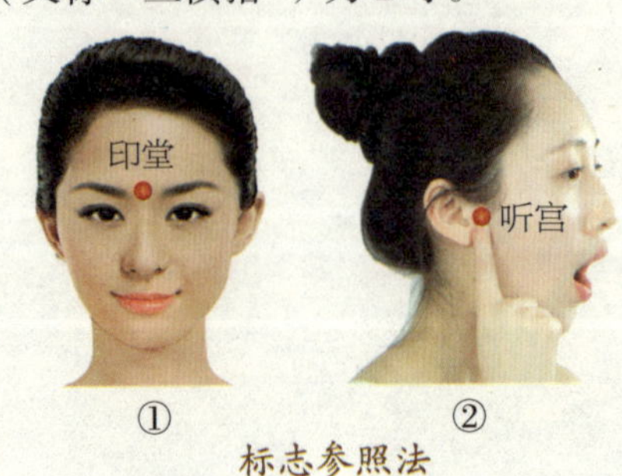

标志参照法

固定标志：常见判别穴位的标志有眉毛、乳头、指甲、趾甲、脚踝等。如：神阙定位，位于腹部脐中央；印堂定位，两眉之间即眉心处为印堂，如图①。

动作标志：需要做出相应的动作姿

势才能显现的标志。如张口取耳屏前凹陷处即为听宫，如图②。

骨度分寸法

骨度分寸法定位始见于《灵枢·骨度》篇，将人体的各个部位分别规定其折算长度，作为量取腧穴的标准。如前后发际间为 12 寸，如图①；两乳间为 8 寸，胸骨体下缘至脐中为 8 寸，如图③；耳后两乳突（完骨）之间为 9 寸；肩胛骨内缘至背正中线为 3 寸，肩峰缘至背正中线为 8 寸，如图②；如图③，腋前（后）横纹至肘横纹为 9 寸，肘横纹至腕横纹为 12 寸，股骨大粗隆（大转子）至膝中为 19 寸，膝中至外踝尖为 16 寸。

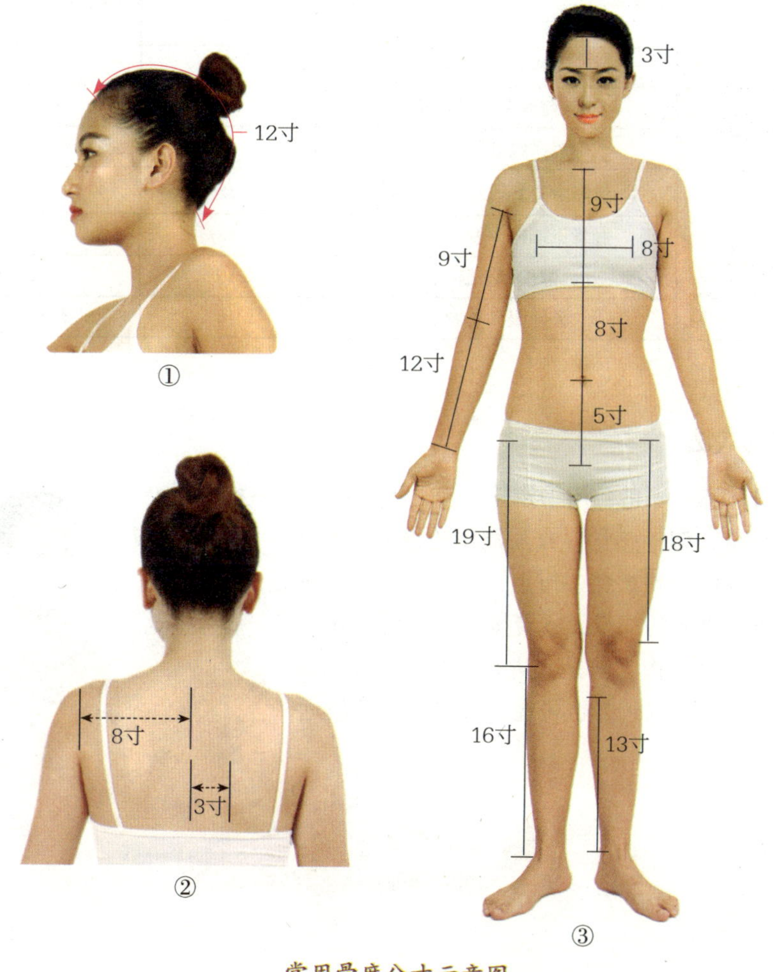

常用骨度分寸示意图

表1 常用骨度分寸尺度表

部位	起止	寸数	量法
头部	前发际到后发际	12	直
	耳后两乳突之间	9	横
	眉心到前发际	3	直
胸腹部	天突穴到剑突处	9	直
	剑突到肚脐	8	直
	脐中到耻骨联合部	5	直
	两乳头之间	8	横
侧身部	腋窝下到季肋	12	直
	季肋下到髀枢	9	直
上肢部	腋前纹头到肘横纹	9	直
	肘横纹到腕横纹	12	直
下肢部	耻骨联合处到股骨下端内侧髁	18	直
	胫骨下端内侧髁到内踝尖	13	直
	髀枢到外膝眼	19	直
	外膝眼到外踝尖	16	直

感知找穴法

身体感到不适，用手指压一压，捏一捏，摸一摸，如果有痛、硬结、痒等感觉，或与周围皮肤有温度差，如发凉、发烫，或皮肤出现黑痣、斑点，那么这个地方就是所要找的穴位。感觉疼痛的部位，或者按压时有酸、麻、胀、痛等感觉的部位，可以作为阿是穴进行治疗。阿是穴一般在病变部位附近，也可在距离病变部位较远的地方。

承山穴

推拿异常情况的预防和处理

推拿作为常用治疗手段，对很多疾病都有良好的治疗效果。但如果对推拿方法、力度等不加注意，患者可能会出现不良反应，如晕厥、疼痛加重、肌肉拉伤等。一旦发生以下异常情况，要及时采取相应的措施进行处理。

晕厥

在推拿的过程中，有的人由于精神紧张，或体质特别虚弱，或过度劳累、饥饿，或操作者手法过重、过强，可能会突然出现头晕目胀、心慌气短、胸闷泛呕，严重者四肢厥冷、出冷汗，甚至晕倒等现象。这时候，应该立即停止推拿，让患者取头稍低位，轻者静卧片刻，或服温开水或糖水后即可恢复，重者可配合掐人中、老龙、十宣并及时送医院就诊。

为了防止晕厥的发生，体质虚弱的患者和神经衰弱的患者在进行自我推拿治疗时，应该采用轻柔的手法；精神紧张的患者应该在推拿之前打消思想顾虑；饥饿的患者应该先进食或喝些糖水再进行自我推拿治疗。

皮肤破损

在接受推拿的过程中，有的人会出现局部皮肤发红、疼痛、破裂等现象，这时应该立即停止推拿，同时做好皮肤的消毒和保护，防止发生感染。

皮下出血

如果推拿手法过重，或时间过长，或本身有血小板减少症，或老年性毛细血管脆性增加，推拿部位可能出现皮下出血。这种现象出现在局部，且症状较轻，一般不必处理；若局部青紫严重者，待出血停止后可用缓摩法消肿散瘀。

疼痛加重

对有腰痛、腿痛、背痛等症状者，如果按压手法过重，或第一次按压，疼痛有可能反而加重，在一般情况下，痛感会在一两天后消失，原来的病症也有可能一起消失。当然，手法应轻柔和缓，以自己感觉不是非常痛苦为宜，特别是腰的肾脏部位，切忌用蛮力按压。

岔气与肌肉损伤

体位不舒适，或按压用力过猛，或患者肌肉紧张都可能造成肌肉损伤或者是岔气。当出现岔气时，要请人配合自己的呼吸对上肢进行牵拉，或者推压后背以减轻痛感。对于肌肉损伤，可用红花油轻涂血瘀处，一两次即可。

疲乏

在推拿治疗后，有的人会产生疲倦感，其实这是人的自我调节作用，也说明推拿是作为一种外力介入的泻法。推拿完成后，要多喝水，休息片刻后即可恢复，亦可配合头面部手法操作，如推抹前额，抹眼眶，按揉太阳、风池、肩井等穴位。

推拿的适应证和禁忌证

推拿治疗的范围很广，在外科、内科、妇科、儿科、五官科以及保健美容方面都适用，尤其对慢性疾病、功能性疾病疗效较好。但是它也不能包治百病，有些疾病便不适合通过按摩进行治疗。

推拿的适应证

1. 外科：上肢部伤筋（肩关节周围炎、肱骨外上髁炎、腕关节扭伤、腱鞘炎等），脊柱部伤筋（落枕、颈椎病、急性腰扭伤、慢性腰肌劳损、腰椎间盘突出症等），下肢部伤筋（膝关节骨性关节炎、踝关节扭伤、跟痛症），等等。

2. 内科：包括心脑系病症（不寐、中风后遗症等），脾胃肠系病症（胃痛、泄泻、便秘等），肝胆系病症（胁痛），等等。

3. 妇科：包括月经病（月经不调、痛经），带下病，产后病（产后缺乳、乳腺炎等），妇科杂症（乳腺增生、更年期综合征），等等。

4. 儿科：包括感冒、发热、咳嗽、厌食、疳积、呕吐、腹泻、便秘等。

另外，其他方面的疾病也适合用推拿方法进行治疗，如男科疾病、五官科疾病等。

推拿的禁忌证

1. 脑部出现栓塞和处于急性发作期的脑出血患者，以及各种恶性肿瘤患者。

2. 出现皮肤破溃或患有妨碍推拿施术的皮肤病者。

3. 患伤寒、乙脑、流脑、霍乱以及其他急性传染病的病人。

4. 皮肤常有瘀斑的血小板减少性紫癜或过敏性紫癜患者、皮肤容易出血者。

5. 患有诊断不明的急性颈部脊椎损伤伴有脊髓症状的患者。

6. 癌症、恶性贫血、久病体弱而又极度消瘦的患者要禁用头部推拿按摩。

7. 处于特殊生理期，如月经期和怀孕期的妇女，均不宜推拿按摩。

8. 精神病患者或精神过度紧张时不宜推拿治疗。

总之，在使用推拿疗法之前，一定要了解哪些症状和疾病不宜用推拿按摩的方法治疗，以免保健不成，反而对身体造成伤害。

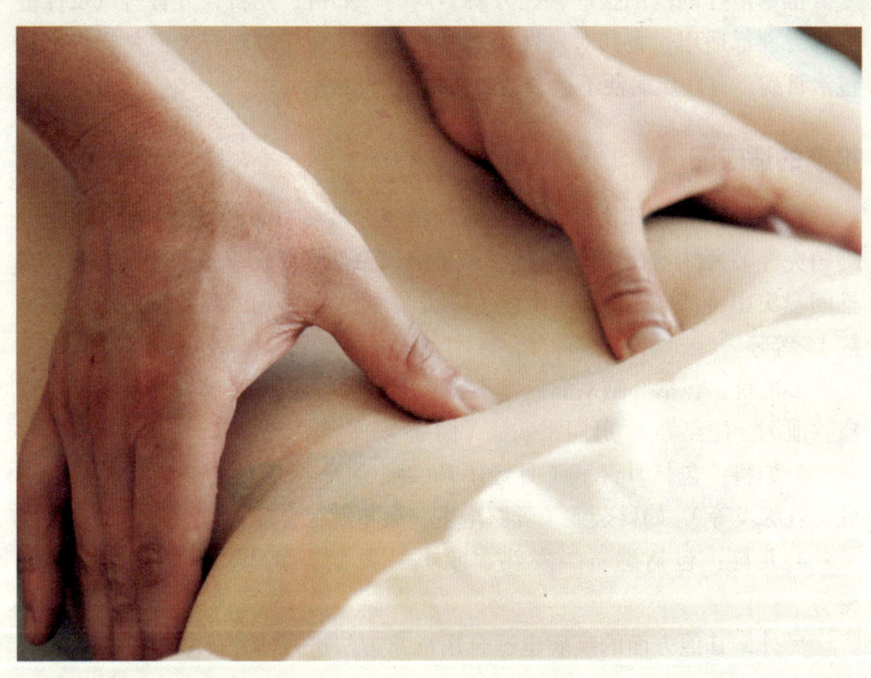

图解 16 种成人基础推拿手法

用手或肢体的相关部位，按特定的技巧作用于体表，实现治病、防病及保健的目的，这种特定的技巧动作就是“手法”。手法的基本要求是持久、有力、均匀、柔和，达到深透和渗透的目的。

一指禅推法

一指禅推法是拇指着力，通过前臂摆动，带动腕部往返摆动，通过拇指将产生的力持续作用于治疗部位的手法。一指禅推法具有健脾和胃、宽胸理气、镇静安神、舒筋通络等作用。

动作要领

（1）肩关节放松，肩部自然下沉，不要耸肩用力，肩膀不要外展。

（2）肘部自然下垂。肘关节不要向外支起，也不要过度夹紧。

（3）腕关节自然屈曲，手握空拳，四指和手掌均应放松。

（4）腕部摆动频率较快，120 ~ 160 次 / 分钟；拇指在治疗部位上移动的速度要慢；指下不可出现滑动或摩擦。

一指禅推法分类及操作要求

（1）一指禅指端推法：用拇指指端着力于治疗部位上，通过前臂摆动，带动腕关节有节律地内、外摆动，通过拇指将产生的力持续作用于治疗部位。

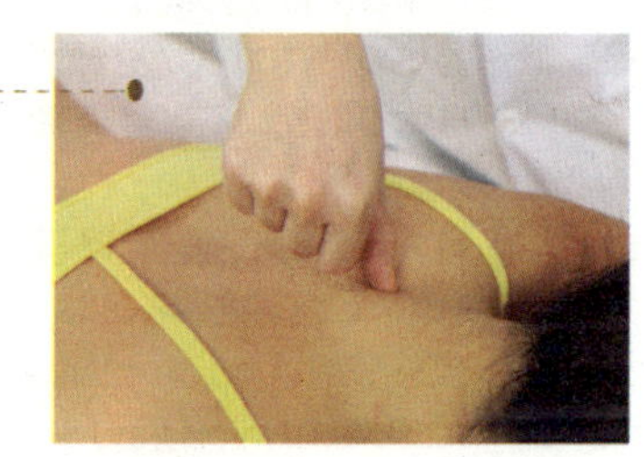

（2）一指禅偏锋推法：以拇指桡侧偏锋着力于治疗部位，拇指伸直并内收，腕关节微屈，通过前臂摆动，带动腕关节有节律地内、外摆动，使产生的力通过拇指持续作用于治疗部位上，腕部摆动幅度较小。

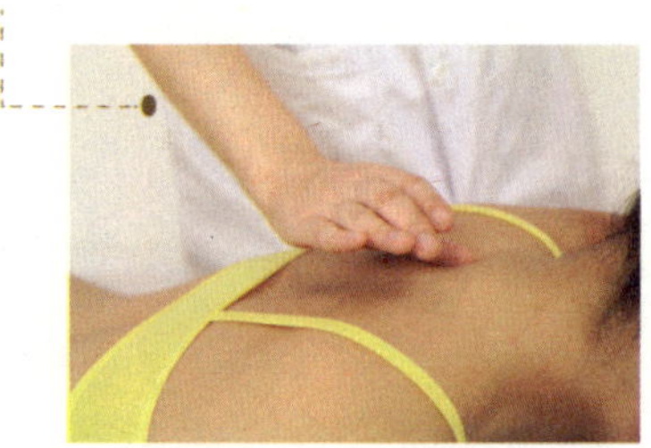

一指禅推法适用于全身各部位。

滚法

滚法是以手背部小指侧着力，通过前臂的旋转和腕关节的屈伸运动，使着力部在治疗部位上持续不断地来回滚动的推拿手法。滚法具有缓解肌肉痉挛、消除疲劳等作用。

动作要领

（1）前臂旋转与腕关节屈伸要协调，即前臂旋前时，腕关节要伸展，以小鱼际为着力部位；前臂旋后时，腕关节要屈曲，以第5、第4掌骨的背侧为着力部位。如此在体表部位上持续不断地来回滚动，频率为120～160次/分钟。

（2）身体要站直，不可弯腰屈背，不可晃动身体。

（3）肩关节自然下垂，上臂与胸壁保持5～10厘米距离，上臂不能摆动。

（4）腕关节要放松，屈伸幅度要大，约120°，屈腕约80°，伸腕约40°。

（5）手指自然放松，不要有意分开，也不要有意握紧；手背不可拖来拖去摩擦、移动、跳动，接触身体部位处应没有摩擦。

滚法分类及操作要求

（1）**小鱼际滚法：**用小鱼际及手背近小指侧着力于治疗部位上，摆动前臂，带动前臂旋转和腕关节屈伸的复合运动，使产生的力持续作用于治疗部位。

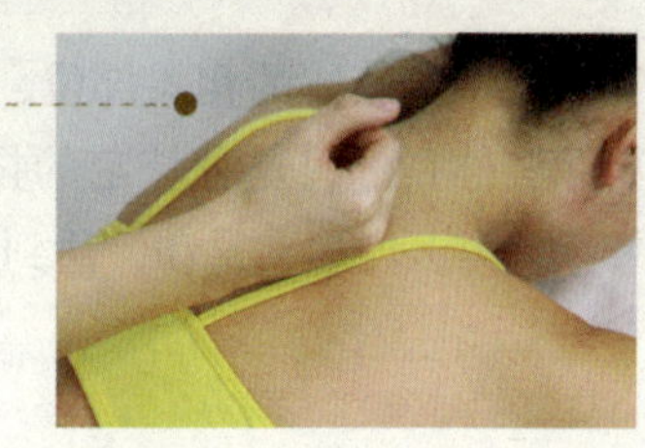

（2）**手背滚法：**用手背的部位着力于治疗部位上，摆动前臂，带动前臂旋转和腕关节屈伸的复合运动，使产生的力持续作用于治疗部位。

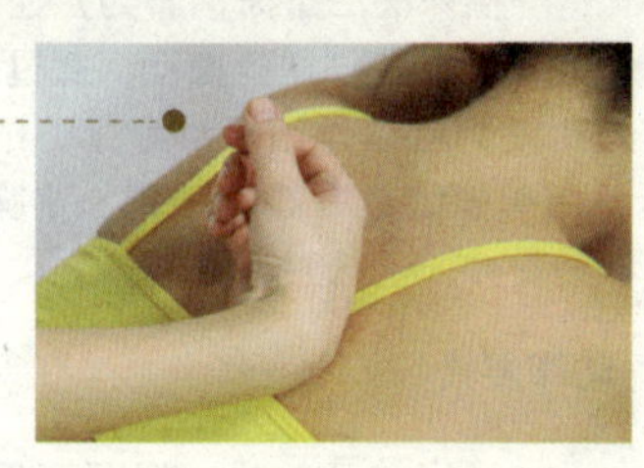

（3）**前臂滚法：**用前臂尺侧着力于治疗部位上，摆动前臂进行滚动，使产生的力持续作用于治疗部位。

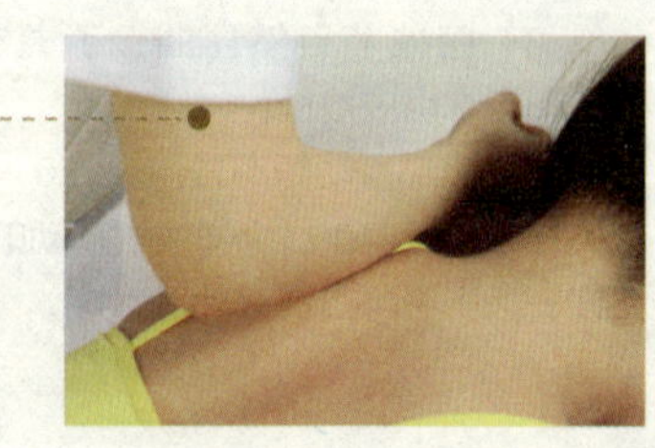

滚法主要适用于颈、肩、腰、背及四肢肌肉丰厚处。

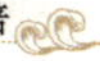

揉法

揉法是以手掌、大鱼际，或掌根、手指等部位着力，吸定于体表治疗部位，带动皮肤、皮下组织一起，做轻柔和缓的环旋动作的推拿手法。揉法具有宽胸理气、消积导滞、祛风散寒、舒经通络、活血化瘀、消肿止痛、缓解肌肉痉挛、改善肌肉营养、强身健体等作用。

动作要领

（1）用指、掌、肘部吸定于治疗部位，以肢体的近端带动远端做柔和缓慢的回旋转动或摆动。

（2）揉动的幅度要适中，不宜过大或过小；力度轻柔，以轻而不浮、重而不滞为原则。

（3）运动灵活，连续而有节律地带动皮下深层组织；揉动要圆滑，着力部位不得与皮肤表面进行摩擦或滑动。

揉法分类及操作要求

（1）单指揉法：用拇指指腹吸定于肌体的某些部位、穴位或反射区上做回旋的揉动，力度适中，适用于狭小部位。

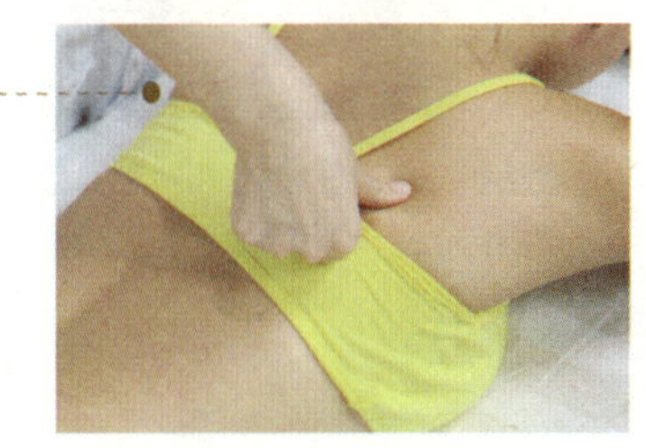

（2）多指揉法：将食指、中指或多指并拢，指腹着力，吸定于肌肤的某些部位，做腕关节连同前臂小幅度回旋转动。

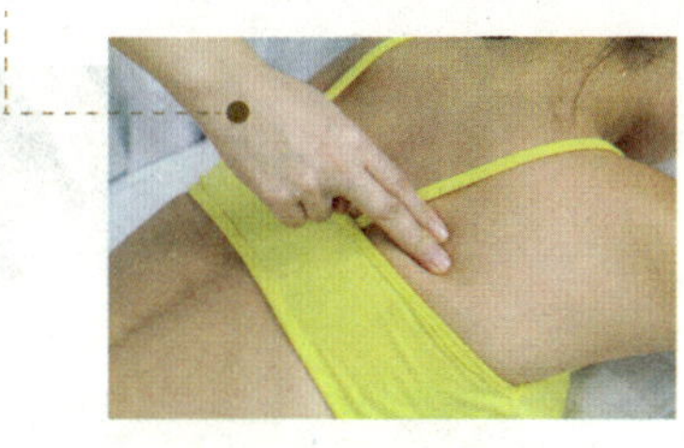

（3）大鱼际揉法：用大鱼际着力于肌肤的一定部位，腕部放松，以前臂为支点，前臂做主动转动，带动腕部做柔和缓慢的旋转动作。

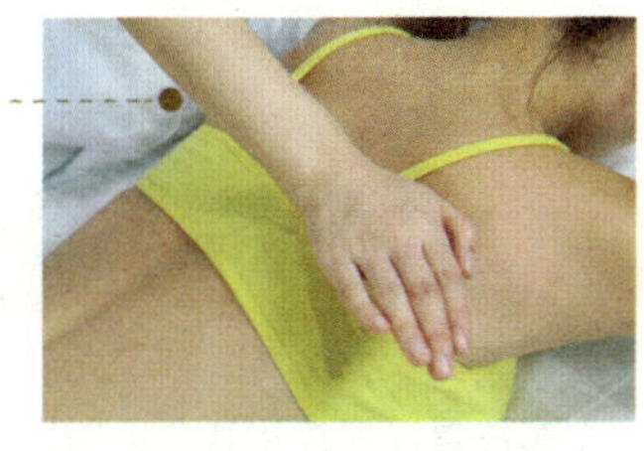

（4）掌根揉法：以掌根部吸附于肌体的某些部位或穴位，腕部放松，以肘部为支点，前臂做主动摆动，带动腕部做回旋转动。

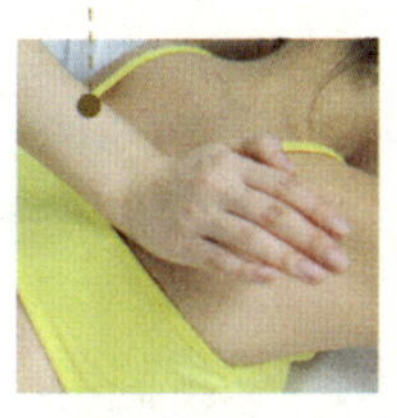

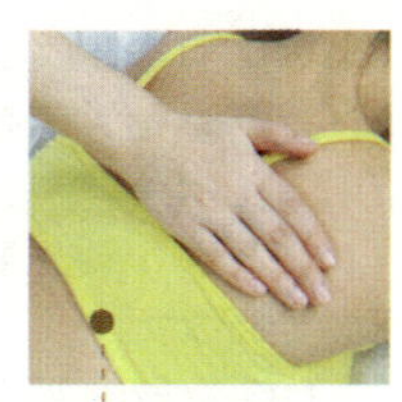

（5）掌揉法：全掌紧贴于肌肤的某些部位，腕部自然放松，以肘为支点，前臂做主动摆动，带动手腕做柔和缓慢的回旋转动，力度适中。

（6）**肘揉法：**用肘的尺桡连结处着力于肌体的某些部位，以肩为支点，上臂做主动摆动，同时带动前臂做回旋转动。

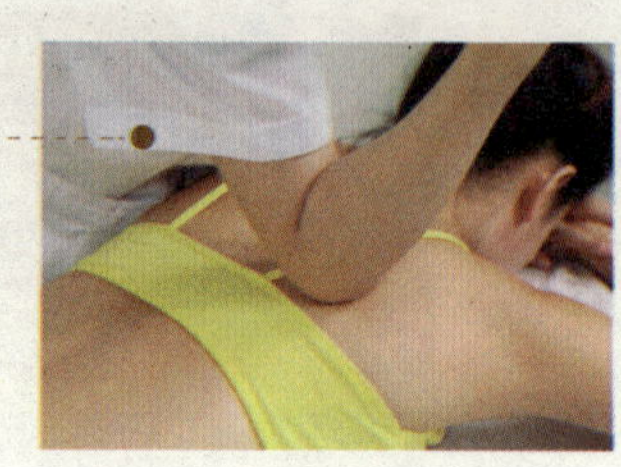

揉法接触面可大可小，压力可轻可重，适用于全身各个部位，老幼皆宜。

拿法

拿法是以拇指和其余手指相对用力，提捏或揉捏肌肤的推拿手法。拿法具有缓解肌肉痉挛、通调气血、发汗解表、开窍醒脑等作用。

动作要领

（1）肩臂要放松，腕部要灵活，以腕关节和掌指关节活动为主，指腹紧贴治疗部位。

（2）操作动作要缓和，有连贯性，不能断断续续。

（3）拿取的部位要准，指端要相对用力提拿，带有轻捏动作，用力由轻到重，再由重到轻，不可突然用力。

拿法分类及操作要求

（1）**二指拿法：**用拇指和食指捏住治疗部位，相对用力，并做持续、有节律的提捏。一般适用于颈项部、骨关节处，动作宜轻柔，切忌用力过猛。

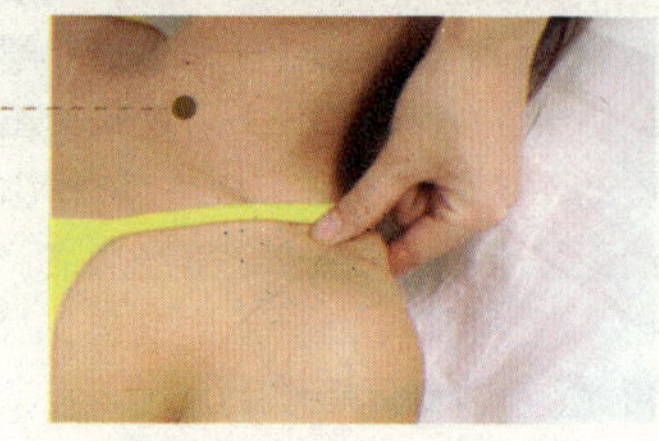

（2）**三指拿法：**用拇指、食指和中指捏住治疗部位，相对用力，提起肌肤，做轻重交替而连续的提捏或揉捏。

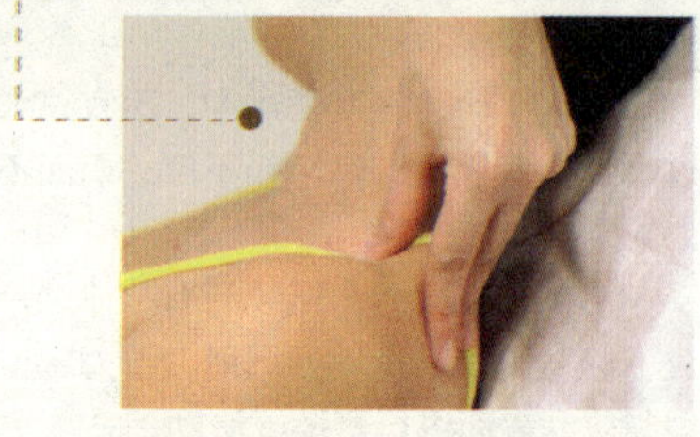

（3）**掌拿法：**让拇指与四指分开，用掌部力量提拿推拿部位。操作时，手法要稳而柔和，力度适中。

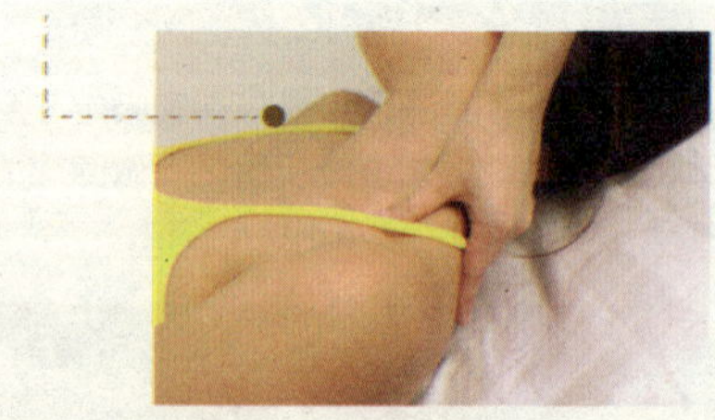

拿法适用于颈、肩及四肢部，是治疗保健的常用手法。

推法

推法是以指、掌、肘着力于治疗部位，缓缓地进行单方向的直线推动的推拿手法。推法具有通经活血、化瘀消肿、祛风散寒、通便消积的作用。

推法是一种较强刺激的手法，有镇静止痛、开通闭塞、放松肌肉的作用。

动作要领

（1）沉肩，垂肘，令肘关节微屈或屈曲，腕部伸直或背伸。

（2）通过前臂或上臂发力，用力平稳，紧贴着力部位的皮肤，做缓慢的直线推动。

（3）参考经络走行及肌纤维方向推动。

推法分类及操作要求

（1）拇指推法： 以拇指指腹为着力部位，操作时可逐渐加大力度，以患者能承受为度。

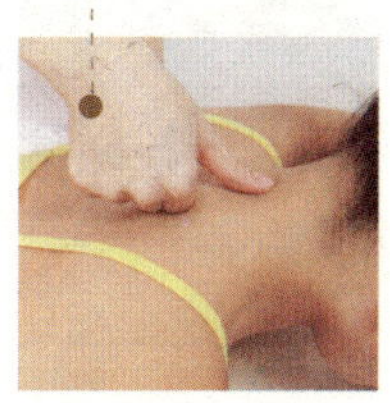

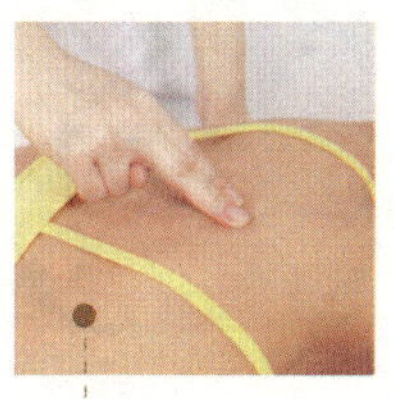

（2）食、中指推法： 食、中两指并拢，以指腹为着力部位，操作时动作应轻柔平稳。

（3）八字推法： 以拇指指腹与食指第1节指骨桡侧面为着力部位，虎口并拢或张开，以虎口张开的程度分为小、中、大八字推法。

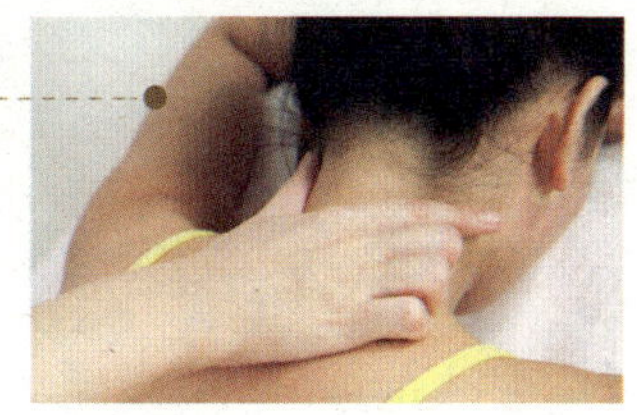

（4）屈指推法： 屈拇指，以指间关节凸起部着力，动作要稳、匀速、匀力，切记暴力施压。

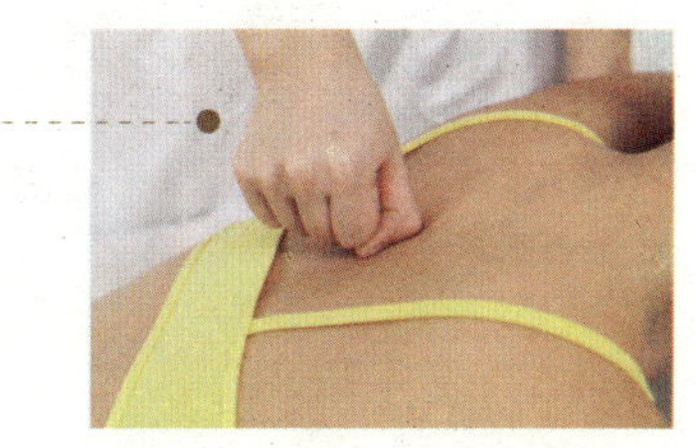

（5）掌推法： 以全掌为着力点，操作时动作应平缓有力，可双手交替进行操作。

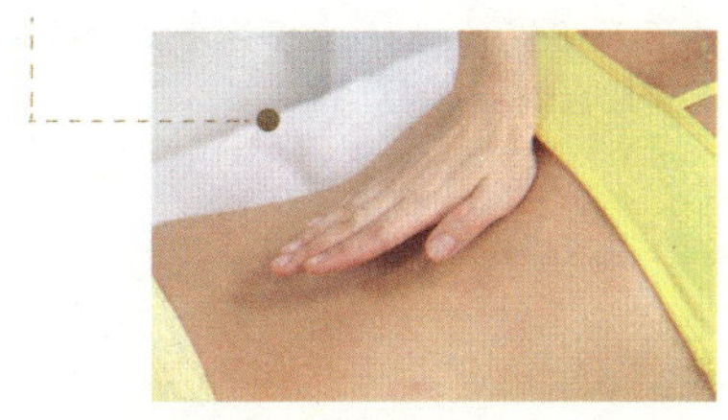

（6）大鱼际推法： 以大鱼际为着力点，操作时大鱼际要紧贴治疗部位上，动作应连续，不可中断或断断续续。

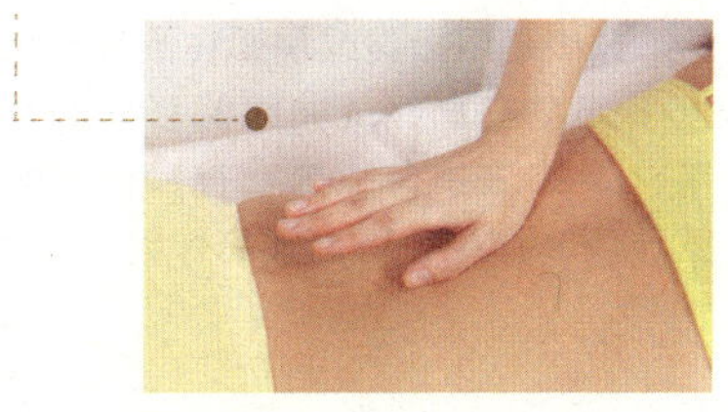

（7）**小鱼际推法：**以小鱼际为着力点，操作时用力要平稳，手臂不可晃动。

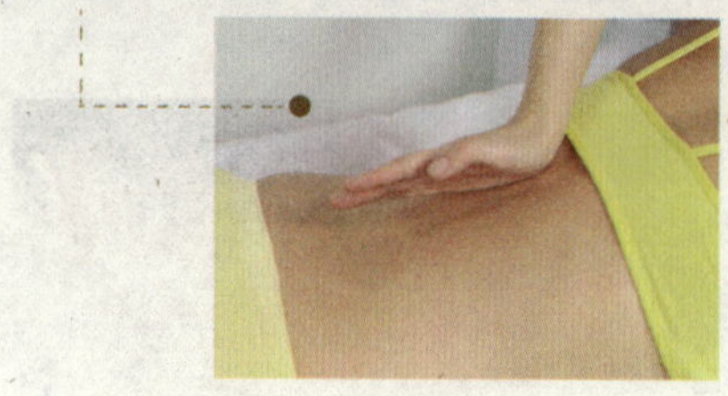

（8）**肘推法：**以肘部为着力点，操作时动作要平缓，不可骤然发力，以患者能够耐受为度。

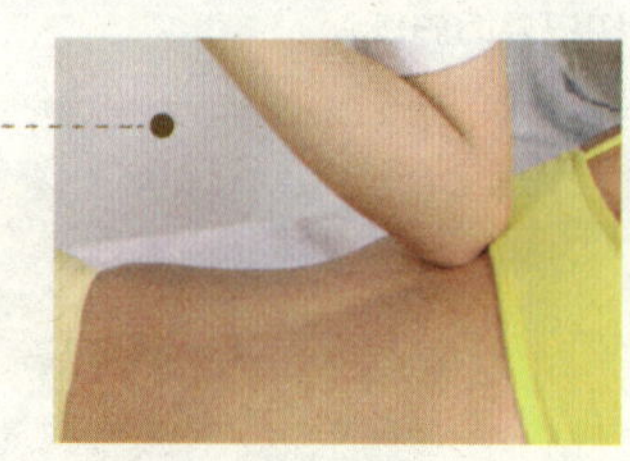

指推法接触面积小，推动距离短，适用于面部、颈部、手部和足部；掌推法接触面积大，推动距离长，多用于腰背部、胸腹部及四肢部；肘推法多用于背部脊柱两侧及股后侧。

动作要领

（1）指掌面紧贴治疗部位，不宜带动深部组织。

（2）用力均匀适中，动作要和缓灵活。

（3）前臂发力带动腕部与掌指关节活动。

（4）两手的速度对称，宜缓不宜急。

抹法

抹法是用指腹或掌面在治疗部位做上下或左右直线或曲线的移动的推拿手法。抹法具有镇静安神、提神醒脑的作用，作用于颜面又有保健、美容的作用。

抹法分类及操作要求

（1）**单指抹法：**以拇指指腹为着力点，余指置于相应的位置辅助固定助力，以拇指的近端带动远端运动。此法多用于胸腹部与面部。

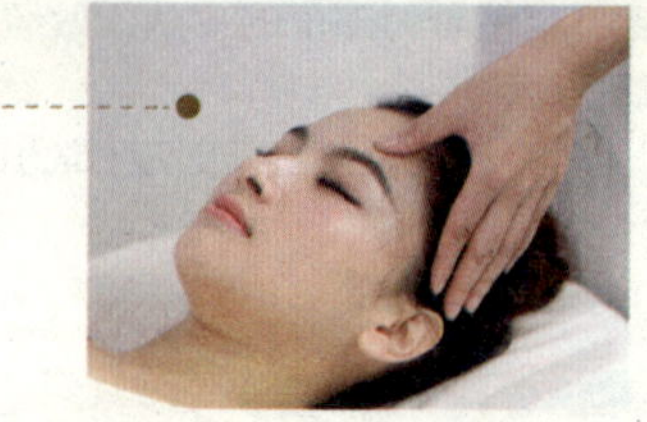

（2）**双指抹法：**以双手拇指指腹为着力点，从中间向左右同时分抹。

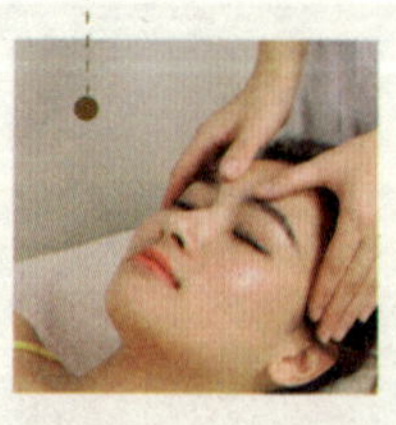

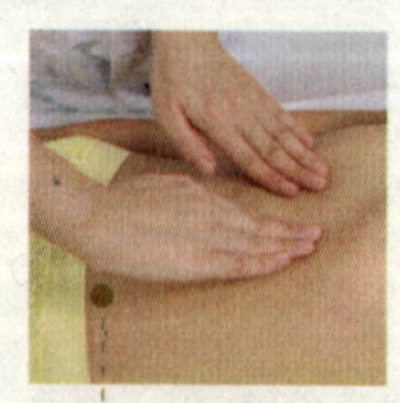

（3）**三指抹法：**以食、中、无名指三指指腹为着力点，操作时可随患者呼吸频率缓慢移动。

指抹法活动范围小，多用于面部及胸腹部。

运法

运法指的是用拇指指端桡侧或中指指端在一定部位做弧形或环形推动的推拿手法。运法具有调气血、通经络的作用。

动作要领

（1）沉肩，垂肘，肘关节屈曲，腕部放松，拇指伸直，其余四指屈曲，虎口张开，以拇指指腹着力。

（2）以拇指、掌指关节或腕关节活动，带动拇指指腹做弧形或环形移动。

运法的操作要求

（1）自然呼吸，意念集中于指端。

（2）操作时宜轻不宜重，宜缓不宜急。不带动皮下组织。

（3）频率以每分钟 60 ~ 80 次为宜。

运法适用于全身各部位穴位的推拿。

按法

按法是用指、掌或肘深压于体表一定部位或穴位的推拿手法。按法是一种较强刺激的手法，有镇静止痛、开通闭塞、放松肌肉的作用。

动作要领

（1）手腕微屈，着力部位紧贴体表，不能移动，按压的方向要垂直向下。

（2）用力由轻到重，稳而持续，使刺激充分到达肌体组织的深部，忌用暴力。

（3）按法结束时，不宜突然放松，应当慢慢减轻按压的力量。

按法分类及操作要求

（1）掌按法：用掌根或全掌着力于体表某一部位或穴位，逐渐用力下压，称为掌按法。

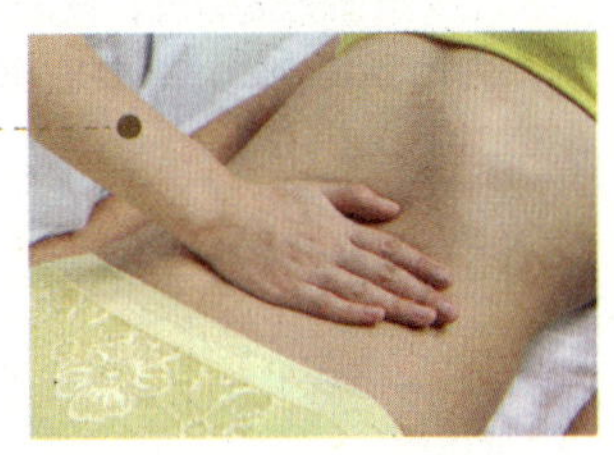

（2）指按法：用手指着力于体表某一穴位或部位，做一掀一压的动作，逐渐用力按压，称为指按法。

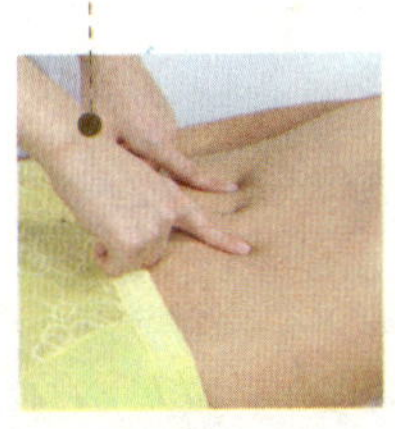

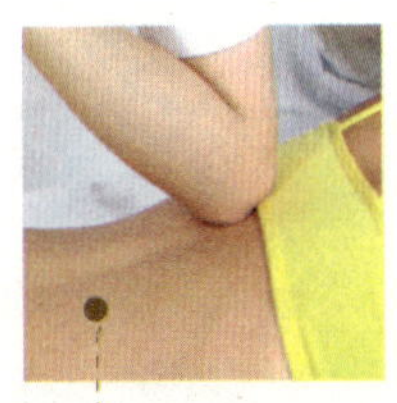

（3）肘按法：用手肘的力量着力于体表某一部位或穴位，逐渐用力按压，称为肘按法。

指按法适用于全身各部位穴位；掌按法常用于腰背及下肢部位穴位；肘按法压力最大，多用于腰背、臀部和大腿部位的穴位。

点法

点法是用指端、肘尖或屈曲的指关节突起部分为着力点，点压一定部位的推拿手法，也称点。点法具有开通闭塞、活血止痛、解除痉挛、调整脏腑功能的作用。

动作要领

（1）点法方向垂直，力度由轻到重，点压应持续或有节律。

（2）点压力度深沉，逐渐施力，再逐渐减力地反复施力，必要时可略加颤动，以增加疗效。

点法分类及操作要求

（1）拇指指端点法：手握空拳，拇指伸直并拢靠于食指中节，用拇指指端点压一定的部位，如下左图。

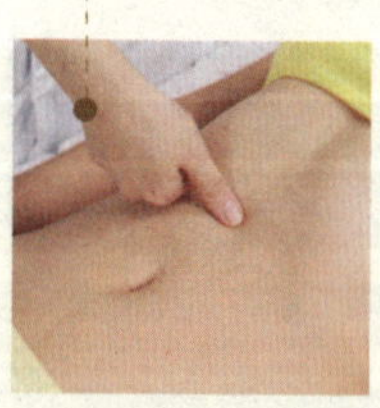

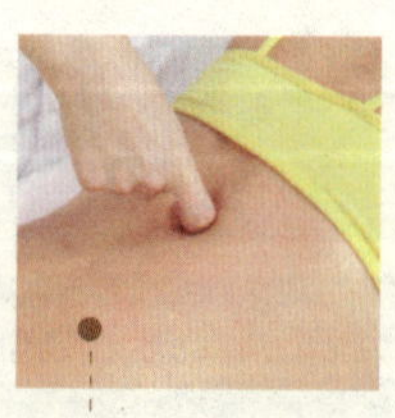

（2）屈食指点法：食指屈曲，其他手指相握；用食指第一指间关节突起部分点压一定部位。操作时，可用拇指末节内侧缘紧压食指指甲部以助力，如上右图。

（3）屈拇指点法：拇指微曲，用拇指指间关节桡侧点压一定部位。操作时可用拇指指端抵在食指中节外缘以助力，如下图。

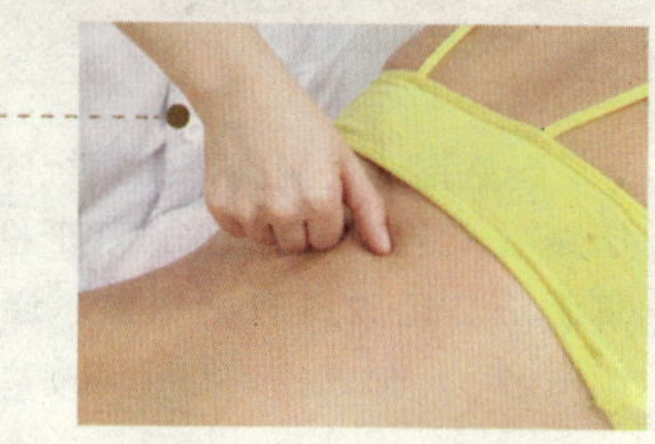

点法适用于全身各部位穴位的推拿。

捏法

捏法就是用拇指、食指和中指相对用力，提捏身体某一部位皮肤肌肉的推拿手法。捏法的动作和拿法相似，只是用力较轻微，动作幅度较小。捏法如果施用于脊柱两侧部位，就是我们平时所称的“捏脊”。捏法具有活血化瘀、舒经活络、安神益智的作用。

动作要领

（1）操作时一定要同时捏住表皮及其皮下组织。

（2）用力要轻快柔和，速度、力度均匀。

捏法的操作要求

用拇指、食指和中指相对用力，提捏某一部位的皮肤肌肉。可以两手边提捏，边交替向前移动。

捏法适用于头部、颈部、四肢和脊背。

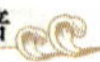

振法

振法是用手掌或手指为着力点，在治疗部位快速而强烈振动的手法。振法具有理气和中、养血安神、消积导滞、温经止痛等作用。

动作要领

（1）操作时要保持均匀、自然、深长的呼吸，将意念集中于掌心或是指端。不可以屏气发力。

（2）靠前臂和手部肌肉绷紧用力。振动的频率要快，幅度要小。振动时不可以出现断断续续的情况。

一般情况下，在实施振法时用单手操作，有需要的话，也可以用双手操作，每次操作的时间要持续3 ~ 5分钟或者更长。

振法分类及操作要求

（1）指振法：四指半握拳，以拇指指端为发力点，抵着一定的部位振动，操作时动作宜轻柔，不可骤然施力，如下图。

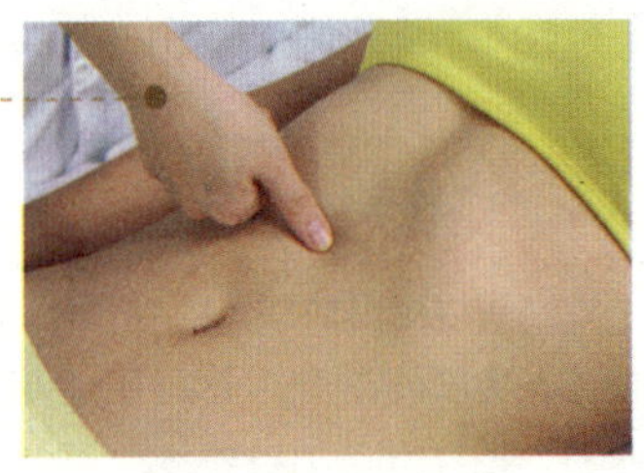

（2）掌振法：以手掌为着力点，操作过程中应注意动作连续，不可中断，如下图。

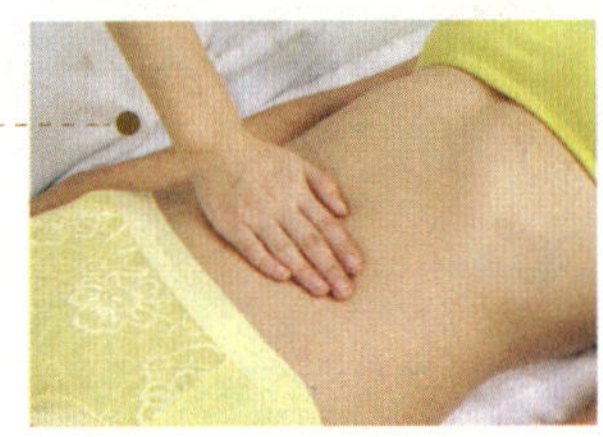

（3）鱼际振法：以大鱼际为着力点，操作过程中应注意时间不宜过长，以患者能承受为度，如下图。

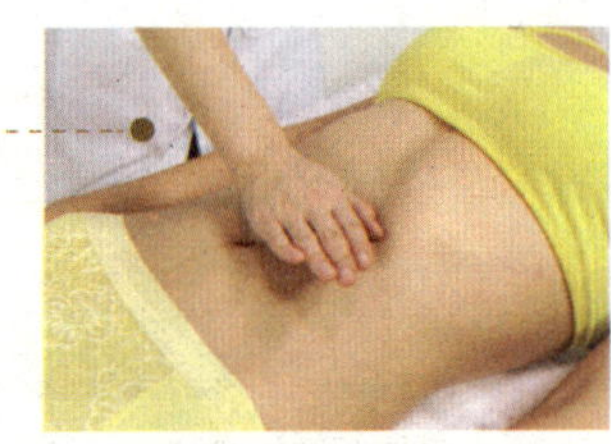

指振法多用于头面、胸腹及四肢关节部位的穴位；掌振法多用于腹部及腰背部和头部的推拿；鱼际振法多用于面部及腹部。

击法

击法是以掌根、小鱼际、指尖、拳背或桑枝棒等器具击打治疗部位的推拿手法。击法具有舒筋通络、缓解痉挛、消瘀止痛等作用。

动作要领

（1）腕关节放松，以肘关节的屈伸带动腕关节自由摆动击打。

（2）击打有弹性，触及治疗部位后即

迅速弹起，不要停顿或拖拉。

（3）操作时有一定节律，使患者感到轻松舒适。

（4）击打力度适中，应因人、因病而异。

击法分类及操作要求

（1）掌根击法：用掌根为着力点，常用于臀部及大腿部。操作力度稍重，以患者能承受为度。操作时应连续击打，不可中断，如下图。

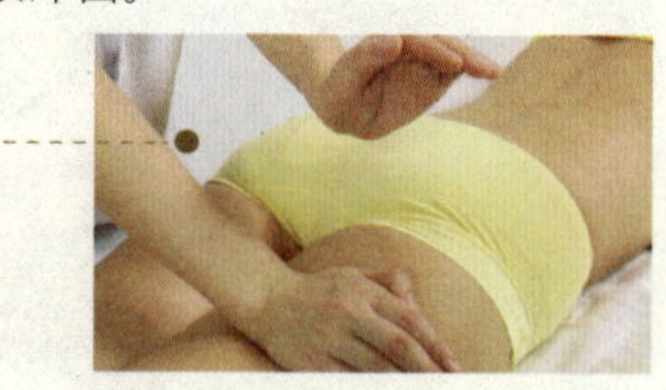

（2）侧击法：五指伸直分开，腕关节伸直，以手的尺侧（包括第5指和小鱼际）为着力点，双手交替有弹性、有节律地击打体表一定部位。也可两手相合，同时击打治疗部位，如下图。

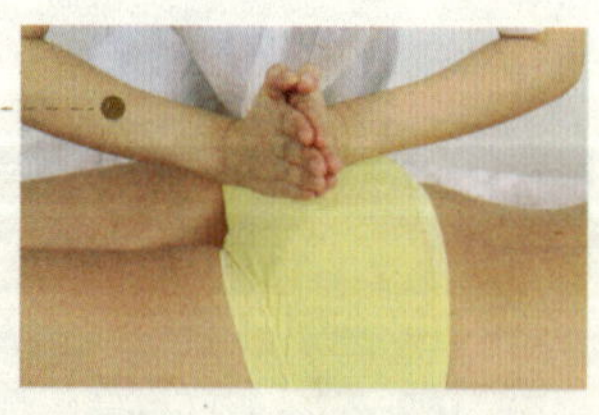

（3）指端击法：用中指指端或三指、五指指端为着力点，有弹性、有节律地击打体表一定部位，如下图。

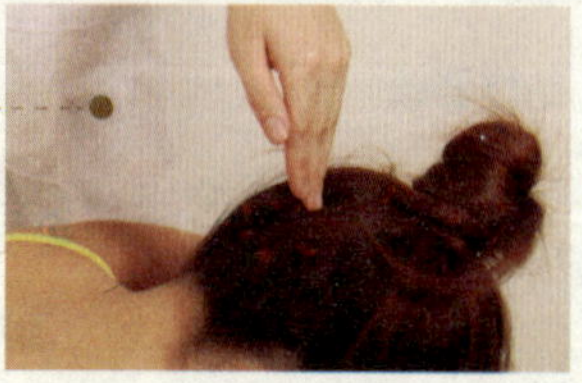

（4）拳击法：握空拳，用拳背、拳心或拳底为着力点，有弹性、有节律地击打治疗部位，如下图。

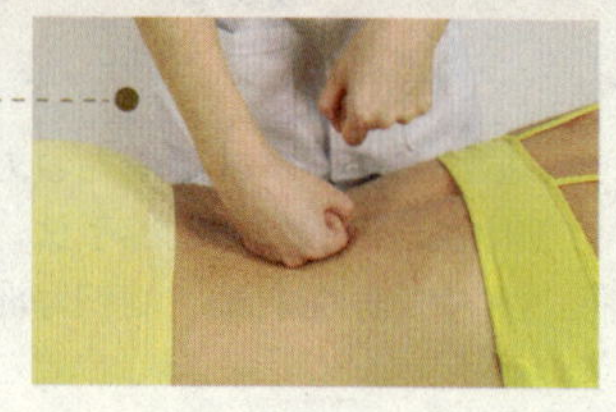

掌根击法适用于腰背部、臀部等处；侧击法适用于颈肩部、腰背及下肢后侧；指端击法适用于头面部；拳击法适用于大椎、腰骶部。

拍法

拍法是用虚掌拍打体表部位的一种推拿手法。拍法具有舒经活络、缓解痉挛、消除疲劳等作用。

动作要领

（1）以虚掌拍打治疗部位，腕关节自由摆动，肘关节自由屈伸。

（2）垂直运动，使整个掌、指周边同时接触体表部位，不可抽击皮肤。

（3）若操作正确，发出的声音清脆而无疼痛。

拍法的操作要求

（1）以虚掌拍打，常用于肩背部、腰骶部及臀部。在操作过程中，忌用实心掌拍打，拍打力度应保持一致。

（2）拍打动作平稳而有节奏，拍打的

部位要准确。

（3）拍打之后，要将手掌迅速提起，不要在拍打部位停顿，力度先轻后重。

（4）运用拍法时，要分清症状虚实，一般虚证宜轻，实证宜重。

拍法适用于全身各部位穴位的推拿。

滚揉法

滚揉法是用指缘、掌缘或前臂置于治疗部位上，边滚边揉的推拿方法。滚揉法具有疏通经络、散风祛寒、松解肌肉的作用。操作的时候，推拿频率要适中，切忌擦伤皮肤。

滚揉法分类及操作要求

（1）大鱼际滚揉法：将大鱼际置于治疗部位上，边滚边揉，如下左图。

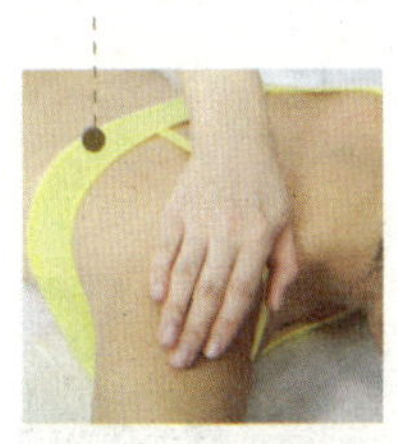

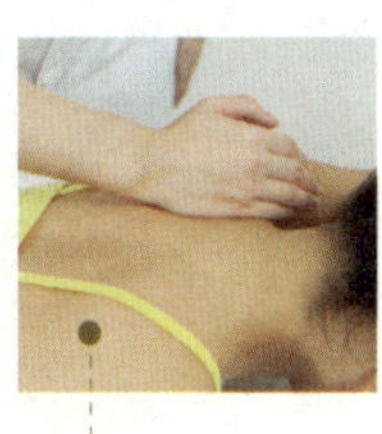

（2）小鱼际滚揉法：将小鱼际置于治疗部位上，边滚边揉，如上右图。

（3）前臂滚揉法：将前臂置于治疗部位上，边滚边揉，如下图。

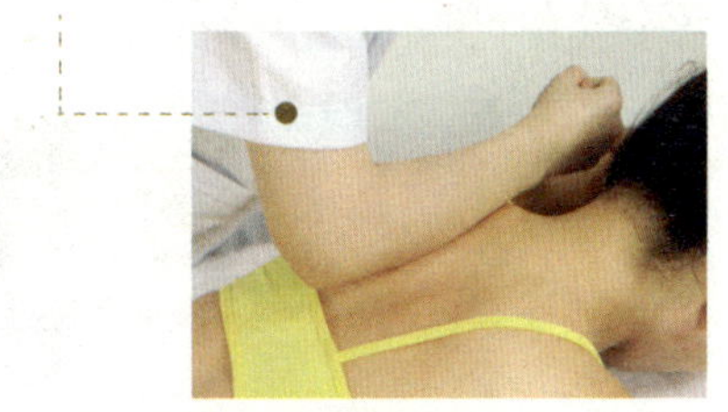

大、小鱼际滚揉法适用于颈肩部及四肢；前臂滚揉法适用于背部。

按揉法

按揉法是用指腹或掌根置于一定的部位上，进行短时间的按压，再做旋转揉动或边按边揉的推拿手法。按揉法可开窍提神、调和气血、散寒止痛。操作时，要注意用手指指腹或掌根紧贴治疗部位，先轻后重，匀速匀力，动作连贯，力量深透。

按揉法分类及操作要求

（1）拇指按揉法：以拇指指腹置于施术部位，进行短时间的按压，再旋转揉动或边按边揉，如下图。

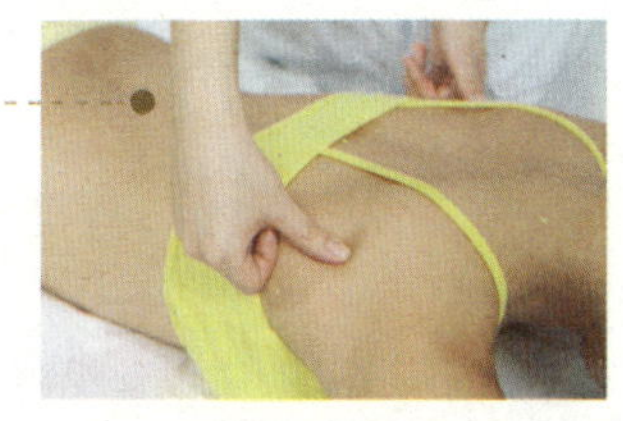

（2）多指按揉法：以多指指腹置于施术部位进行短时间的按压，再旋转揉动或边按边揉，如下图。

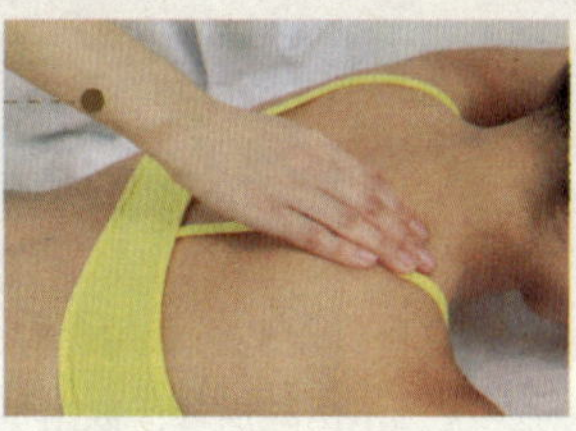

（3）鱼际按揉法：用大鱼际或小鱼际置于施术部位进行短时间的按压，再旋转揉动或边按边揉，如下图。

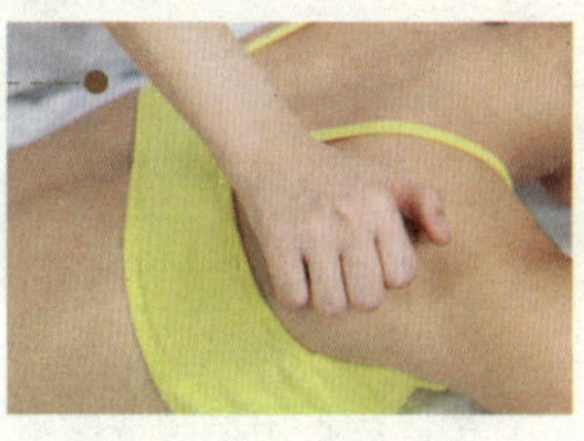

（4）掌根按揉法：用手掌根部置于施术部位进行短时间按压，再旋转揉动或边按边揉，如下图。

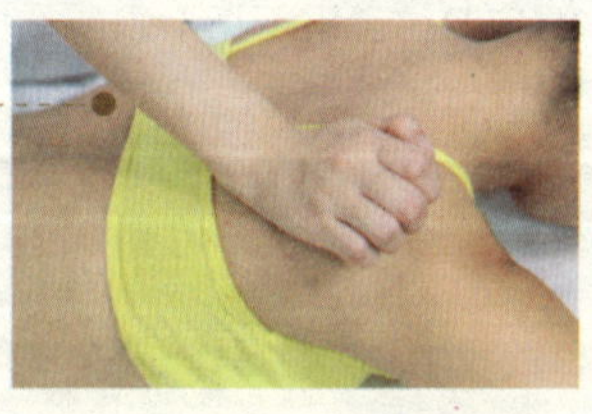

按揉法适用于全身各个部位的推拿。

提拿法

提拿法是用拇指和其余四指，或用双手分置于患部肌肉或肌腱上，用力向上提起并进行节律性提拿的推拿手法。提拿法能够通经活络、增强肌力、解除疲劳。操作时，要通过手指掌面为着力点，推拿手法宜柔和、均匀、频率适中。

提拿法分类及操作要求

（1）单手提拿法：用拇指和其余四指分别置于患部肌肉或肌腱两侧，用力向上提起并进行节律性提拿，如下图。

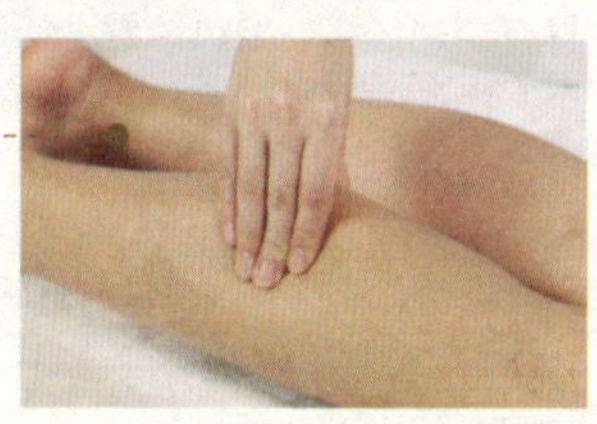

（2）双手提拿法：双手分置于患部肌肉或肌腱上，用力向上提起并进行节律性提拿，如下图。

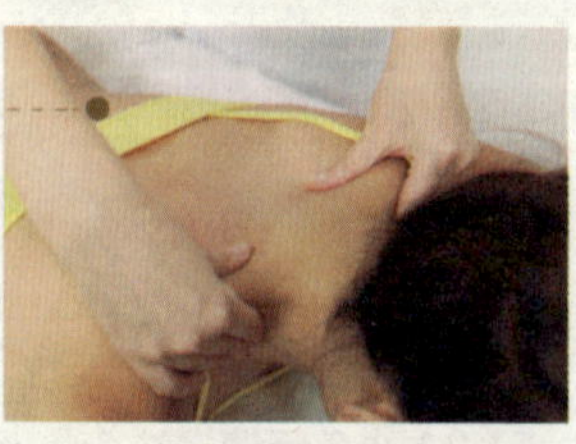

提拿法适用于颈肩部、腰背部、小腿肚等部位。

父母必学的小儿基础推拿法

小儿推拿的基础手法众多，不同的穴位搭配不同的手法进行操作，治疗效果有差异。本节为家长介绍了一些常用的小儿基础推拿法和复式操作手法，帮助家长迈出为宝宝推拿的第一步。

基础手法逐个看

推法

直推法：用拇指、食指或中指任一手指的指腹在施术部位做直线推动。

旋推法：用拇指指腹在施术部位做顺、逆时针推动。

分推法：用双手拇指指腹按在穴位上，向穴位两侧方向推动。

手法要领：力度由轻至重，速度由慢至快。对初次接受治疗者需观察反应，随时询问其感觉，以便调节力度和速度，如下图。

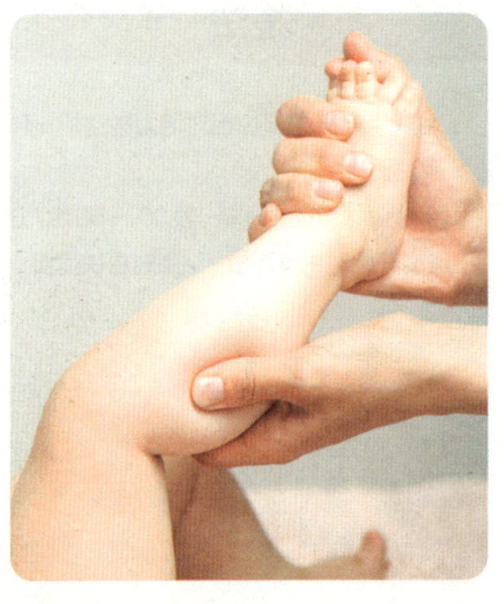

拿法

用拇指与食指、中指或其他手指相对做钳形手势，捏住某一部位或穴位，做一收一放或持续的揉捏动作。

手法要领：腕放松灵活，拿捏力度由轻到重，再由重到轻。力量集中于指腹和手指的整个掌面着力，如下图。

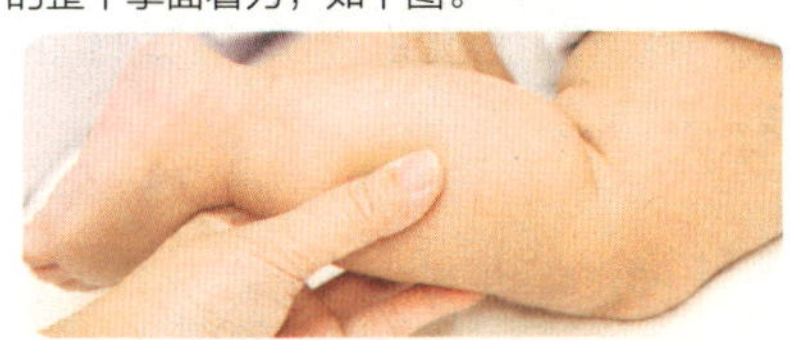

按法

用手指或手掌在施术部位或穴位上用力向下按压。

手法要领：按压的力量要由轻至重，力度均匀，不可突然用力，如下图。

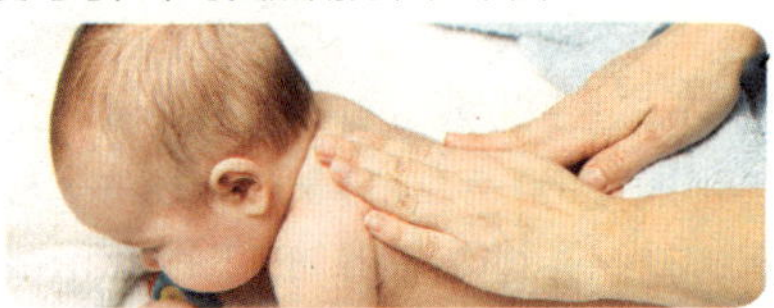

摩法

用手指指腹或手掌在施术部位或穴位上，做顺、逆时针方向的回旋摩动。

手法要领：指或掌不要紧贴皮肤，在皮肤表面做回旋性的摩动，作用力温和而浅，仅达皮肤与皮下，如下图。

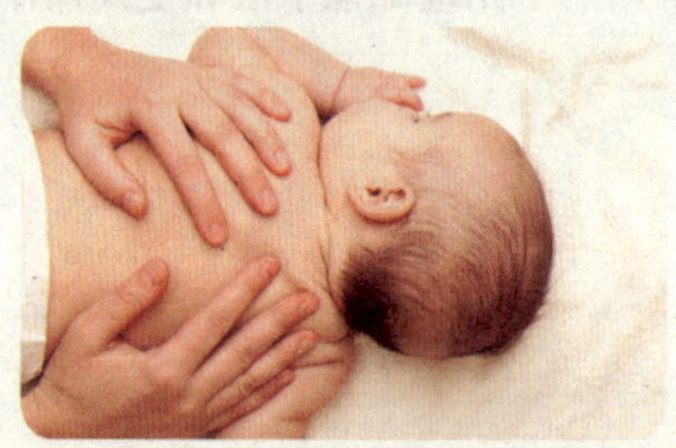

掐法

用拇指、中指或食指在身体某个部位或穴位上，做深入并持续的掐压。

手法要领：力度由小到大，使其作用由浅到深地渗透，如下图。

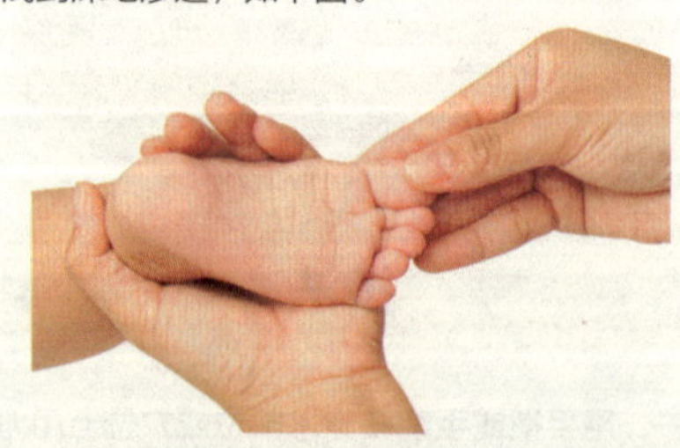

揉法

用指端、大鱼际、掌根或手肘，在穴位或某一部位上做顺、逆时针方向旋转揉动。

手法要领：手指和手掌应紧贴皮肤，与皮肤之间不能移动，而揉动皮下的组织，幅度可逐渐扩大，如下图。

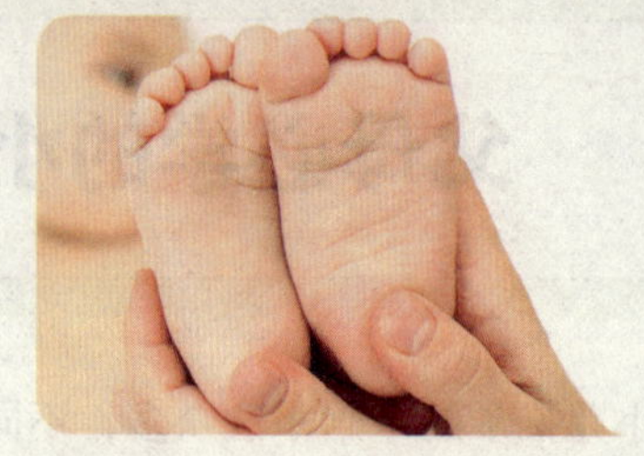

运法

以拇指或食指指腹为着力点，附着在施术部位或穴位上，做由此向彼的弧形运动，或在穴位的周围做周而复始的环形运动。

手法要领：宜轻不宜重，宜缓不宜急，在体表旋转摩擦推动，不带动深层肌肉组织，如下图。

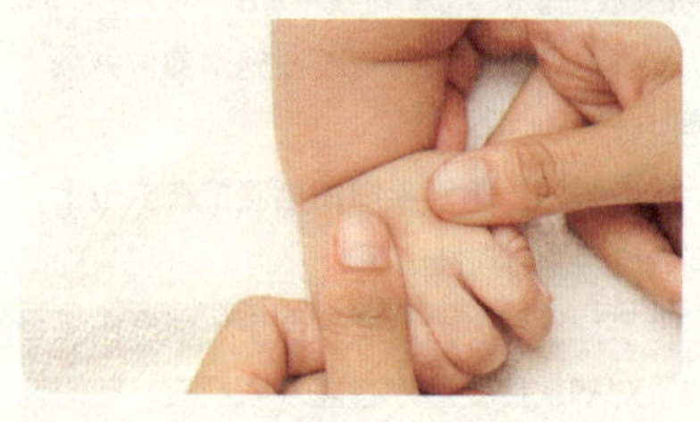

搓法

用双手在施术部位相对用力搓动的一种推拿手法。

手法要领：搓动频率一般 30 ~ 50 次/分钟，速度开始时由慢而快，结束时由快而慢，如下图。

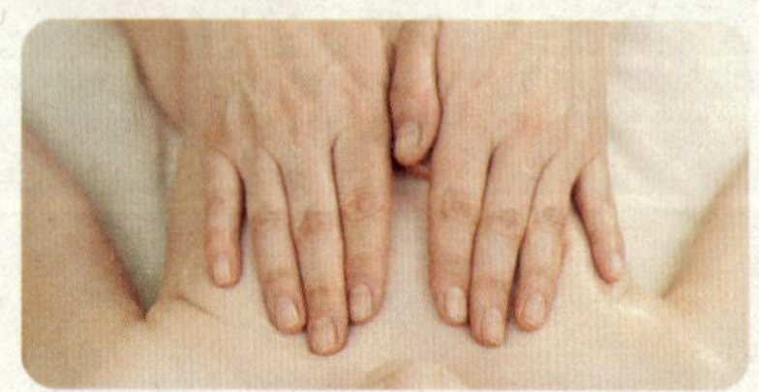

摇法

以施术关节为轴心，做肢体顺势轻巧的缓慢回旋运动。

手法要领：摇动的动作要缓和稳妥，速度要慢，幅度应由小到大，并要根据病情，适可而止，如下图。

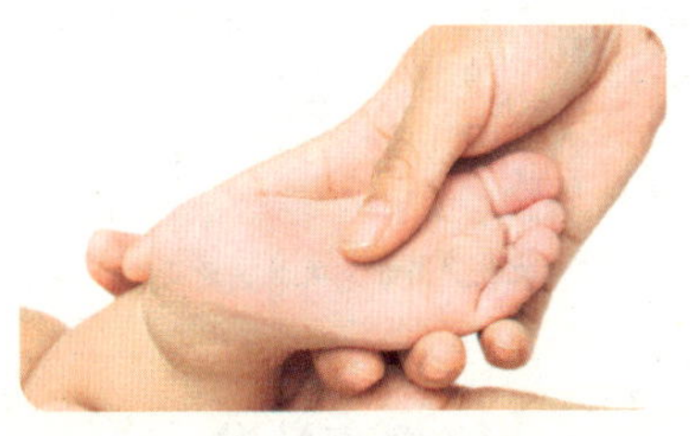

捏法

用拇指和食指、中指相对，挟提皮肤，双手交替捻动，向前推进。

手法要领：力度可轻可重，速度可快可慢。可单手操作，也可双手操作，如下图。

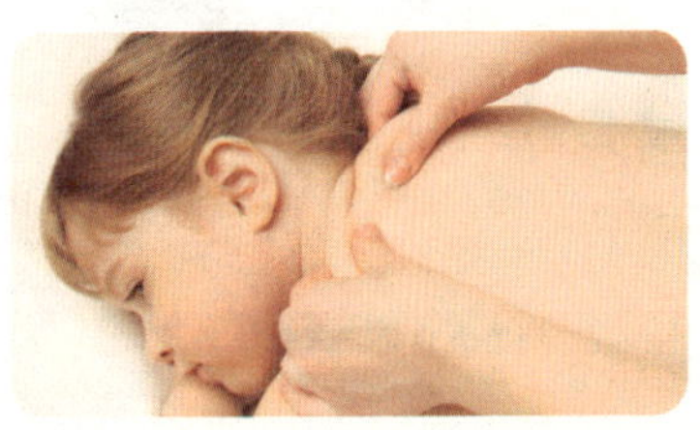

擦法

用手指或手掌或大、小鱼际在皮肤上进行直线来回摩擦。

手法要领：在操作时多用介质润滑，防止皮肤受损。以皮肤发红为度，切忌用力过度，如下图。

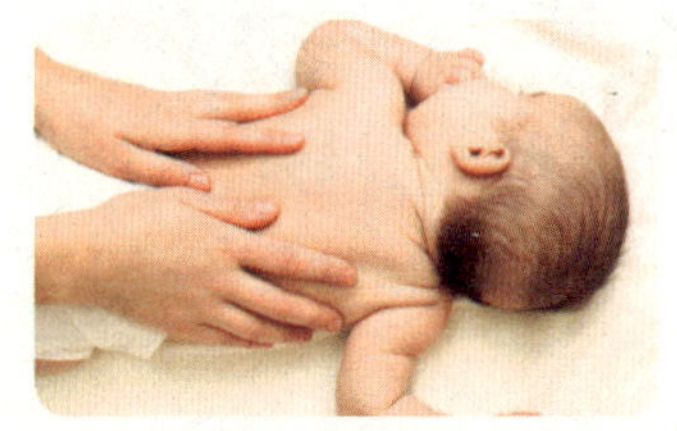

捣法

用中指指端，或食指、中指屈曲的指间关节，有节奏地叩击穴位。

手法要领：操作时以腕关节屈伸为主动，捣击时位置要准确，如下图。

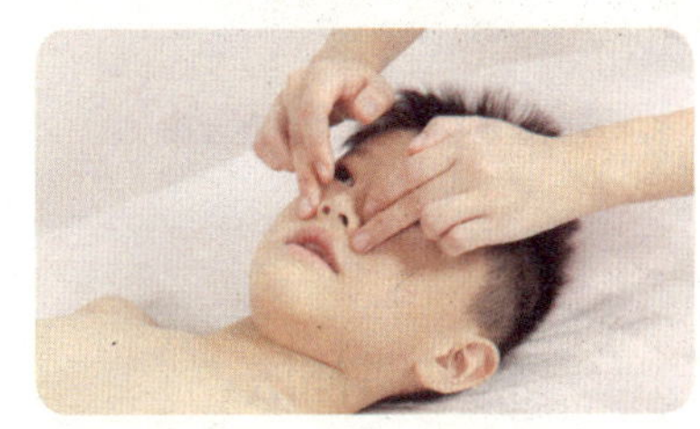

推拿手法的清补

方向清补法

一般而言，向心、向上、顺经络走行方向多为补法；反之，离心、向下、逆经络走行方向多为泻法，如右图所示。

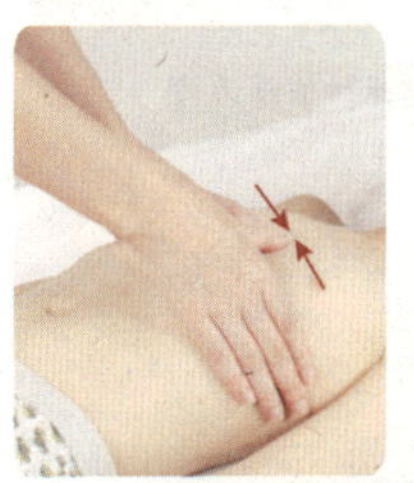

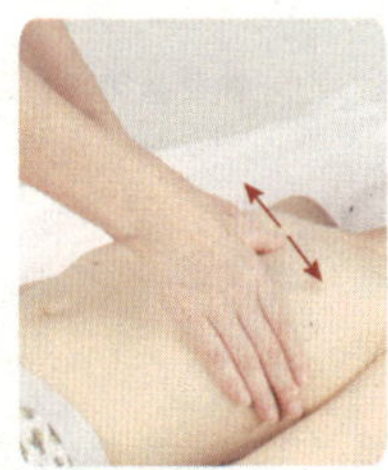

向心直推为补，离心直推为清

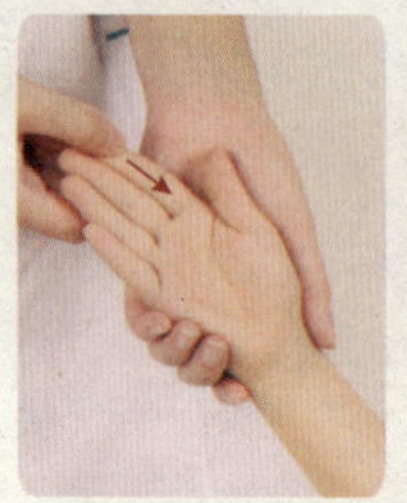
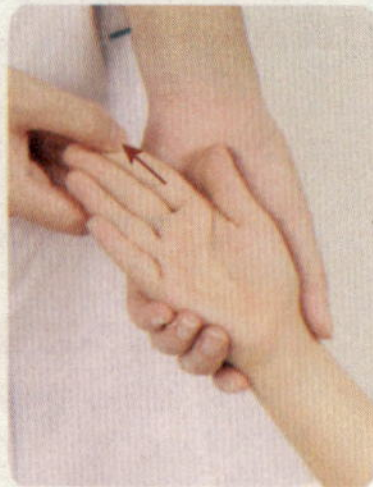

向指根方向为补，向指尖方向为清

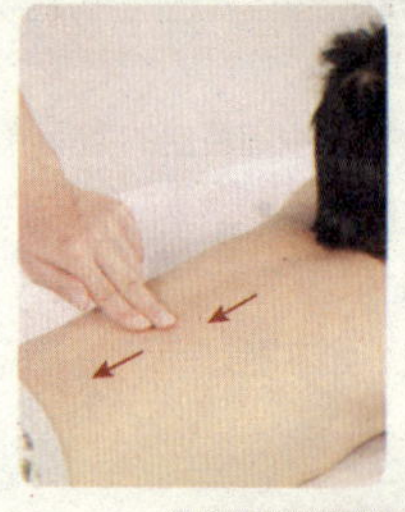
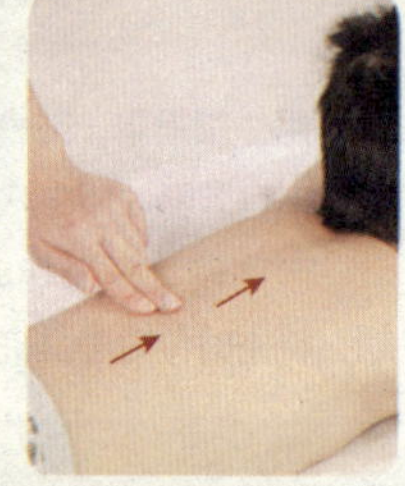

顺经操作为补，逆经操作为清

快慢清补法

一般认为，操作频率缓慢者为补，操作频率快疾者为清，如下图。

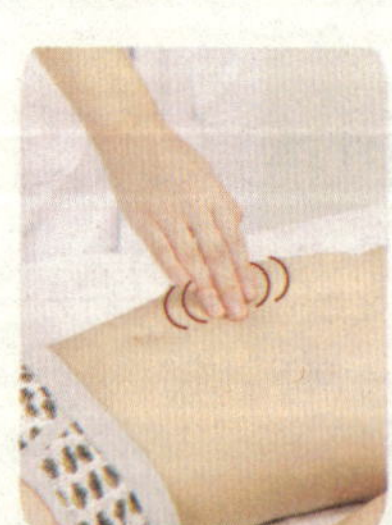
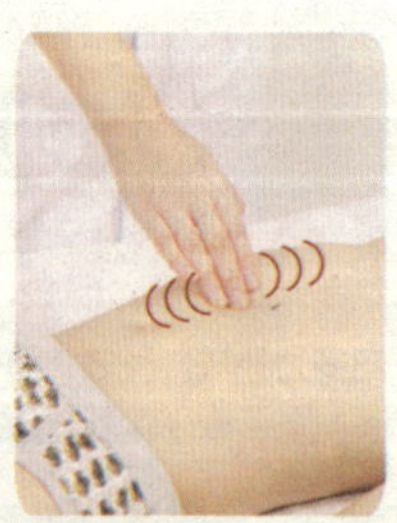

操作缓慢为补，操作快疾为清

次数清补法

一般而言，手法次数少者为补，手法次数多者为清，如下图。

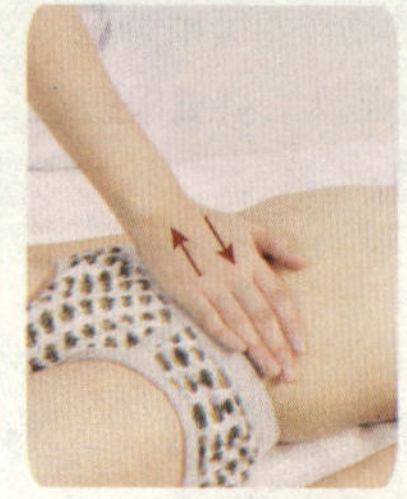
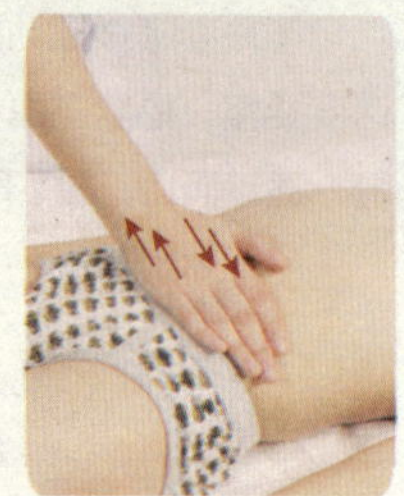

次数少为补，次数多为清

轻重清补法

手法轻重，指在穴位上推拿力度的大小。轻手法为补，重手法为清，如下图。

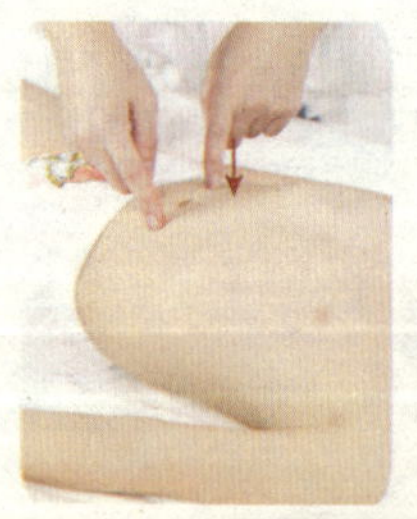
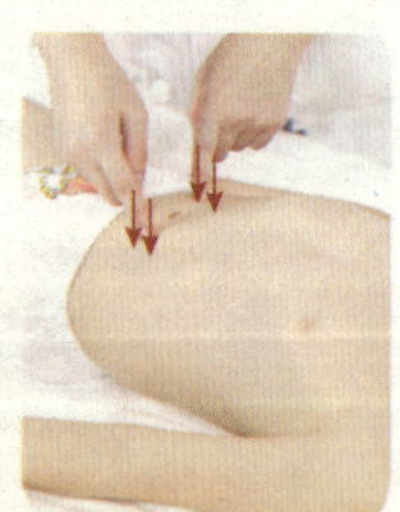

轻手法为补，重手法为清

第二章

日常儿童保健推拿，呵护孩子健康成长

●在孩子的成长过程中，可能会出现食欲缺乏、烦躁哭闹、消化不良等问题，这些日常出现的不适，与其待它发生或严重之后忧心烦恼，不如平时就进行预防。推拿相关穴位、经络，能有效促进机体的新陈代谢，调整各脏腑功能的协调统一。增强自身的抗病能力，提升机体的恢复功能。其中，推五经是小儿推拿的方法之一。五经指脾经、肝经、心经、肺经、肾经五个穴位，分别位于拇指、食指、中指、无名指、小指末节的指腹上。在这些穴位上进行推拿，可以调节各脏腑的功能，治疗有关疾病。

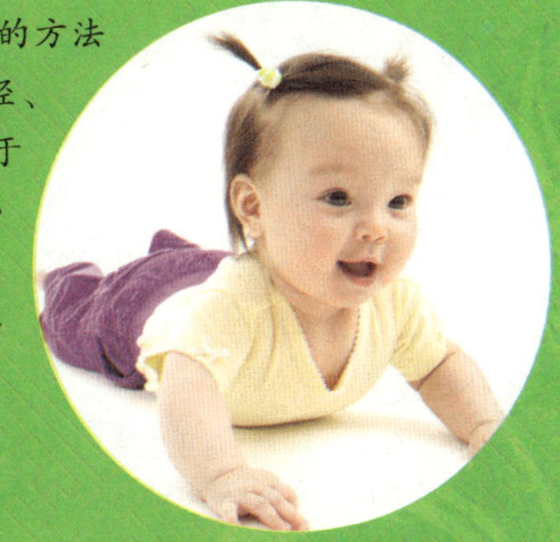

健脾养胃

小儿脾胃娇弱，外感或内伤都容易伤及脾胃功能，出现食欲不振、泄泻、消瘦等症状。由于小儿自我保护能力差，不及时加减衣服或乱吃东西，都会引发腹泻等消化道疾病。按摩疗法可治已病，也可治未病，保护小儿脾胃，防治肠胃及消化道疾病的发生。按摩特定穴位有利于调理脾胃功能，促进气血的运行和生化。孩子吃饭香，父母也少担心。

基础推拿手法

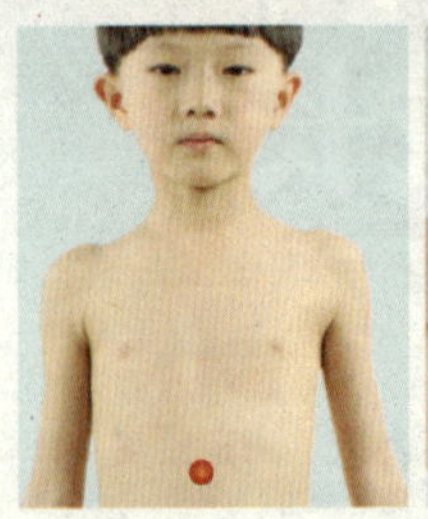

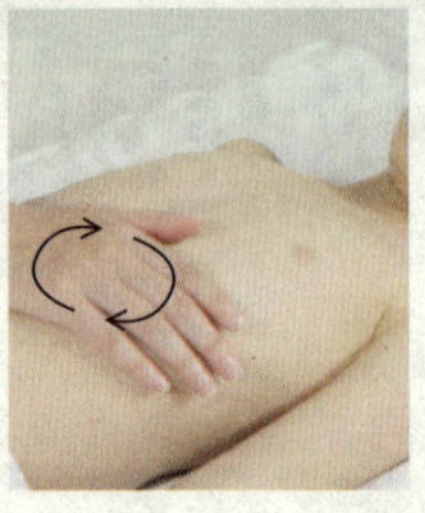

1 揉中脘

用手掌紧贴中脘（如上左图），手掌与穴位之间不能移动，揉动皮下的组织，揉按100~200次，如上右图。

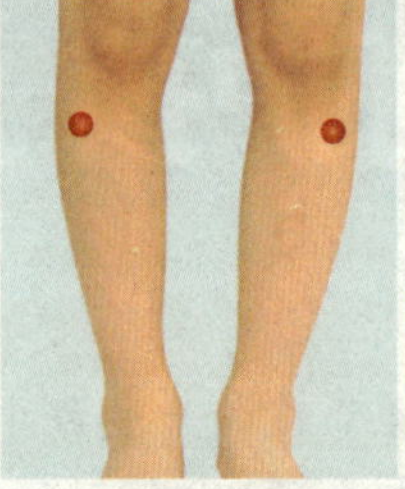

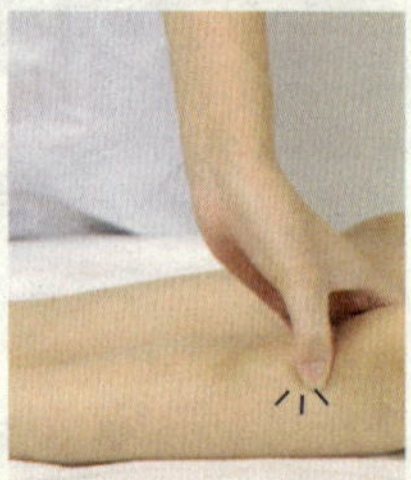

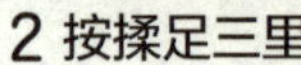

2 按揉足三里

用拇指指腹按揉足三里（如上左图）3分钟，以局部酸胀为度，如上右图。

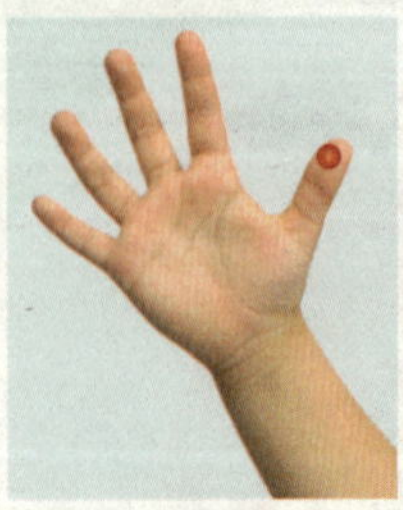

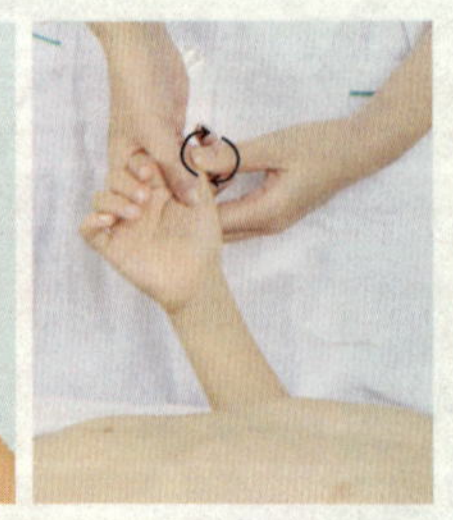

3 补脾经

用拇指螺纹面在脾经（如上左图）上旋转推揉50～100次。对侧以同样的方法操作，如上右图。

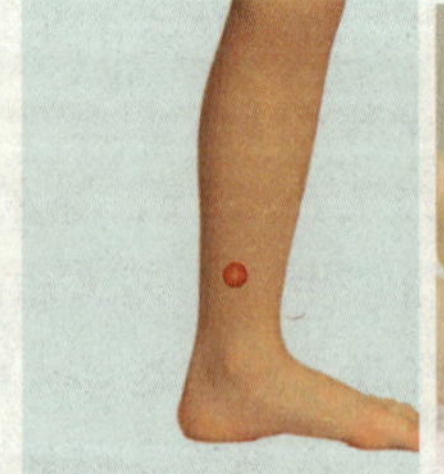

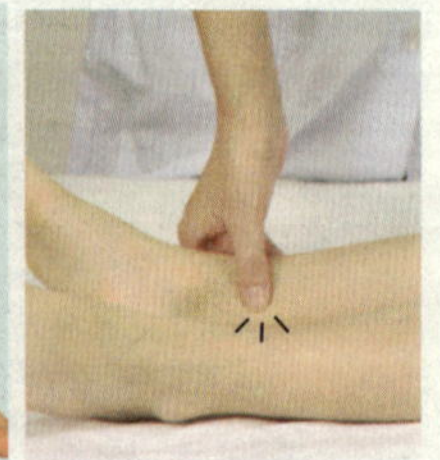

4 点揉三阴交

用拇指指腹以点2下揉3下的频率，点揉三阴交（如上左图）2分钟，如上右图。

消食化积

小儿饮食不节制，而脾胃功能又较弱，往往会使消化系统负荷过重，多吃几口或吃了不易消化的东西，就容易产生积食。积食不化，容易导致腹胀、食欲缺乏甚至疳积。3岁以下的宝宝，消化功能还不健全，积食不消，一段时间后就可能使体内过热，通常表现为舌苔厚、口臭、唇红、小便黄、大便干，平时很乖的宝宝变得烦躁闹人。

基础推拿手法

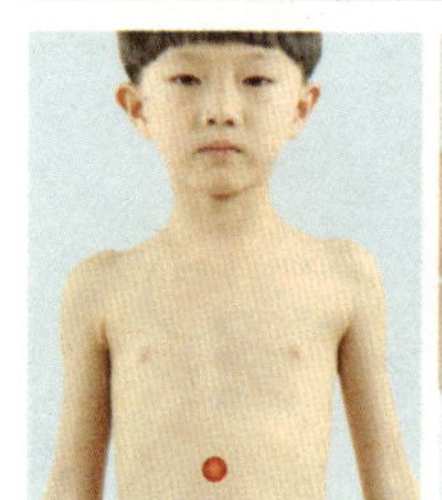
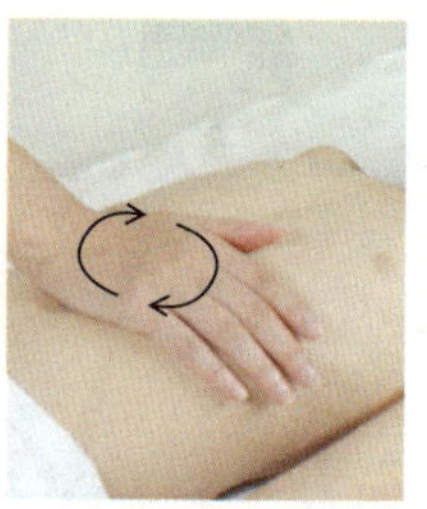

1 揉中脘

搓热手掌，用掌根以顺时针方向揉按中脘（如上左图）80～100次，如上右图。

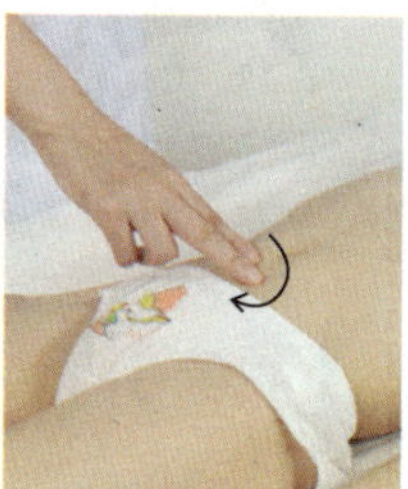

2 揉气海

用食指、中指指腹按压在气海（如上左图）上，以顺时针方向揉按80～100次，如上右图。

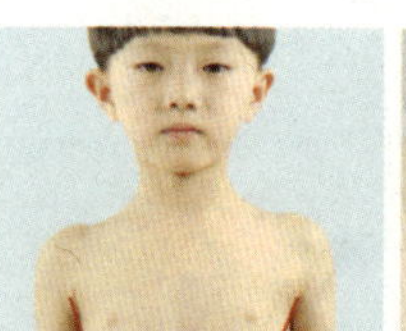
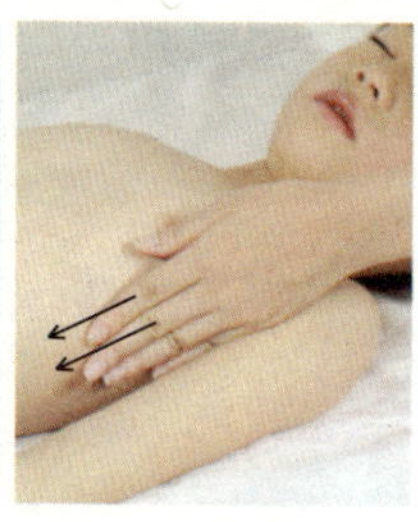

3 推胁肋

用手掌从腋下推到天枢（如上左图），力度适中，推50～100次。对侧以同样的方法操作，如上右图。

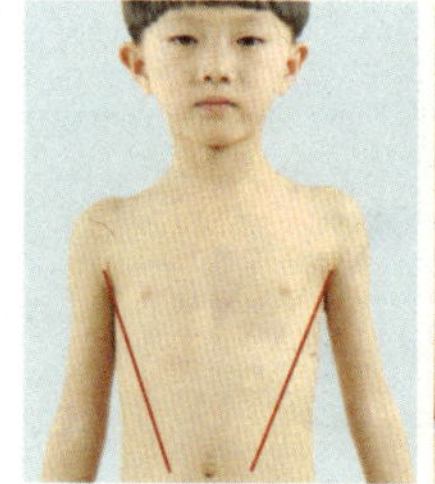
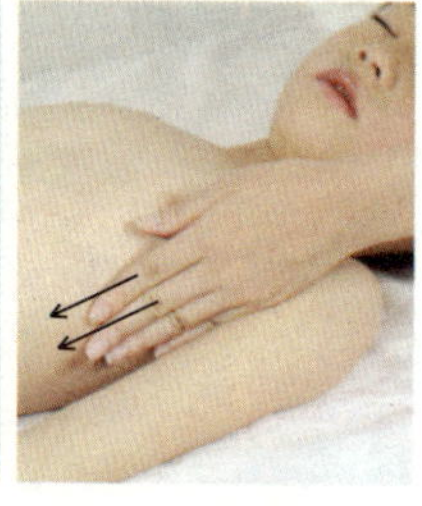

4 揉天枢

用拇指指腹按揉天枢（如上左图）100次，力度适中。对侧以同样的方法操作，如上右图。

调理肠道

很多小孩不爱吃蔬菜，喜欢高脂肪、高胆固醇的食品，一些缺乏健康知识的家长又不知道引导和调理膳食结构，容易造成小儿肠胃蠕动缓慢，消化不良，食物残渣在肠道中停滞时间过久，从而引起便秘。除了嘱咐患儿逐渐增加膳食纤维摄入量、多饮水、进行排便训练、加大活动量等，家长还可以运用按摩疗法为小孩调理肠道。

基础推拿手法

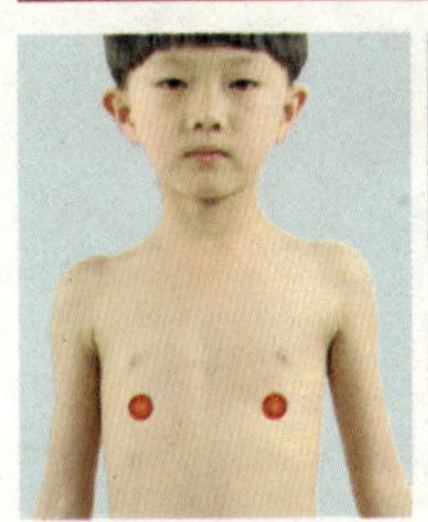
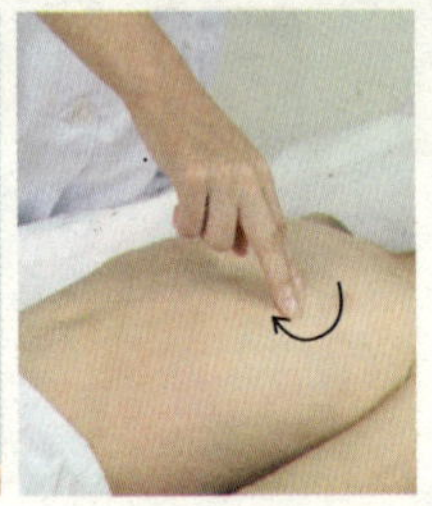

1 揉乳根

用食指、中指点按在乳根（如上左图）上，顺时针方向揉按30～50次，力度适中，不可过重，如上右图。

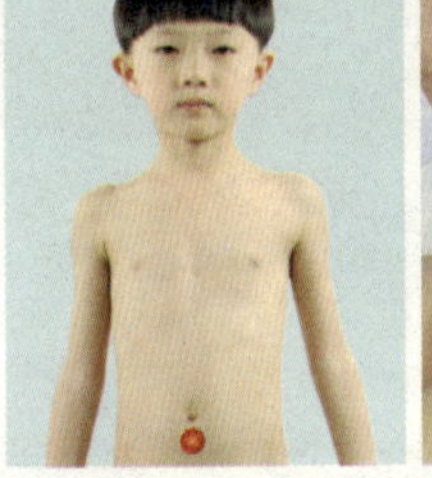
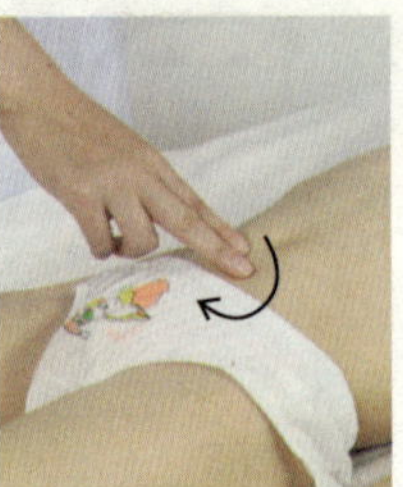

2 按揉气海

用食指、中指点按在气海（如上左图）上，顺时针方向揉按30～50次，力度适中，不可过重，如上右图。

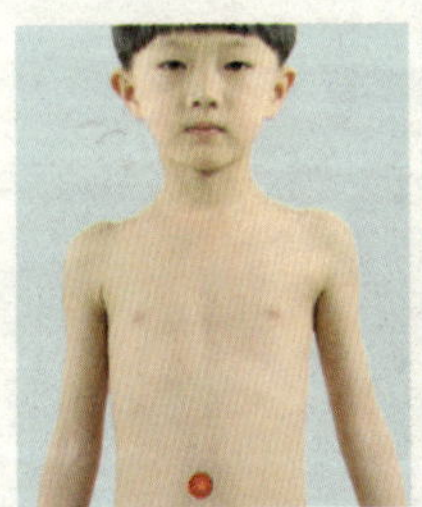
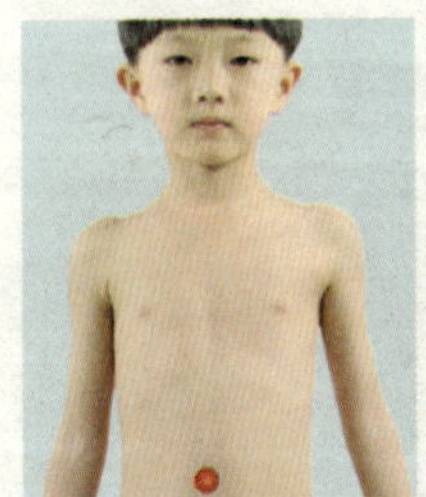
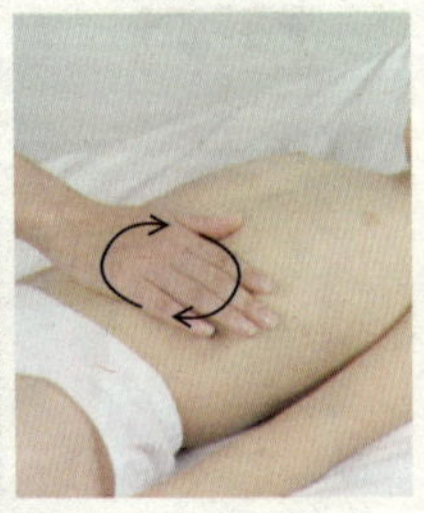
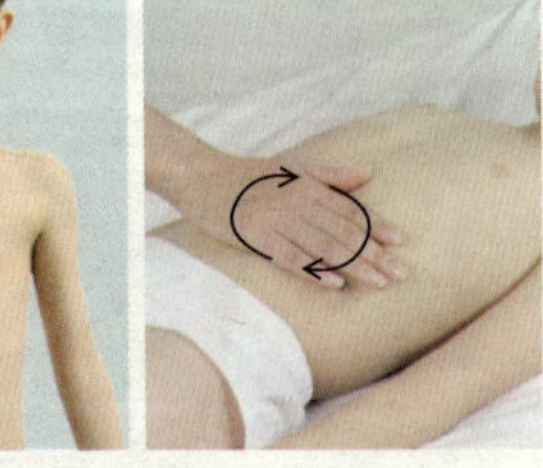

3 摩神阙

将手掌放在神阙（如上左图）上，手掌不要紧贴皮肤，在皮肤表面做顺时针回旋性的摩动100～200次，如上右图。

4 按揉脾俞

用拇指指腹按揉脾俞（如上左图）30～50次，至潮红发热为度，如上右图。

益气养血

益气指补益气血的调理和治疗方法，适用于以少气懒言、动辄喘促、面色苍白、怕风自汗为主症的肺气虚，和以脘腹虚胀、神疲倦怠、食欲缺乏、大便泄泻为主症的脾气虚。多见于挑食、偏食、活动量大的儿童。为小儿进行对症按摩，能够益气养血，恢复小儿健康活力。

基础推拿手法

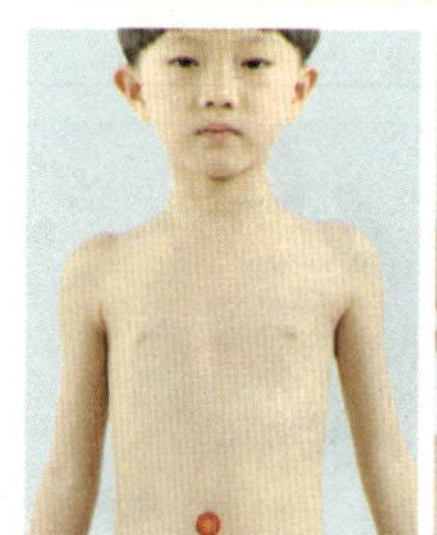

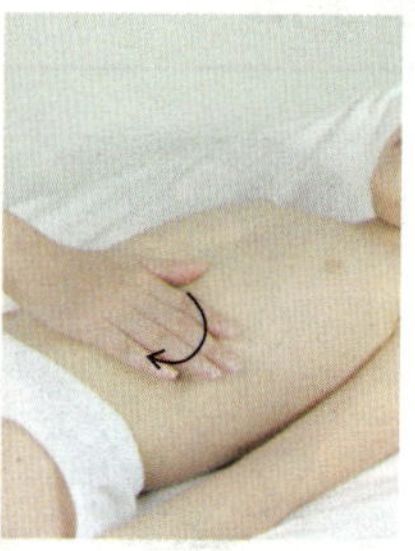

1 摩神阙

将手掌放在神阙（如上左图）上，手掌不要紧贴皮肤，在皮肤表面做顺时针回旋性摩动100～200次，如上右图。

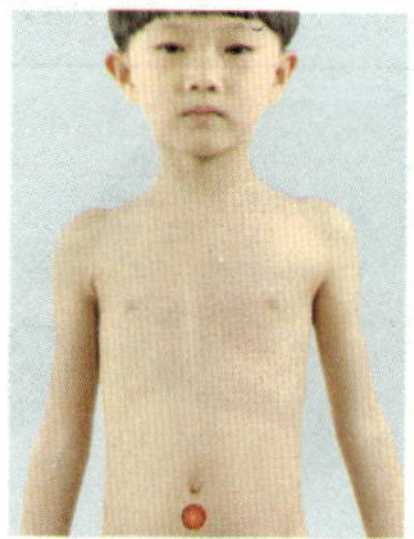

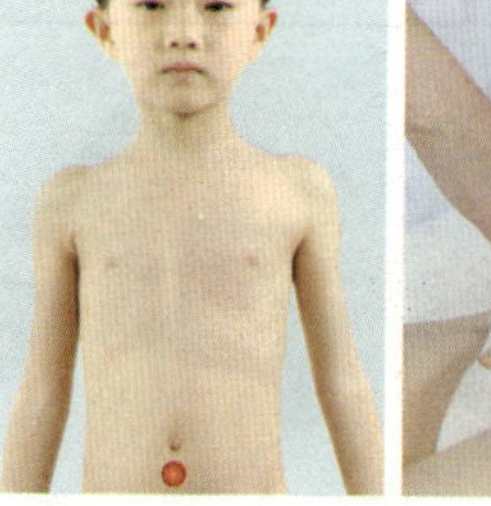

2 揉气海

合并食指、中指，以两指指腹按压在气海（如上左图）上，以顺时针方向揉按80～100次，如上右图。

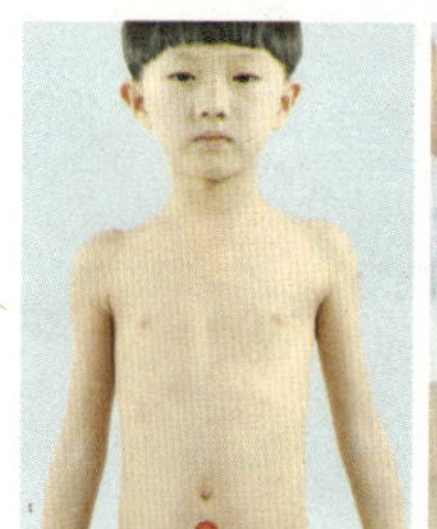

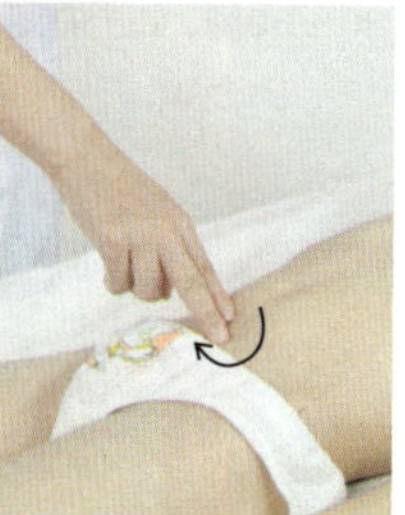

3 揉关元

合并食指、中指，以两指指腹按压在关元（如上左图）上，以顺时针方向揉按80～100次，如上右图。

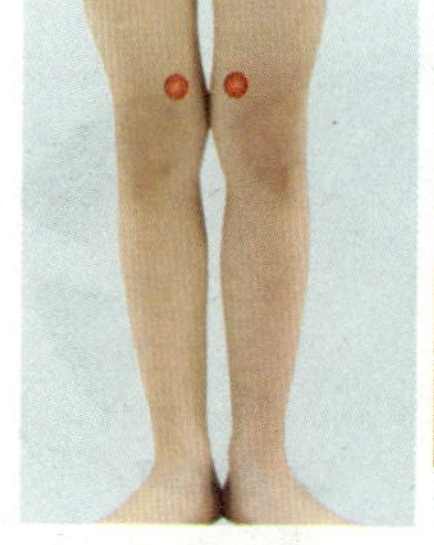

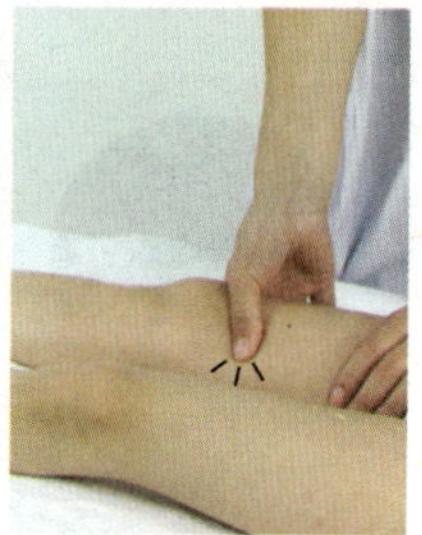

4 揉血海

用拇指指腹按揉血海（如上左图）1～2分钟，以酸胀为度，如上右图。

益智补脑

现代父母不仅关心宝宝的身体发育情况，也越来越注重宝宝的智力发育，从开始准备怀孕阶段就注重各种营养补充，乃至改变平常的饮食和作息习惯等，以此希望可以有一个健康聪明的宝宝。除了给孩子提供智力和身体发育所需的营养外，父母也可以通过抚触、按摩等方法，刺激儿童的脑力发育，达到益智补脑的效果。

基础推拿手法

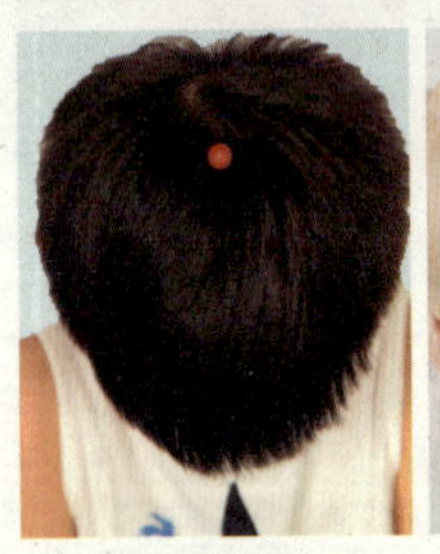
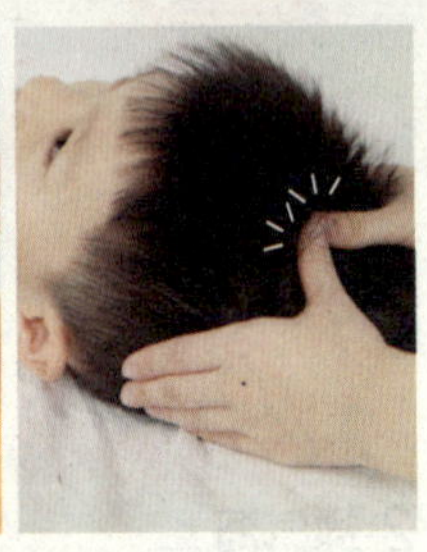

1 按揉百会

用双手拇指指腹按揉百会（如上左图）30～50次，以局部酸胀为度，如上右图。

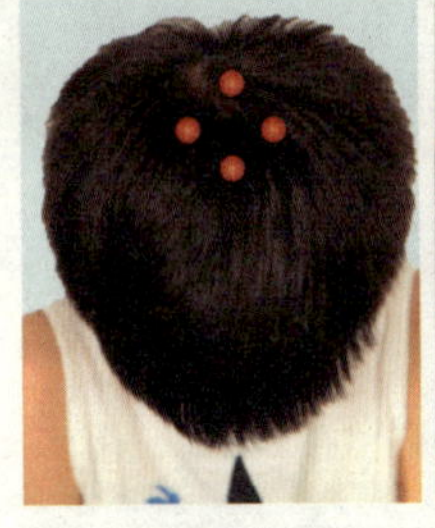
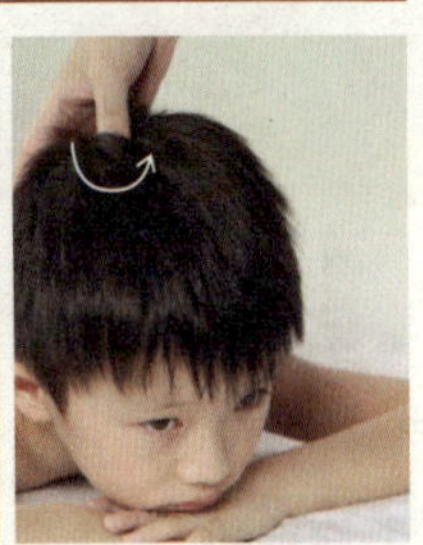

2 揉按四神聪

用拇指指腹逆时针方向沿着4个四神聪（如上左图）揉按，边揉按边绕圈，揉按30～50圈，如上右图。

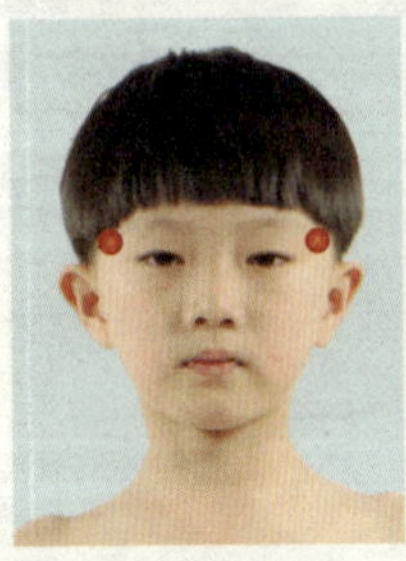
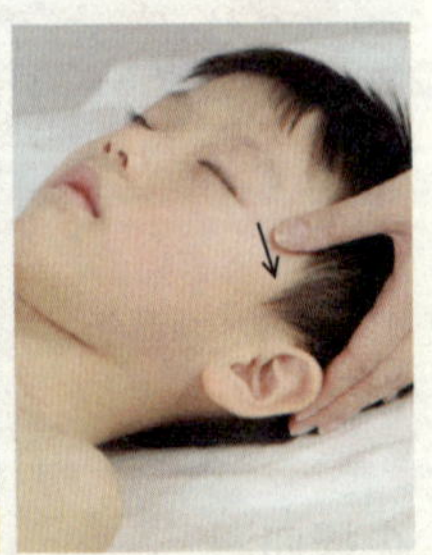

3 运太阳

双手拇指螺纹面自前向后直推太阳（如上左图）1～2分钟，如上右图。

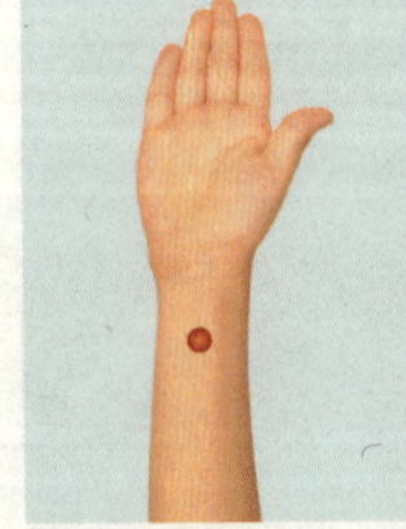
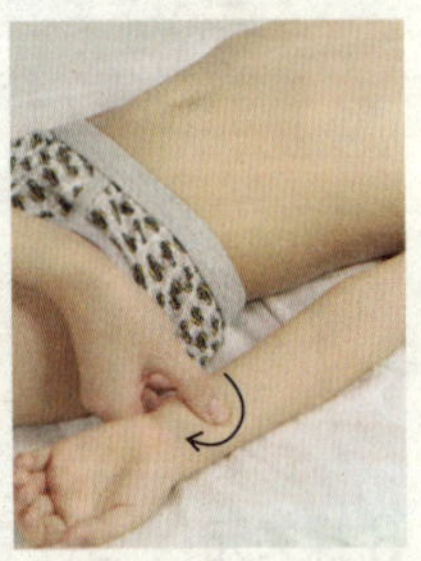

4 揉按内关

拇指指腹顺时针方向揉按内关（如上左图）100次，力度稍重，如上右图。

强健骨骼

每个家长都希望自己的孩子长得高大、身体健康。须知，除了给孩子必要的营养补充外，还要陪同孩子一起进行锻炼。日常生活中，也可以通过穴位按摩促进经络运行和新陈代谢，进而增加全身气血的营养，达到强健骨骼的目的。

基础推拿手法

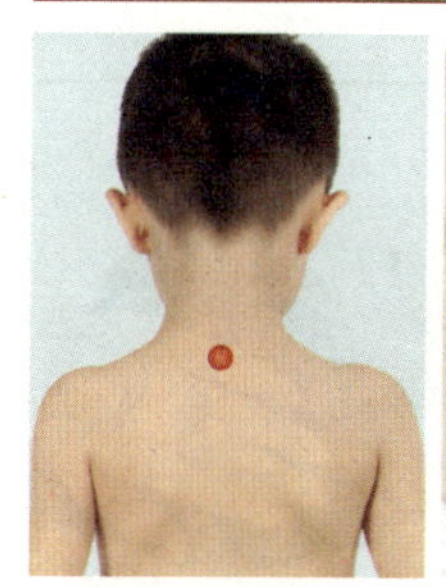
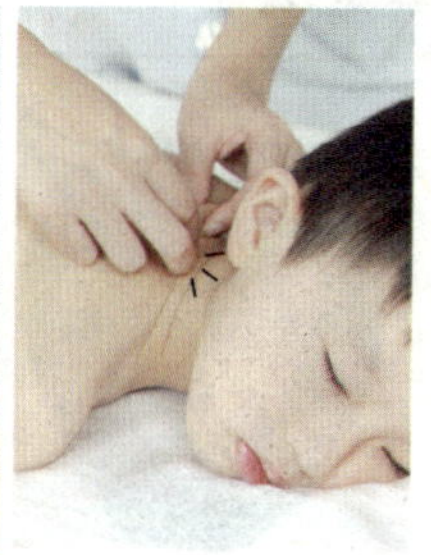

1 挟提大椎

用拇指和食、中两指相对，挟提大椎（如上左图），力度由轻至重，挟提10～20次，如上右图。

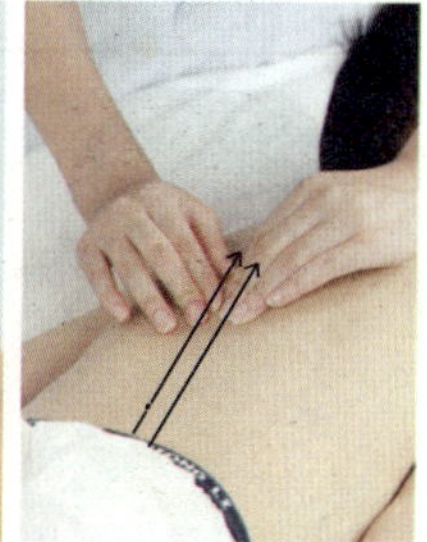

2 捏脊

双手以拇指与食指指面相对用力，从龟尾向大椎方向（如上左图）轻轻提捏脊背皮肤3～6次，如上右图。

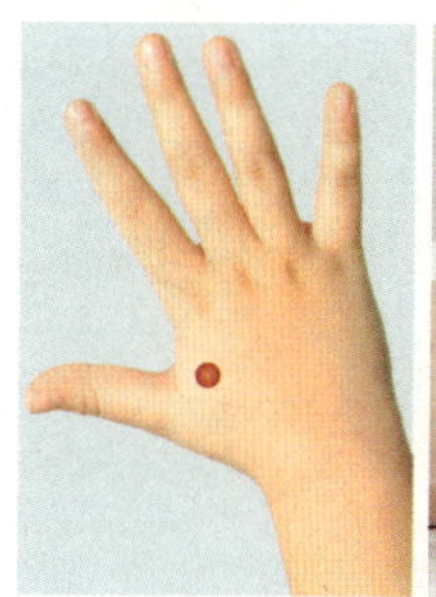
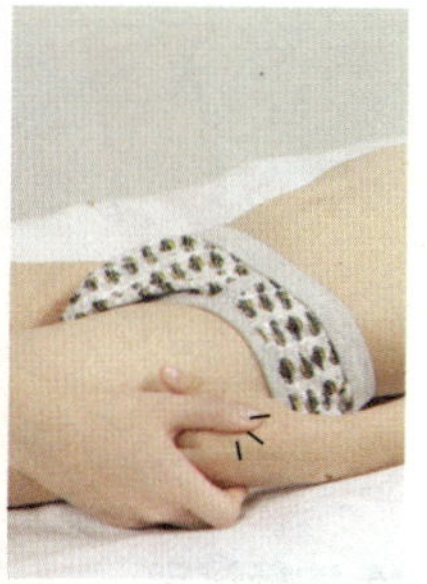

3 按揉合谷

用拇指指腹揉按合谷（如上左图）至潮红发热，左右各操作1分钟，如上右图。

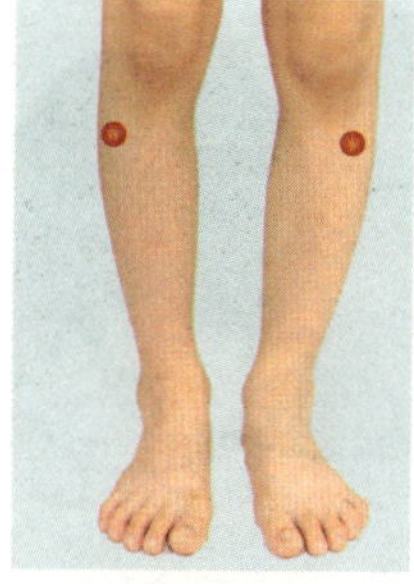
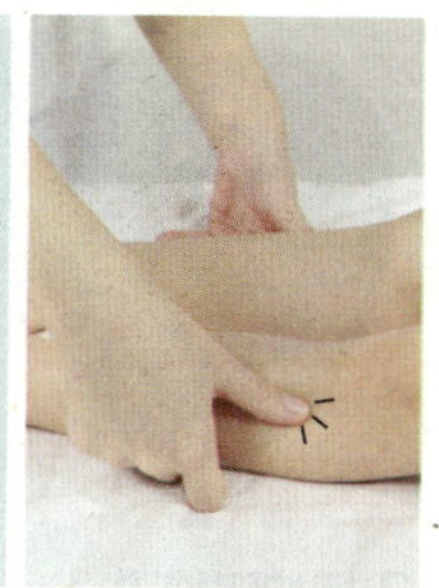

4 按揉足三里

用拇指指腹按揉足三里（如上左图）3分钟，以局部酸胀为度，如上右图。

养心安神

小儿神气怯弱，若受惊则容易哭闹。在日常生活中，有时会不明原因地烦躁哭闹，怎么也哄不住，让年轻的父母们大伤脑筋。其实，父母能辨别出孩子哭闹的原因，就可以采用恰当的方法对因处理。儿童心理研究证明，父母及时对孩子的需求做出回应，有助于孩子情绪的安抚和自信心的培养。通过抚触、按摩疗法可以促进亲子交流，而且刺激穴位能够养心安神。

基础推拿手法

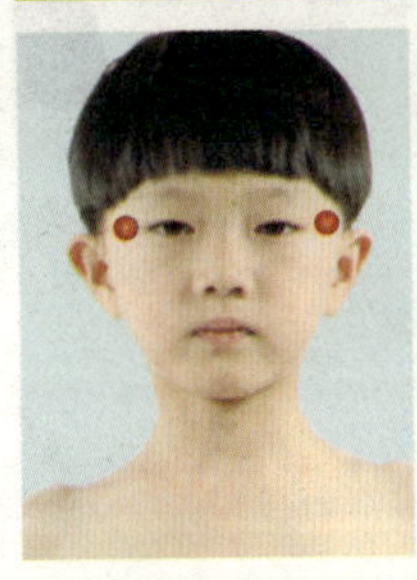

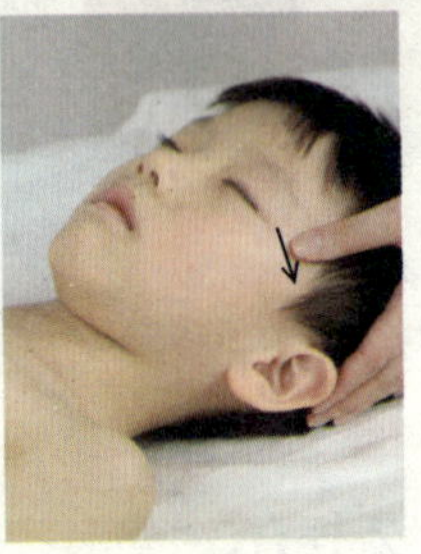

1 运太阳

双手拇指螺纹面自前向后直推太阳（如上左图）1～2分钟，如上右图。

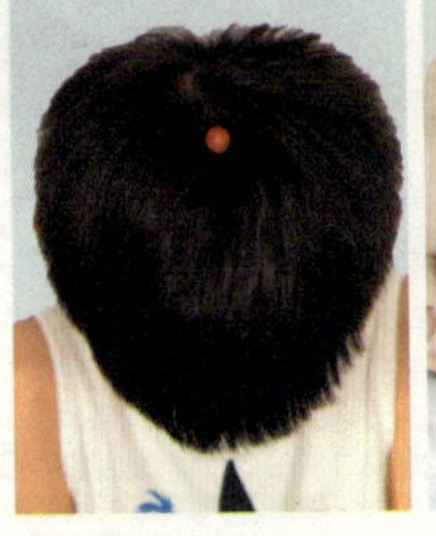

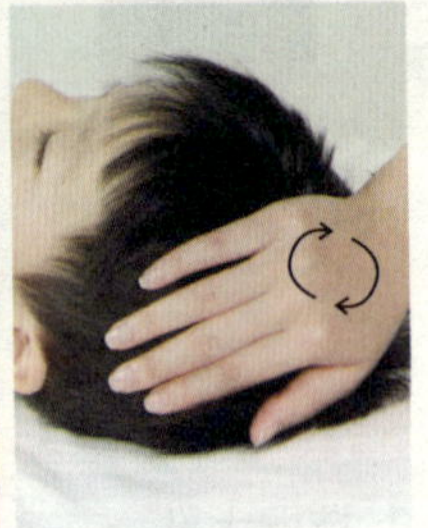

2 揉百会

用手掌按在头顶中央的百会（如上左图），以顺时针方向揉按50圈，如上右图。

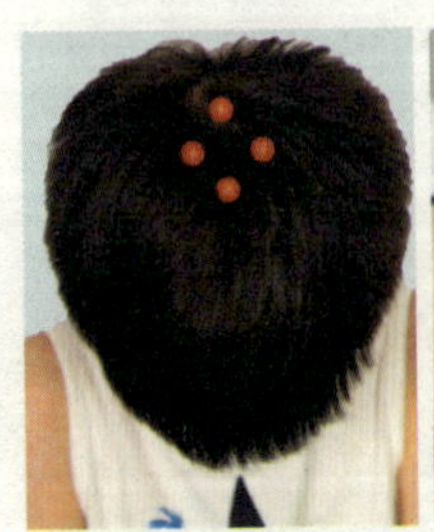

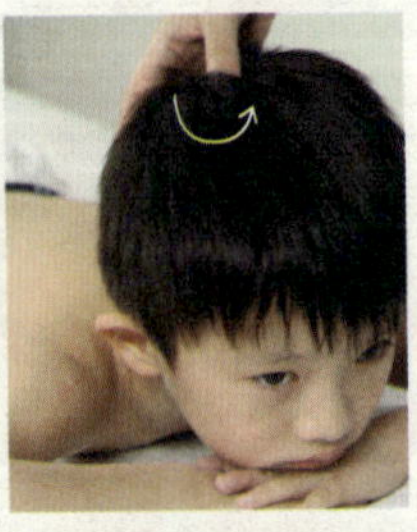

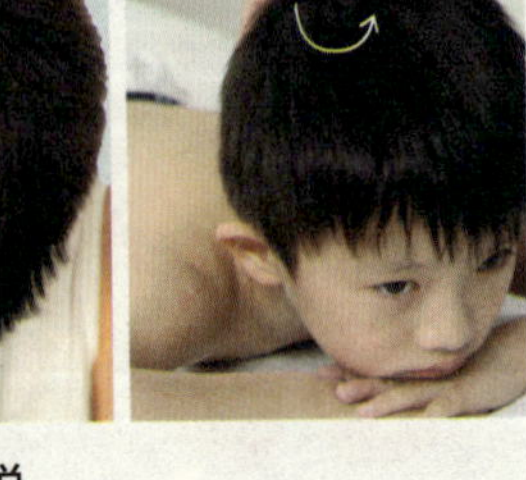

3 揉按四神聪

用拇指依次沿着4个四神聪（如上左图）揉按1圈，边揉按边绕圈，揉按30～50圈，如上右图。

4 按揉筑宾

用食指、中指指腹按揉筑宾（如上左图）30～50次，以酸胀为度，如上右图。

清热泻火

在季节变换或天气炎热、干燥的时候，小儿容易上火，出现便秘、扁桃体炎、牙痛等病症。父母可以从饮食上改变孩子的不良习惯，除此之外，还可以通过推拿相关穴位来帮助小儿清热泻火，缓解上火导致的不适症状。

基础推拿手法

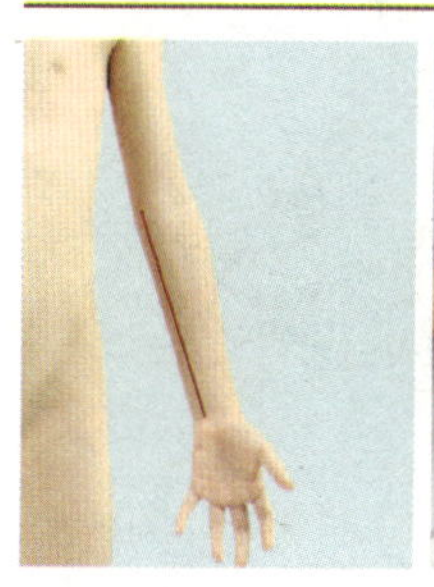

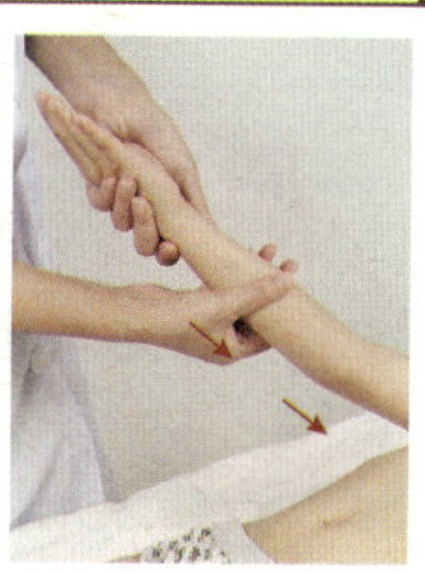

1 退六腑

用拇指指腹自腕推向肘（如上左图），称退六腑或推六腑，重复操作100～300次，如上右图。

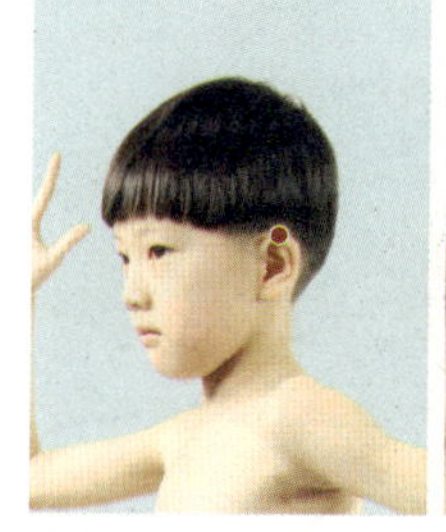

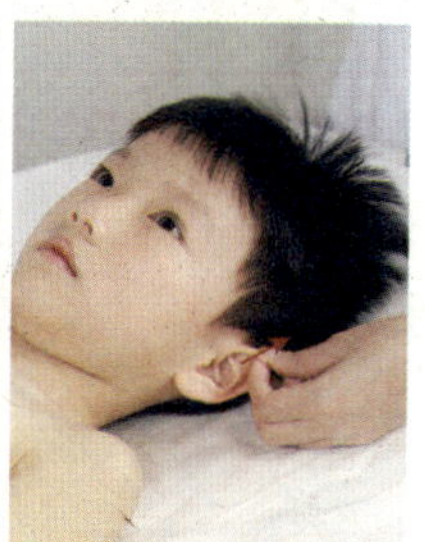

2 掐提耳尖

将拇指与食指、中指相对，掐提耳尖（如上左图）10次，力度由轻至重，如上右图。

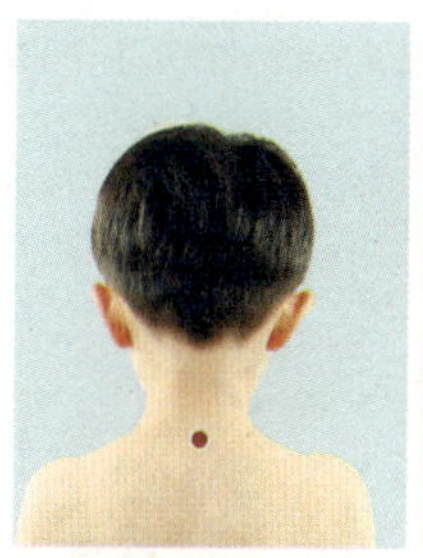

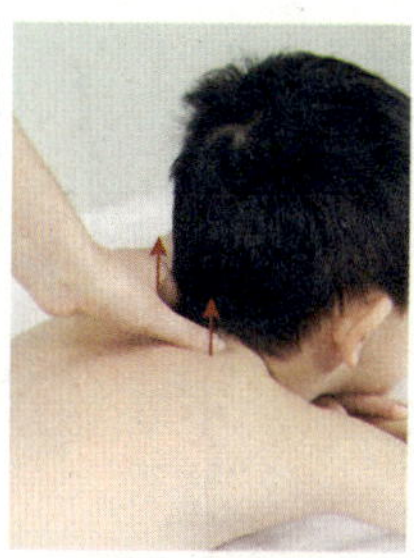

3 挟提大椎

用拇指和食指、中指相对，挟提大椎（如上左图）100次，力度由轻至重，如上右图。

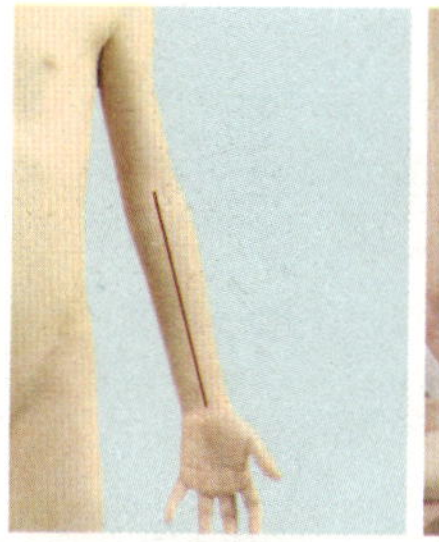

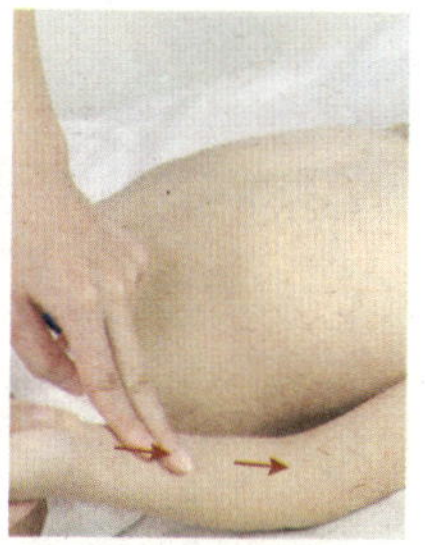

4 清天河水

将食指、中指并拢，用指腹从小儿的手腕推向手肘（如上左图），重复操作100次，如上右图。

强身健体

小儿免疫力较弱，容易被病菌侵入，从而引发多种病症。为了增强免疫功能，提高抗病能力，父母除了给小儿补充营养，陪小儿锻炼身体外，还可以运用推拿疗法，增强小儿免疫能力，减少病痛。

基础推拿手法

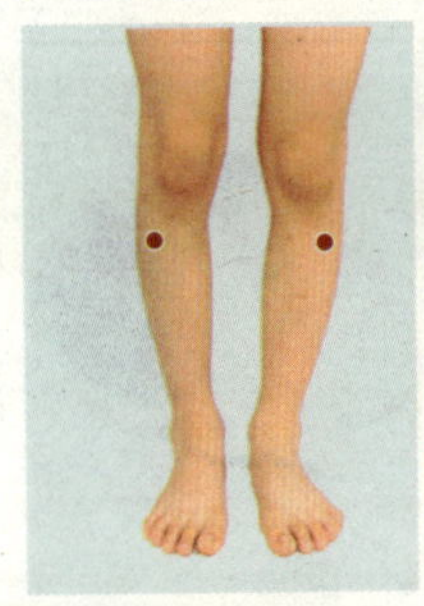
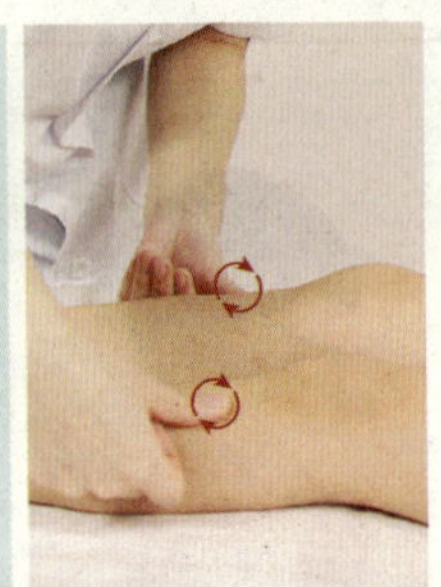

1 揉按足三里

用拇指指腹按压足三里（如上左图）1下，再以顺时针方向揉按3下，重复操作50～100次，如上右图。

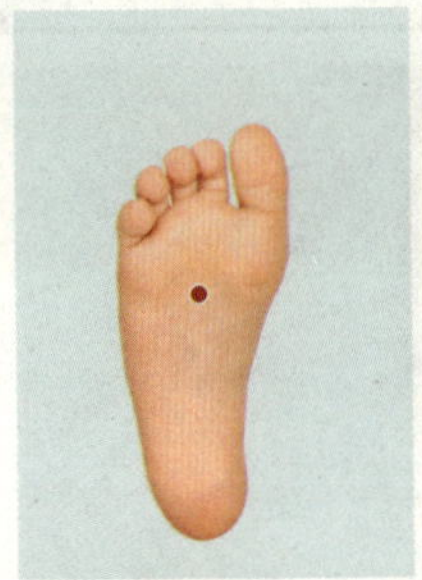
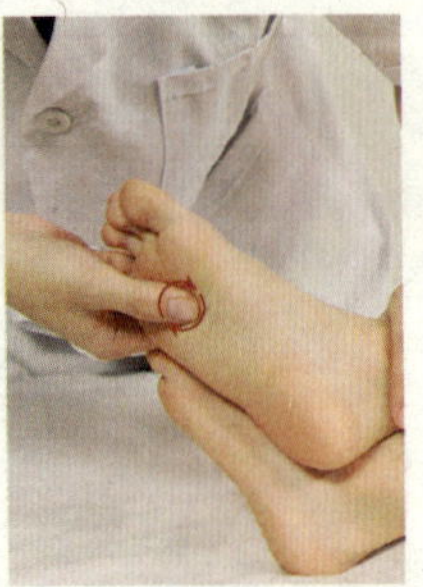

2 揉按涌泉

用拇指指腹以顺时针方向揉按涌泉（如上左图）100～300次，以局部有酸胀感为度，如上右图。

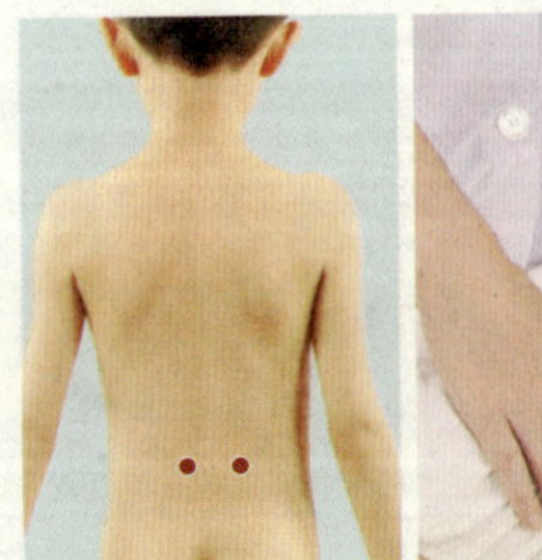
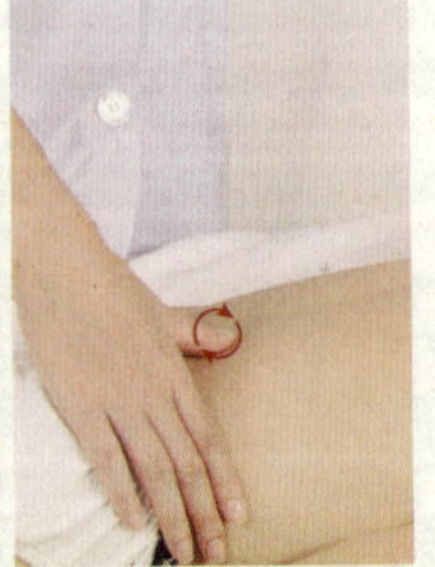

3 揉按肾俞

用拇指指腹揉按肾俞（如上左图）10～30次，以局部有酸胀感为度，如上右图。

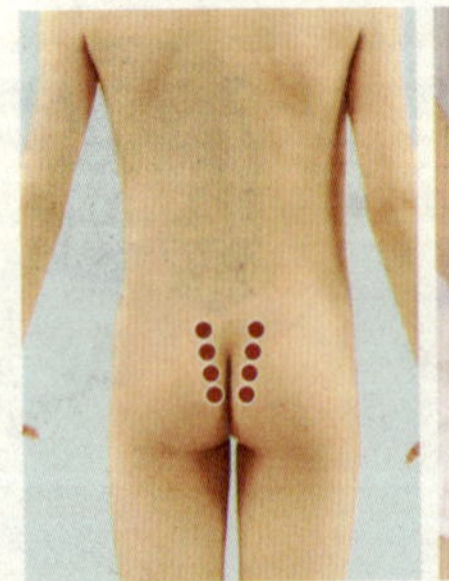
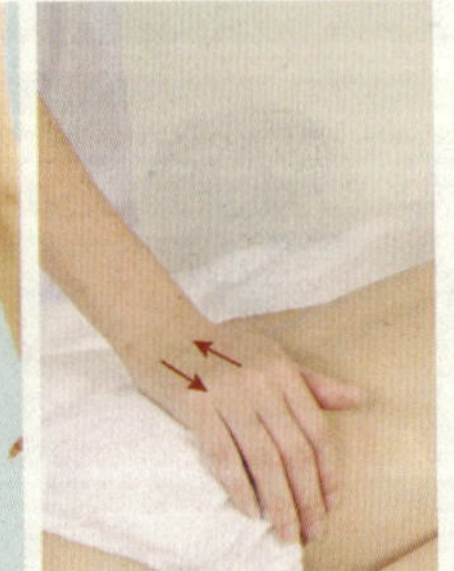

4 横擦八髎

用手掌小鱼际横擦八髎（如上左图）30～50次，以局部皮肤潮红为度，如上右图。

第三章

对症小儿推拿，“推”出小儿安

●发热、咳嗽等小儿常见病，除了吃药、打针能让宝宝少受病痛的折磨，推拿也有一定的疗效。为小儿捏一捏、按一按，不仅能减轻病痛给宝宝带来的不适、调理宝宝全身的气血和经络，还有助于提高孩子的免疫力，孩子不容易生病，父母也可以安心。

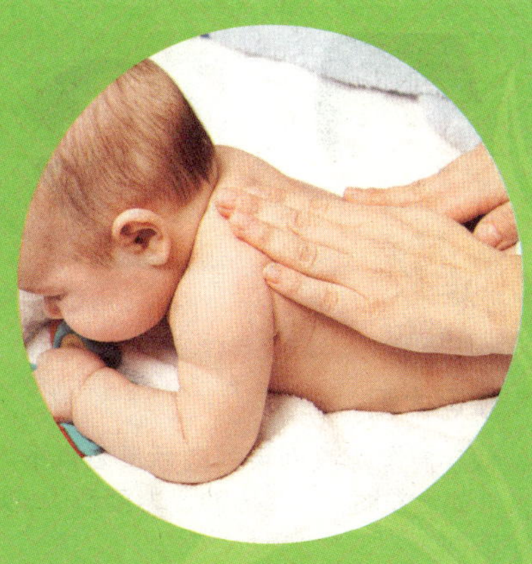

小儿感冒

小儿感冒即为小儿上呼吸道急性感染，简称上感。大部分患儿感冒是因病毒入侵所致，还有一部分可能是支原体或细菌感染。临床以发热、恶寒、鼻塞、流涕、咳嗽、咽红为特征。任何年龄皆可患病，但幼儿和体质虚弱的小儿更容易发病。中医认为感冒为外邪侵袭或正气虚弱导致的结果，按摩可以清除外邪、强壮正气，抵抗感冒。

基础推拿手法

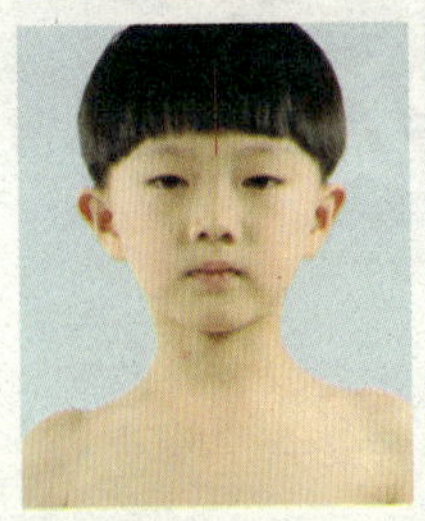

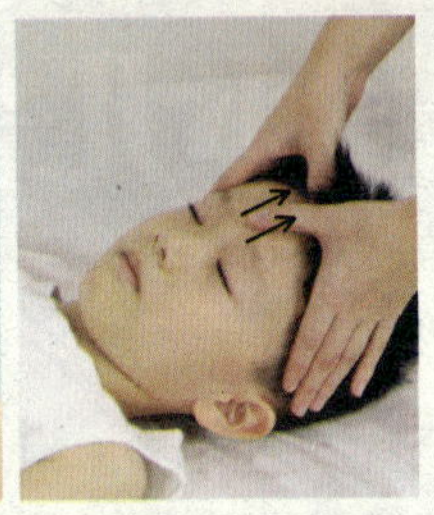

1 开天门

两拇指自下而上交替直推天门（如上左图）1～2分钟，力度适中，如上右图。

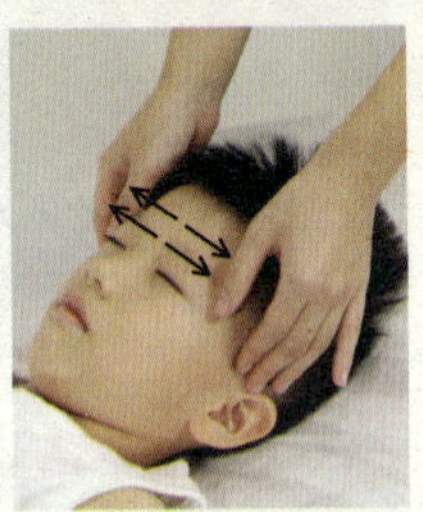

2 推坎宫

两拇指螺纹面自眉心向眉梢（如上左图）直线分推坎宫，反复操作30～50次，如上右图。

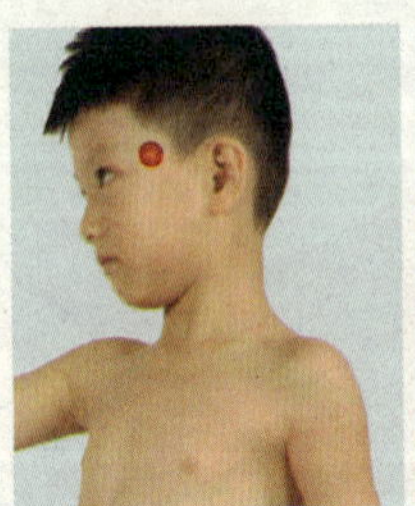

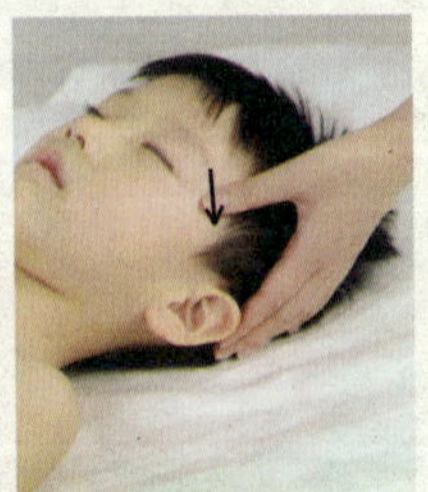

3 运太阳

双手拇指螺纹面自前向后反复直推太阳（如上左图）1～2分钟，力度适中，如上右图。

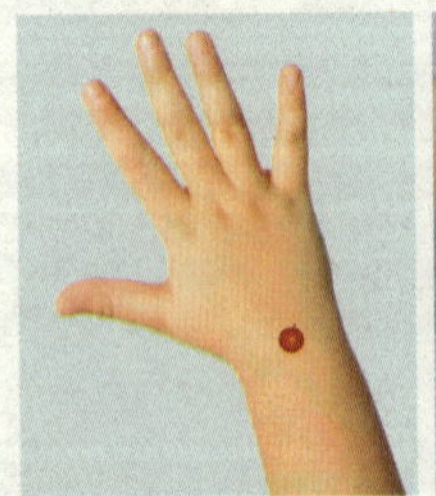

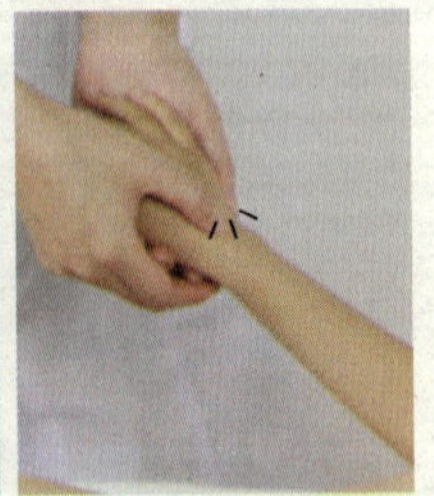

4 点按一窝风

用拇指指腹点按一窝风（如上左图），力度稍重，按压30～50次，如上右图。

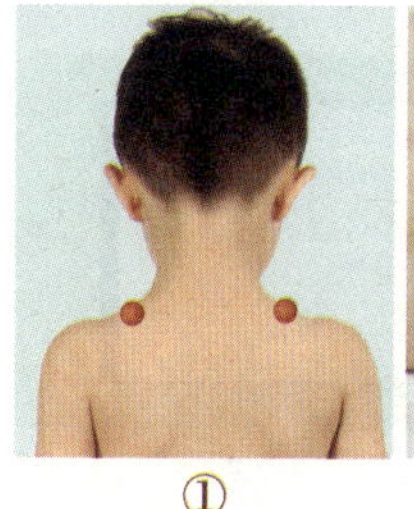
①

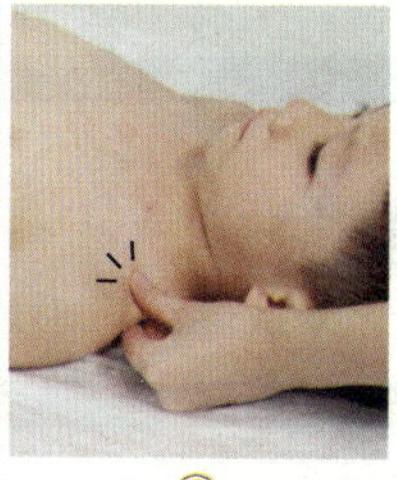
②

5 提拿肩井

用拇指、食指和中指做钳子状，提拿肩井（如左图①）1～2分钟，手法轻柔，不要过重，如左图②。

TIPS

按摩后宜覆被保温，避免再感风寒，配合中药治疗感冒疗效更好，如连翘、藿香、薄荷等。

随证加穴

中医辨证分型

①风寒感冒

发热恶寒，无汗，鼻塞流涕，咳嗽，头身疼痛，关节酸痛。

②风热感冒

鼻塞不通，流浊涕，咽干而痒，发热重，恶寒，微有汗出。

③暑湿感冒

发热，无汗，头晕或头痛，身重困倦，食欲缺乏。

④体虚感冒

易于感受外邪，甚至感冒尚未痊愈，又发第2次感冒，反复不已。

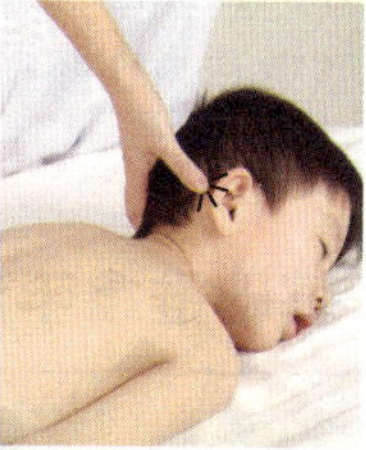
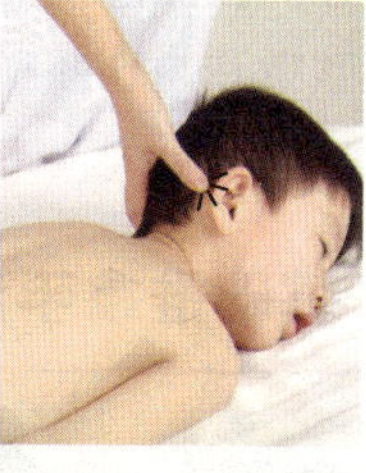

风寒感冒——耳后高骨、三关

点按耳后高骨（如左图和下左图）30次；推三关（如下右图）30～50次。

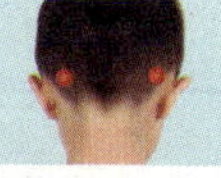
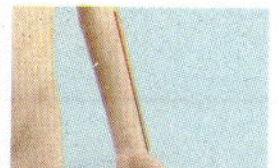

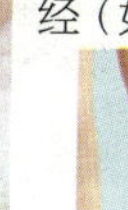

风热感冒——天河水、肺经

推摩天河水（如左图和下左图），两侧各反复操作1～2分钟；推肺经（如下右图）30～50次。

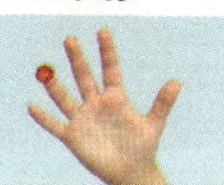

暑湿感冒——委中、阴陵泉

按揉委中（如左图和下左图）、阴陵泉（如下右图）各2～3分钟，以局部酸胀为度。

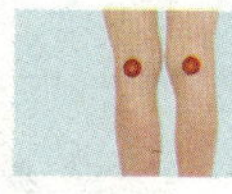
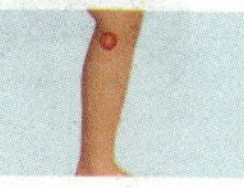

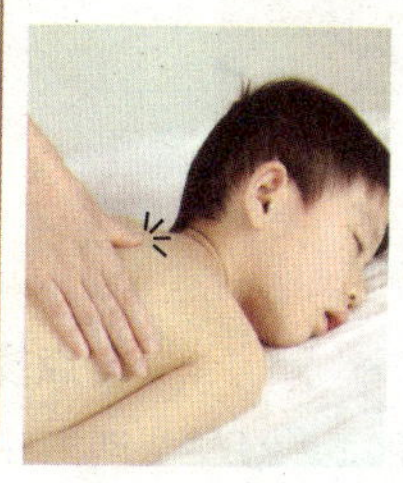

体虚感冒——肺俞、肾俞

指推肺俞（如左图和下左图）、肾俞（如下右图）各2～3分钟，以局部透热为度。

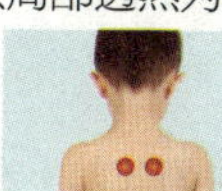
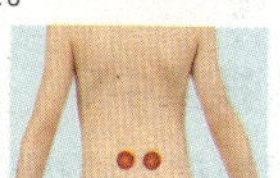

小儿咳嗽

小儿咳嗽是小儿呼吸系统疾病之一。当呼吸道有异物或受到过敏性因素刺激时，即会引发咳嗽。此外，呼吸系统疾病大部分都会导致呼吸道急、慢性炎症，均可引发咳嗽。根据患儿病程可分为急性、亚急性和慢性咳嗽。中医将咳嗽分为外感咳嗽和内伤咳嗽，外感咳嗽多因风寒、风热所致，内伤咳嗽多为痰湿引起。

基础推拿手法

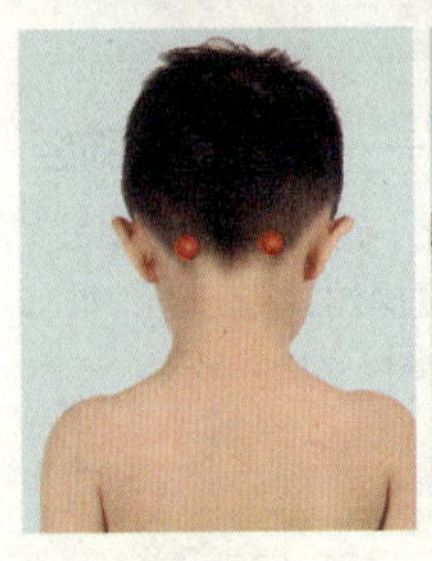

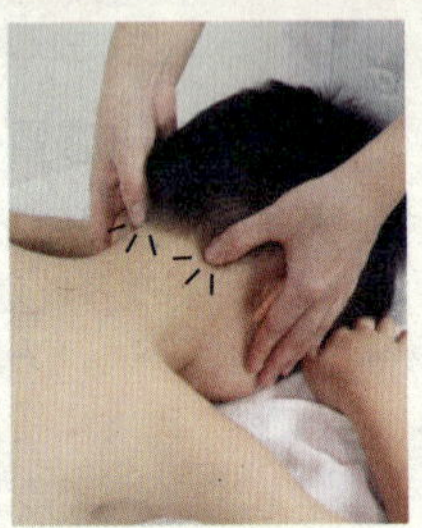

1 按揉风池

用拇指指腹按揉风池（如上左图）1～2分钟，以局部酸胀为度，如上右图。

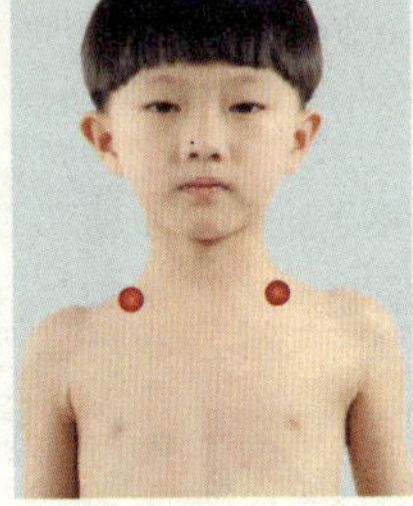

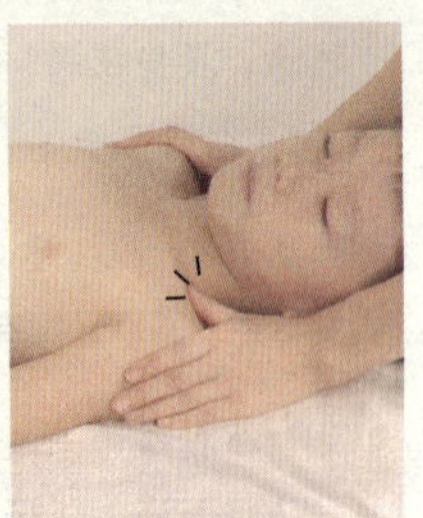

2 按揉缺盆

用拇指指腹按揉缺盆（如上左图）1～2分钟，力度轻柔，以局部酸胀为度，如上右图。

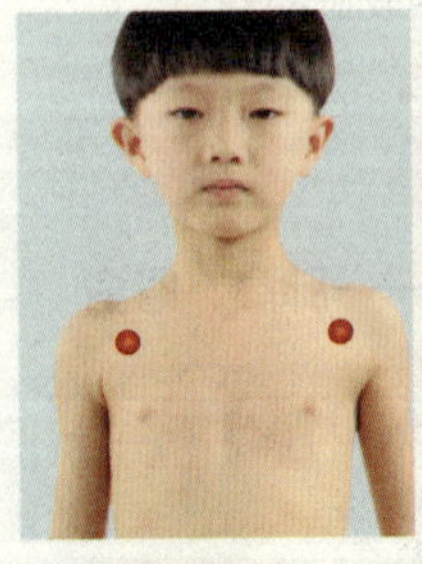

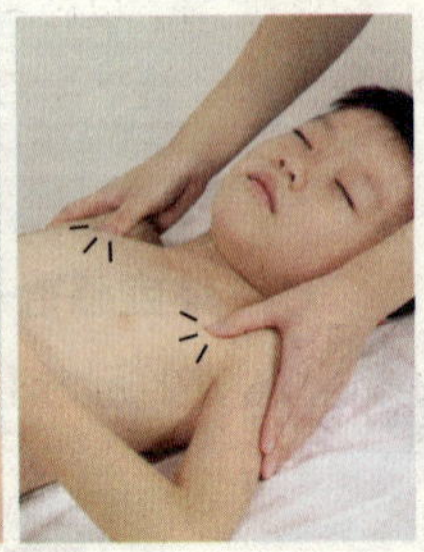

3 按揉中府

用拇指指腹按揉中府（如上左图）1～2分钟，以局部酸胀为度，如上右图。

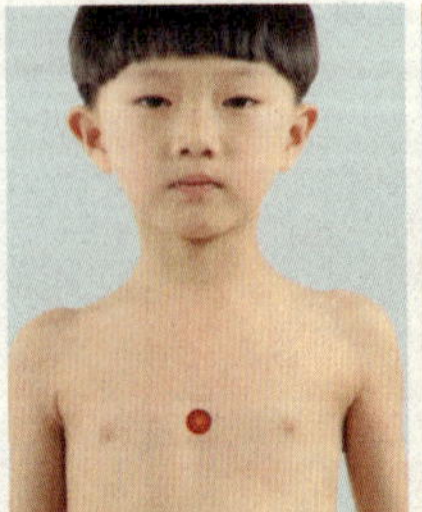

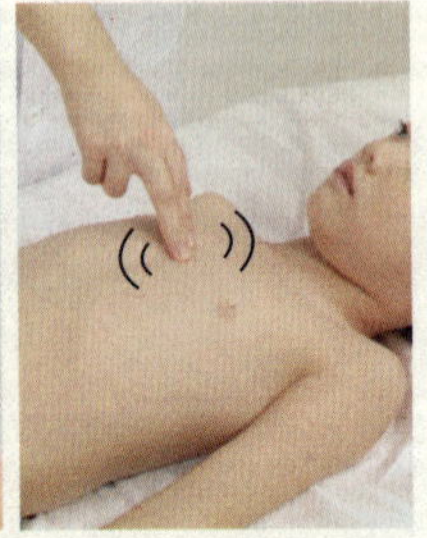

4 点揉膻中

两指并拢，用指腹点揉膻中（如上左图）30～50次，力度适中，如上右图。

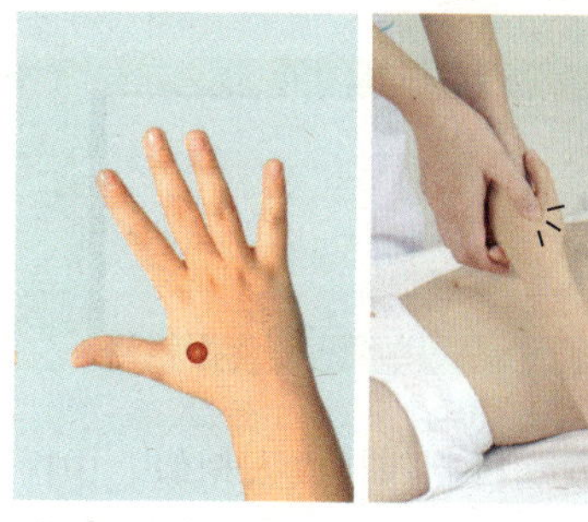

5 点揉合谷

用拇指指腹点揉合谷（如上左图），两侧各1～2分钟，以局部酸胀为度，如上右图。

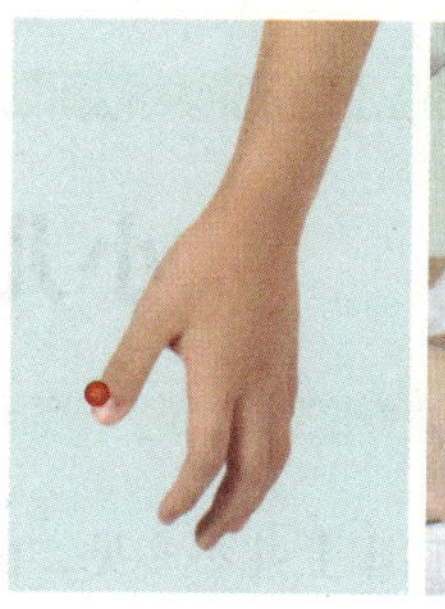

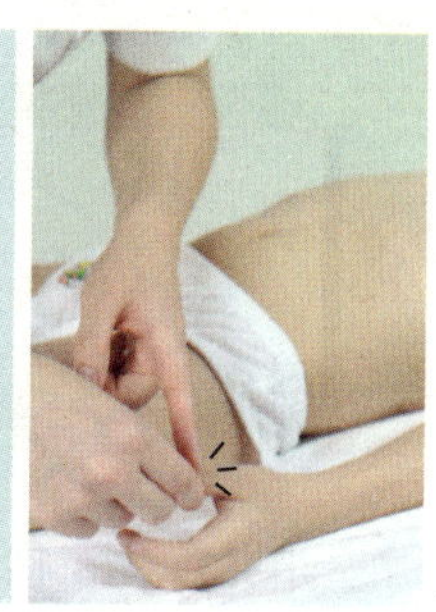

6 推少商

用食指侧端往返推少商（如上左图）1～2分钟，以局部潮红为度，如上右图。

随证加穴

中医辨证分型

①风寒咳嗽

初起咳嗽频繁，呛咳为主，或有少量稀白痰液，恶寒，无汗，或有发热、头痛。

②风热咳嗽

咳嗽不爽或咳声重浊，痰黏稠色黄，口渴，咽痛，或有发热，微汗出。

③内伤咳嗽

久咳不愈，咳声低沉，咳时痰多，伴倦怠乏力。

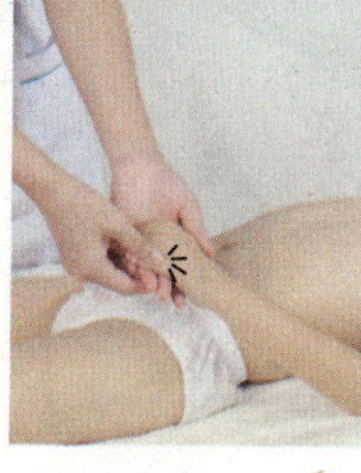

风寒咳嗽——五指节、肺俞

掐揉五指节（如左图和下左图）各10～20次；按揉肺俞（如下右图）2～3分钟。

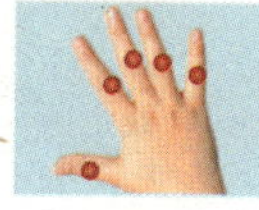

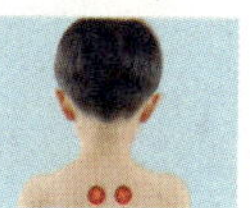

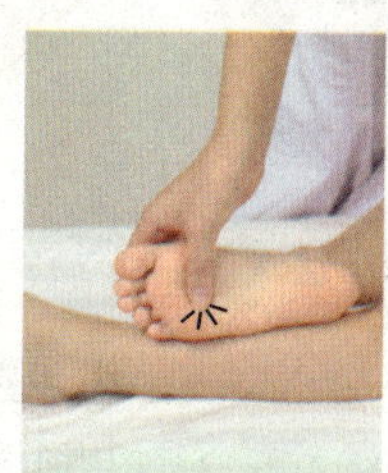

风热咳嗽——天河水、肺经

自腕向肘推天河水（如左图和下左图）1～2分钟；向指根直推肺经（如下右图）30～50次。

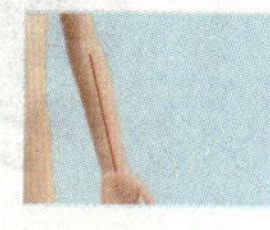

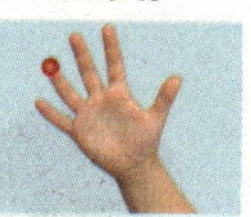

内伤咳嗽——涌泉、风府

按揉涌泉（如左图和下左图）、风府（如下右图）各2～3分钟，以局部酸胀为度。

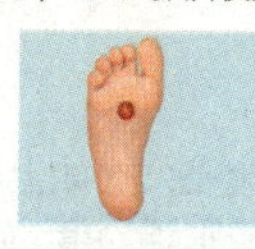

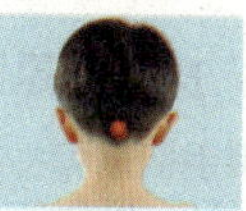

小儿落枕

小儿落枕在临床上并不多见，但是它的发病机制却与成人相似。中医所说“不通则痛”，可以很好地解释落枕疼痛的病因。落枕主要因患侧胸锁乳突肌、斜方肌和肩胛提肌经脉闭阻、血脉不通、局部肌肉痉挛所致。可通过推拿相关穴位，舒筋活络，缓解小儿落枕。

基础推拿手法

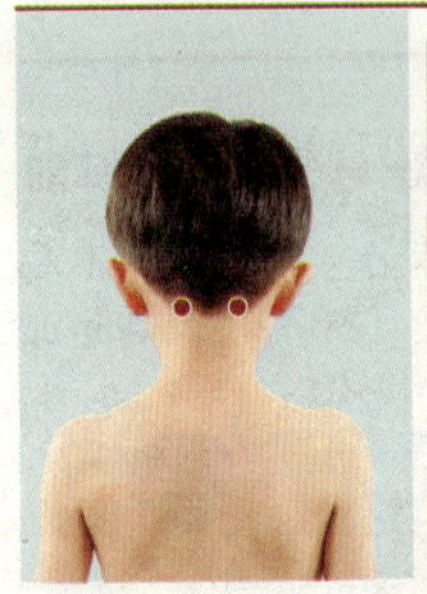
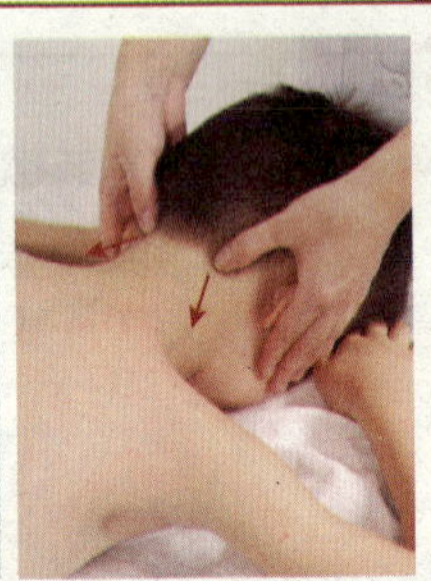
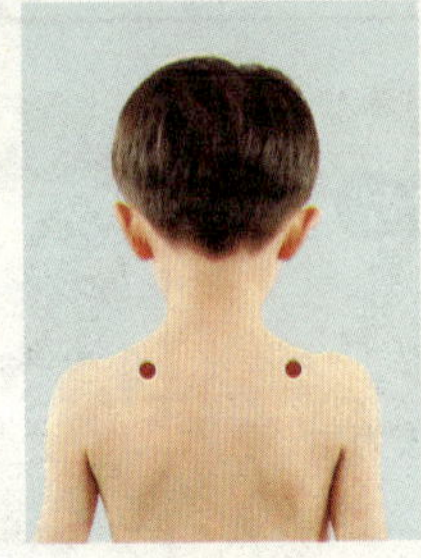
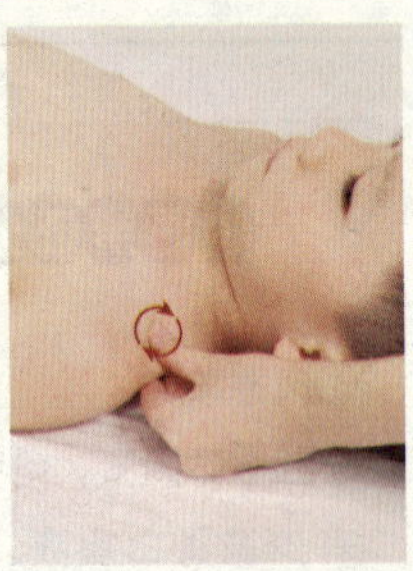

1 推风池

用拇指指腹推风池（如上左图）5 分钟，以局部有酸胀感为度，如上右图。

2 捏揉肩井

将拇指与食指、中指相对，用指腹捏揉肩井（如上左图）1 ~ 3 分钟，以局部有酸胀感为度，如上右图。

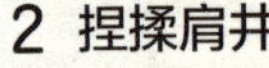

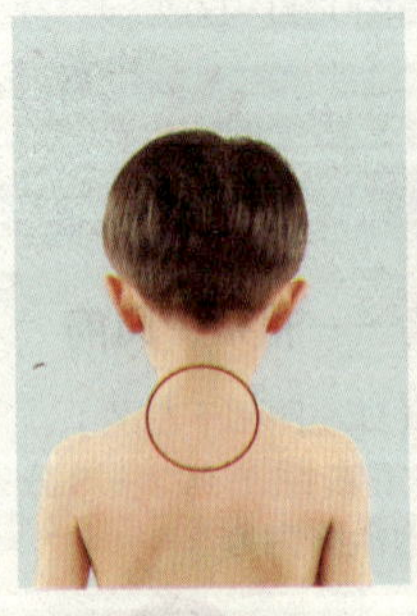
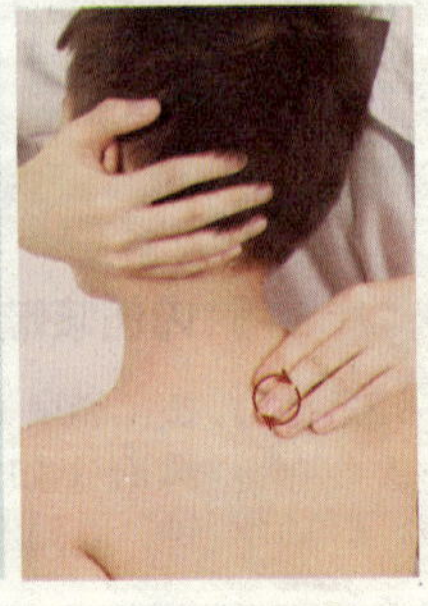
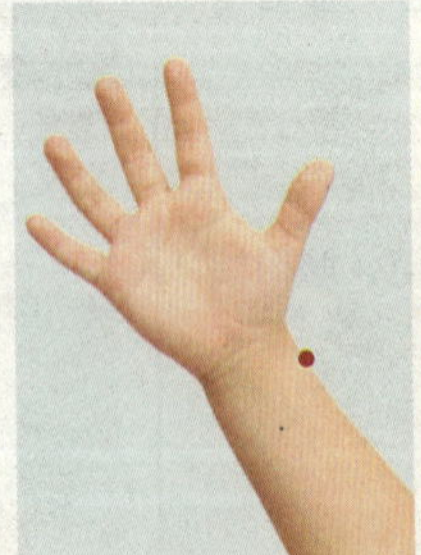
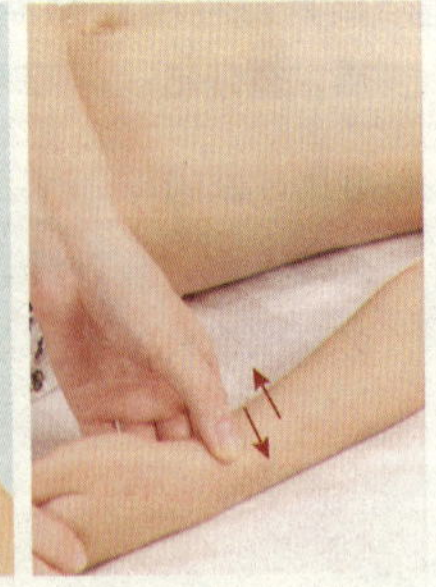

3 揉按阿是穴

用手指指腹揉按阿是穴（如上左图）1 ~ 3 分钟，以局部有酸胀感为度，如上右图。

4 点按列缺

用拇指指腹点按列缺（如上左图）2 ~ 3 分钟，以局部有酸胀感为度，如上右图。

小儿失眠

小儿失眠是指小儿经常性睡眠不安或难以入睡、易醒等，导致小儿睡眠不足的病症。失眠常伴有精神状况不佳、反应迟钝、疲劳乏力等问题。婴幼儿失眠的原因一般是由于饥饿或过饱、睡前过于兴奋或嘈杂、因与亲密抚养者分离而产生焦虑所致。通过推拿相关穴位，可安神定志，缓解小儿失眠。

基础推拿手法

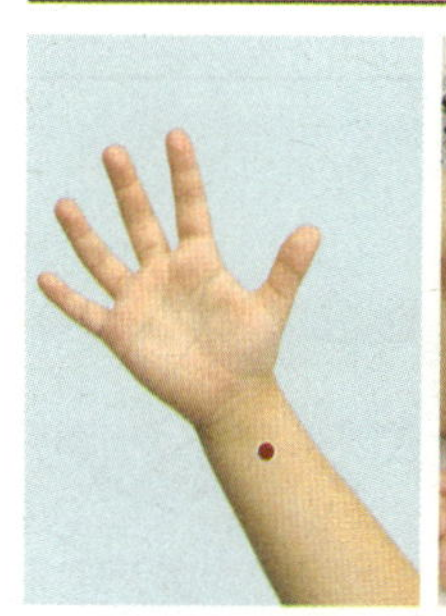

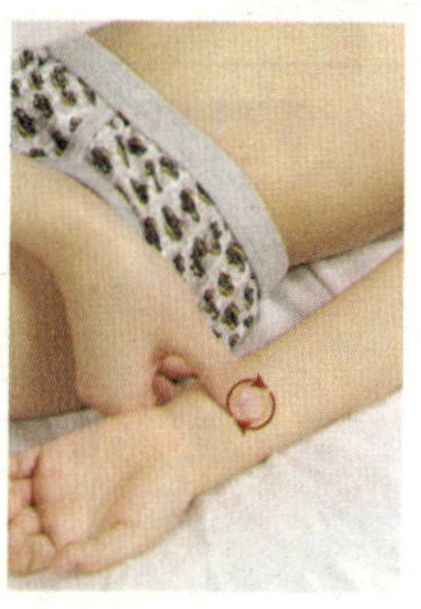

1 揉按内关

用拇指指腹揉按内关（如上左图）1～3分钟，以局部有酸胀感为度，如上右图。

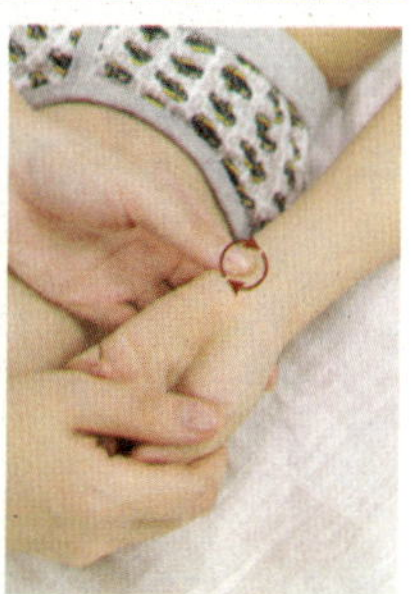

2 揉按神门

用拇指指腹揉按神门（如上左图）1～3分钟，以局部有酸胀感为度，如上右图。

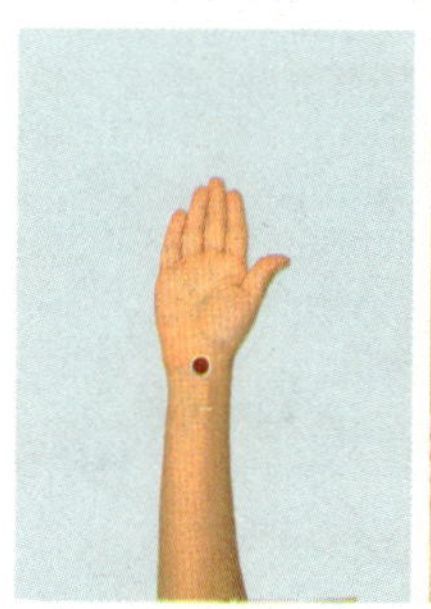

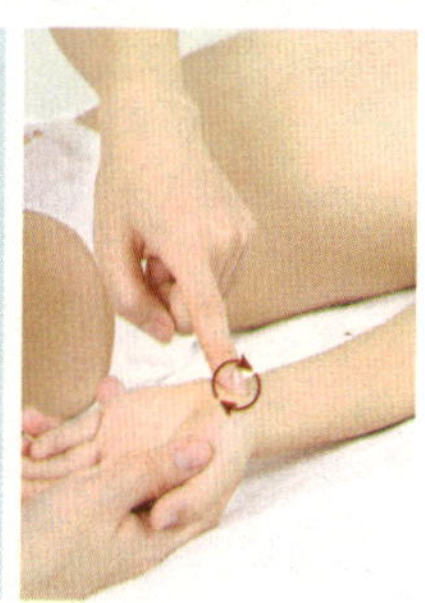

3 揉按神门

用食指或拇指指腹揉按大陵（如上左图）1～3分钟，以局部有酸胀感为度，如上右图。

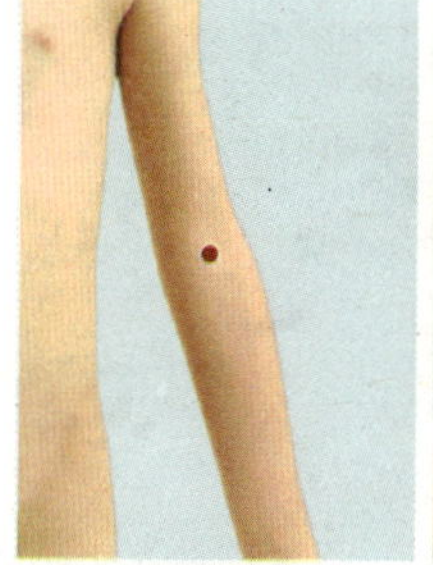

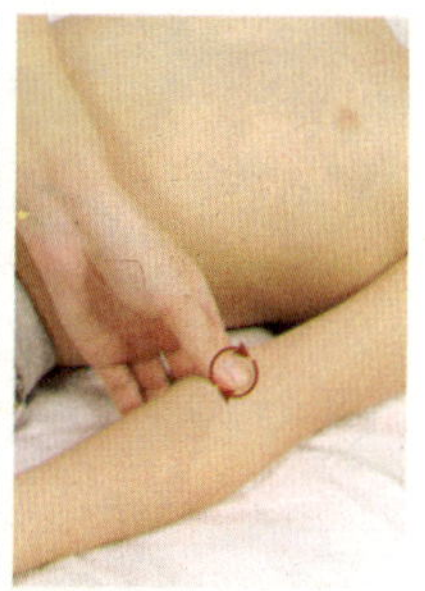

4 揉按曲泽

用拇指指腹揉按曲泽（如上左图）1～3分钟，以局部有酸胀感为度，如上右图。

小儿流涎

小儿流涎症，俗称“流口水”，是一种唾液增多的症状。多见于6个月至1岁半左右的小儿，其原因有生理和病理两种。病理因素常见于口腔和咽部黏膜炎症、面神经麻痹、脑炎后遗症等所致的唾液分泌过多，吞咽不利也可导致流涎。此外，小儿初生时唾液腺尚未发育好，也会流涎，若孩子超过6个月时还流涎，应考虑是病理现象。

基础推拿手法

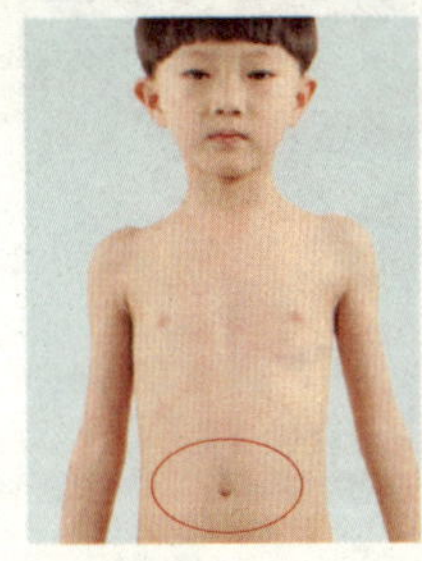
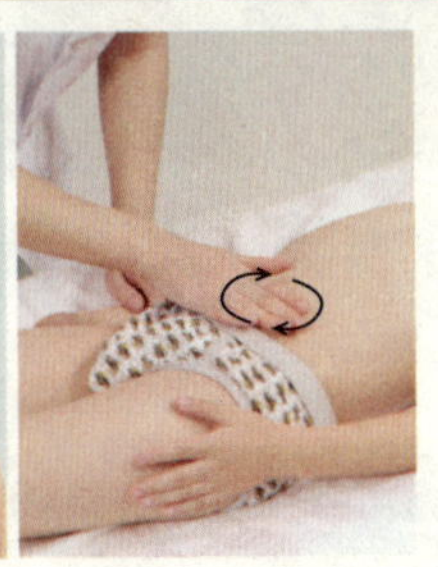

1 摩腹

搓热手心后在腹部（如上左图）顺时针方向按摩5分钟。动作宜轻柔，如上右图。

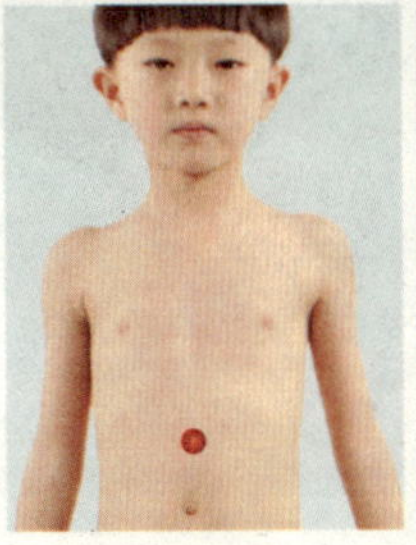
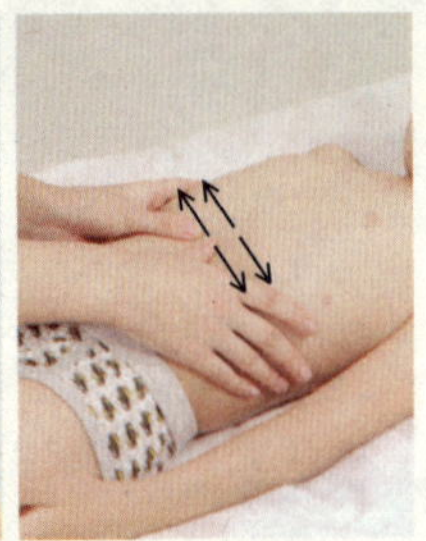

2 分推中脘

用拇指自中脘（如上左图）向脐两旁分推20～50次，以局部发热为度，如上右图。

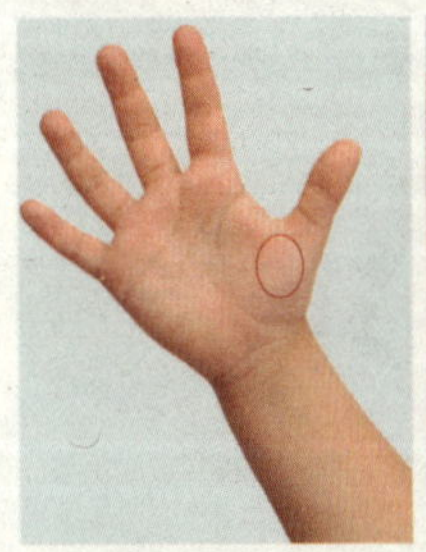
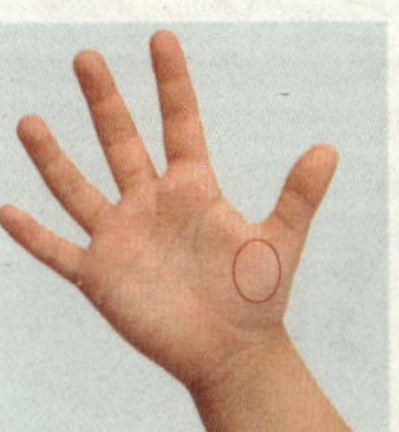
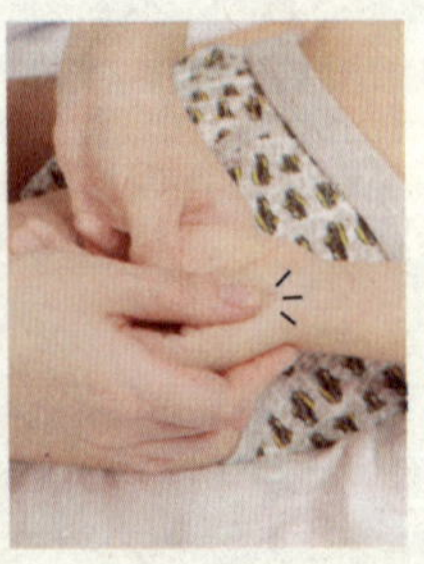
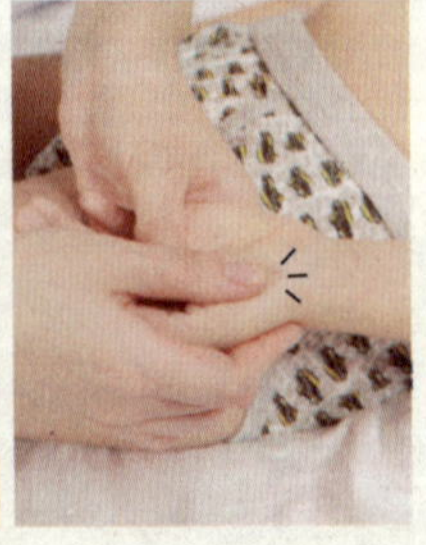

3 揉板门

用拇指指腹揉按板门（如上左图）10秒，然后微用力，往腕横纹处直推100次，如上右图。

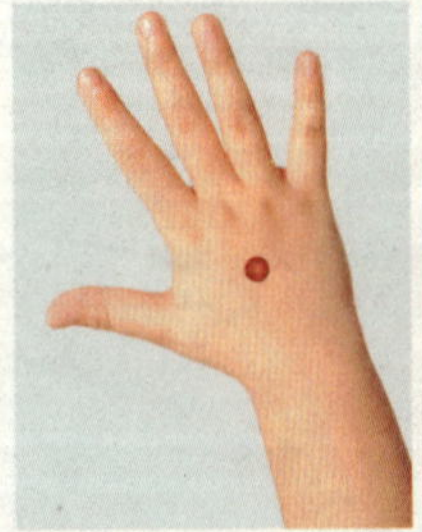
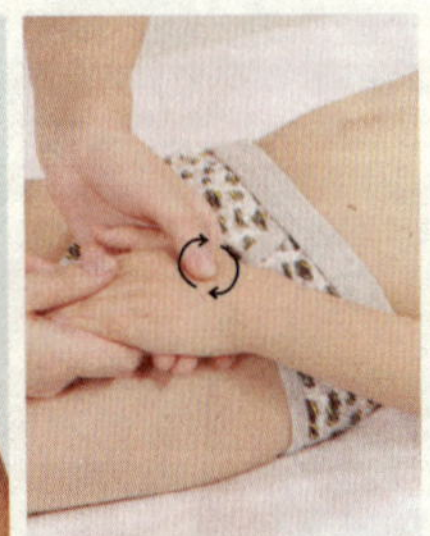

4 揉外劳宫

顺时针揉外劳宫（如上左图）100次，力度九重一轻，以局部酸胀为度，如上右图。

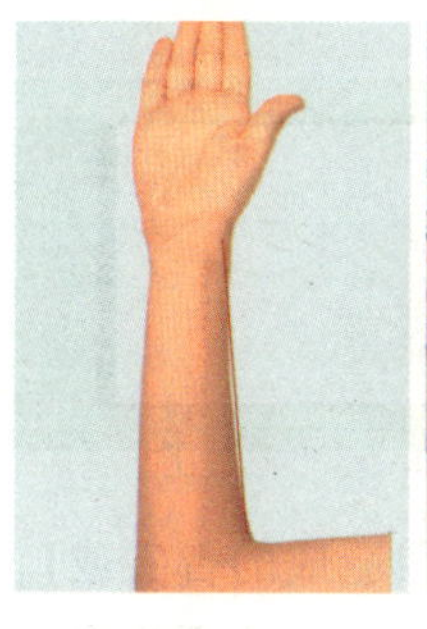
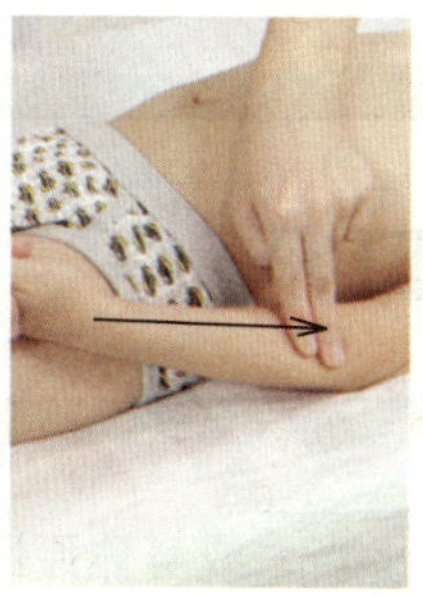

5 推三关

将食指、中指并拢，用指腹自腕向肘推三关（如上左图）50~100次，如上右图。

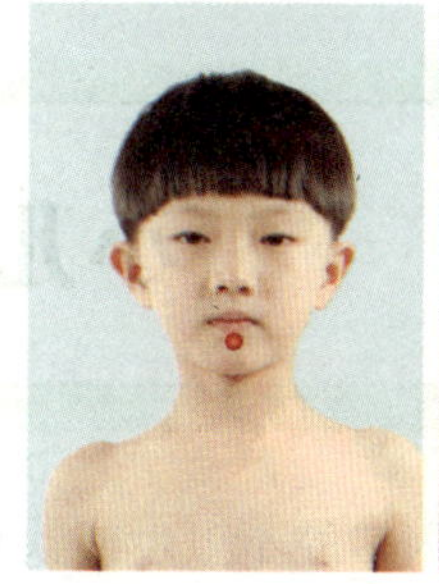
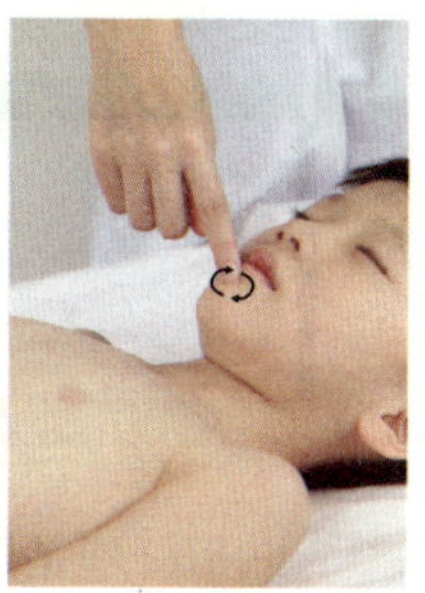

6 按揉承浆

用食指指腹顺时针按揉承浆（如上左图）1分钟，力度适中，如上右图。

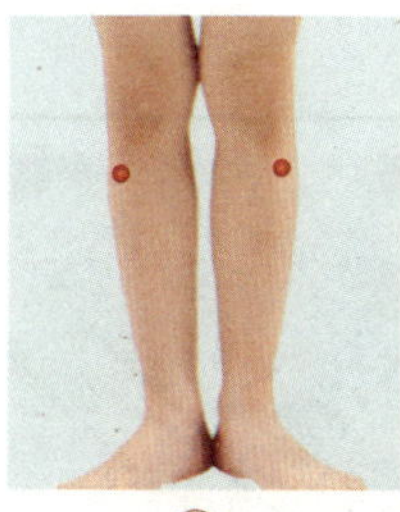
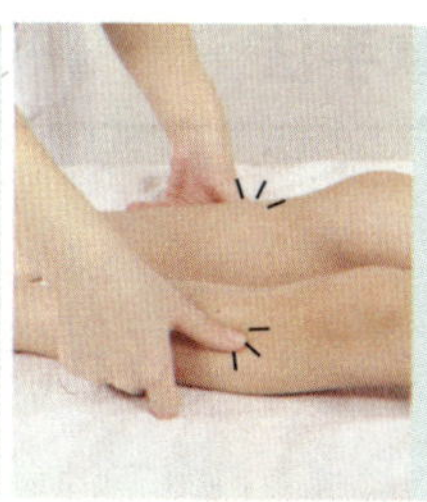
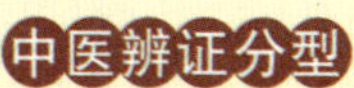

7 按揉足三里

用拇指指腹按揉足三里（如左①图）1分钟，以局部酸胀为度，如左②图。

TIPS

乳母及小儿忌食辛辣炙烤食物，注意小儿口腔卫生，保持口角等处皮肤干燥。

随证加穴

中医辨证分型

①脾胃湿热

流涎黏稠，口气臭秽，食欲缺乏，腹胀，便秘或大便热臭，小便黄赤。

②脾气虚弱

流涎清稀，口淡无味，面色萎黄，肌肉消瘦，倦怠乏力，大便稀薄。

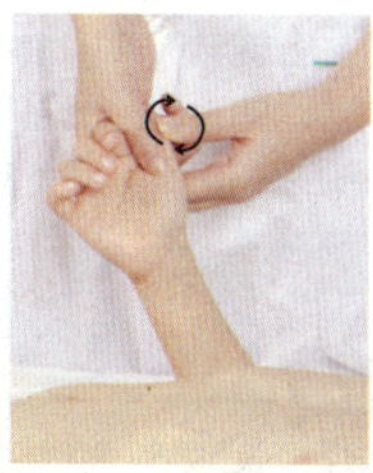
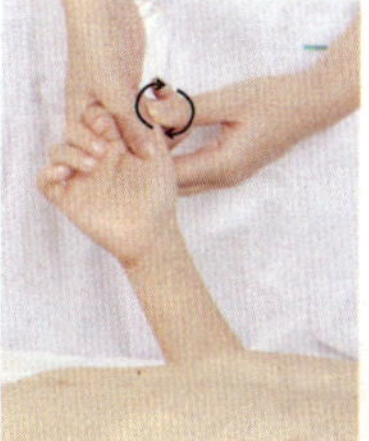

脾胃湿热——脾经、胃经

旋转推揉脾经（如左图和下左图）50~100次；直推胃经50~100次，如下右图。

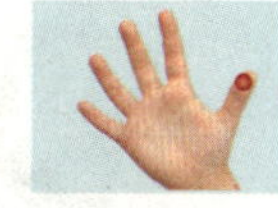
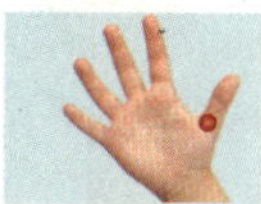

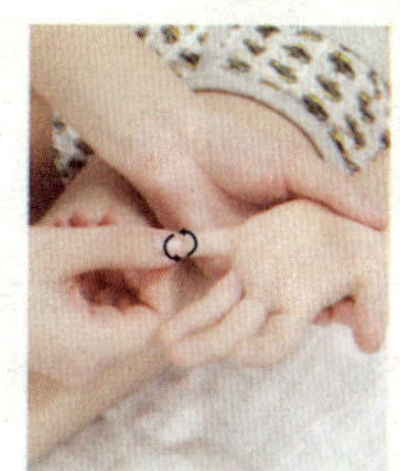

脾气虚弱——肾经、百会

在肾经（如左图和下左图）上旋转推揉50~100次；按揉百会30~50次，如下右图。

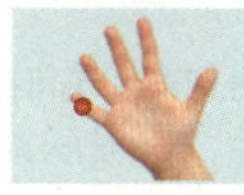
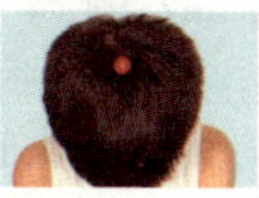

小儿口疮

小儿口疮是因口腔不卫生或饮食不当，或身体原因造成的舌尖或口腔黏膜发炎、溃烂，进而导致小儿进食不畅的疾病。小儿口疮表现为在口腔内唇、舌、颊黏膜、齿龈、硬腭等处出现白色或淡黄色大小不等的溃烂点，常伴有烦躁不安、哭闹、不愿进食、身体消瘦、发热等症状。

基础推拿手法

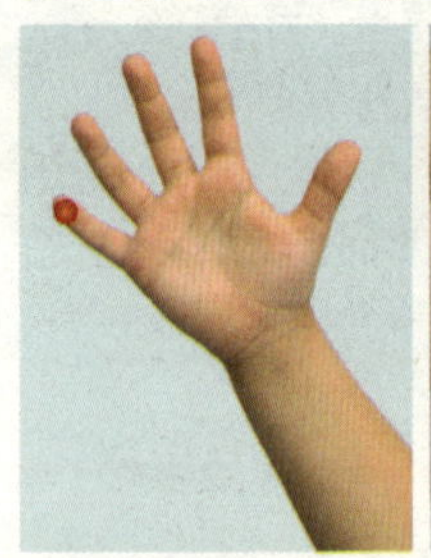
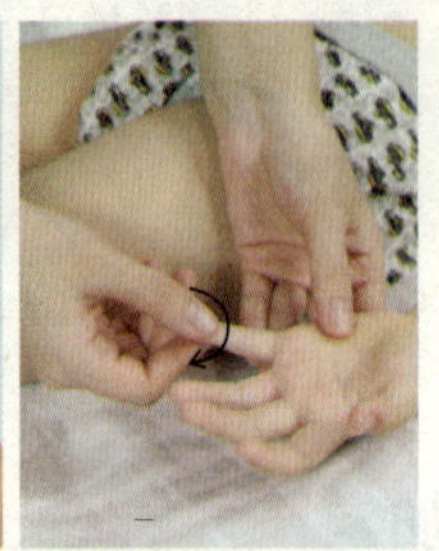

1 补肾经

用拇指螺纹面在肾经（如上左图）上旋转推揉50～100次，以局部透热为度，如上右图。

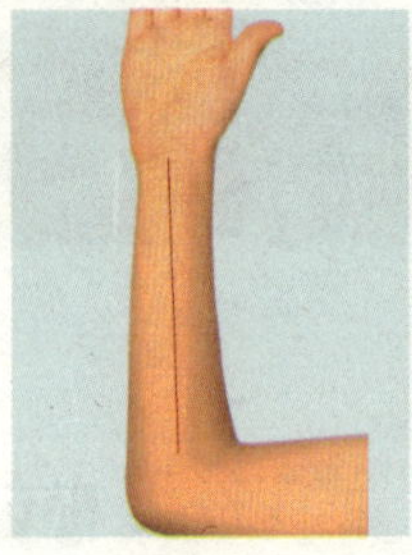
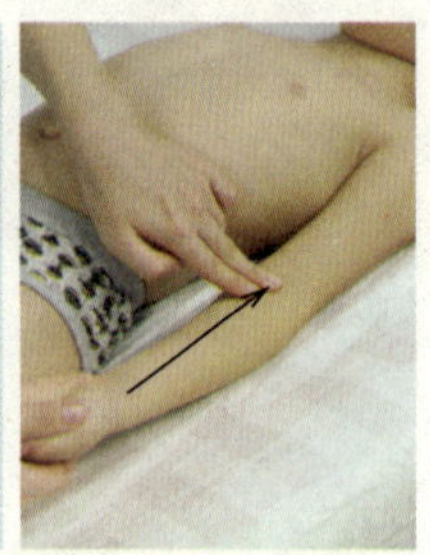

2 清天河水

用食指、中指指腹自腕向肘推天河水（如上左图）2～3分钟，以皮肤潮红、发热为度，如上右图。

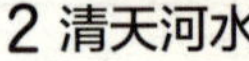

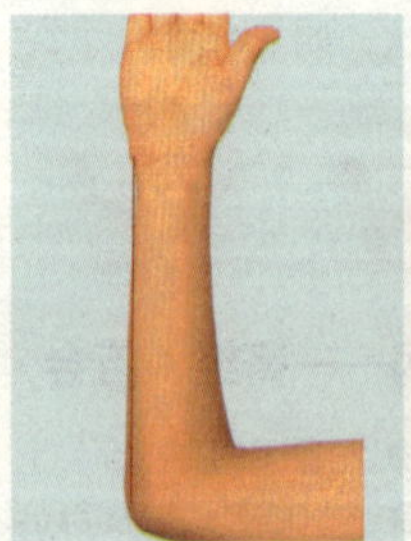
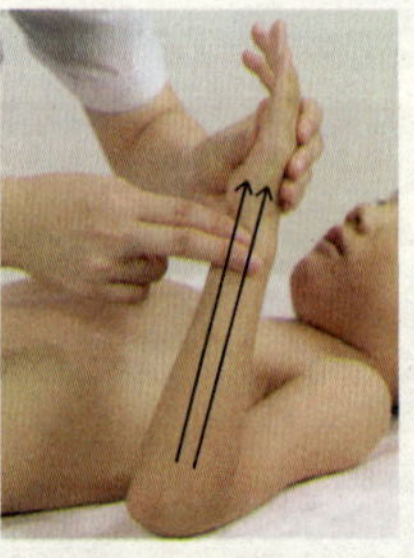

3 推六腑

用拇指螺纹面自肘向腕方向推六腑（如上左图）2～3分钟，以皮肤潮红、发热为度，如上右图。

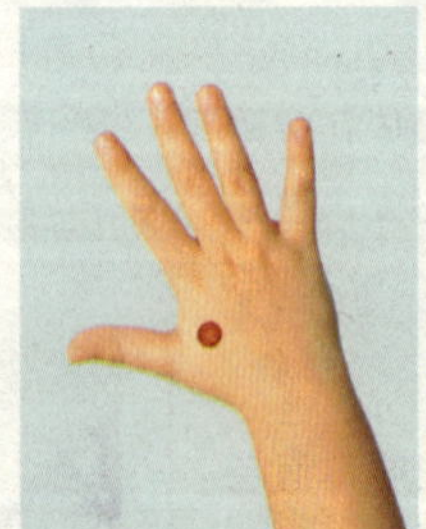
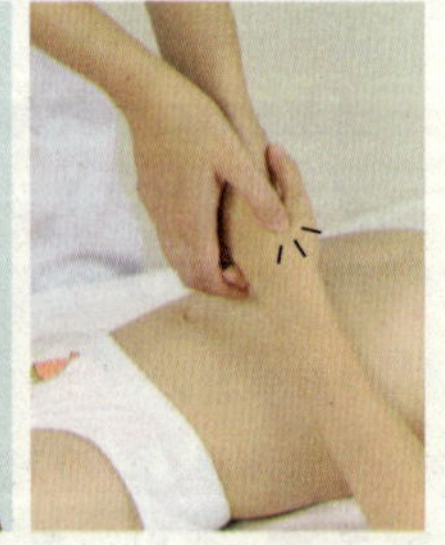

4 揉合谷

用拇指指腹点揉合谷穴（如上左图）2～3分钟，以局部酸胀为度，如上右图。

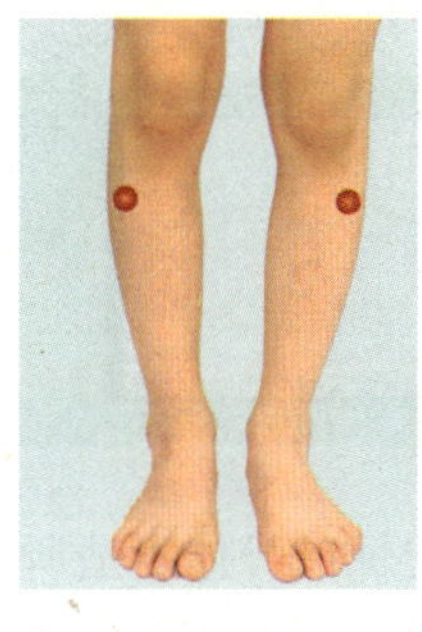
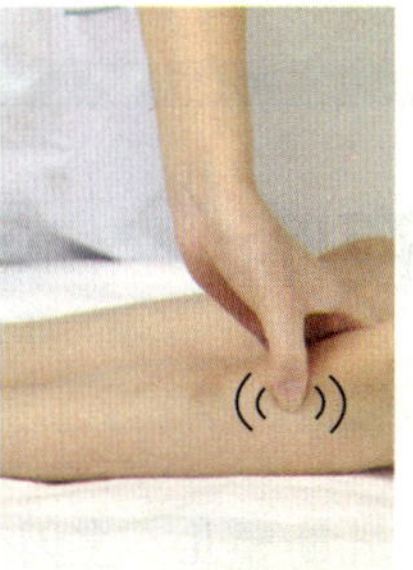

5 揉足三里

用拇指指腹点揉足三里（如上左图）2～3分钟，以局部酸胀为度，如上右图。

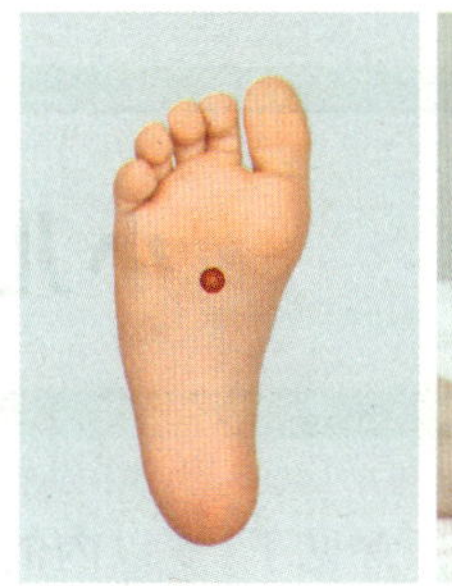
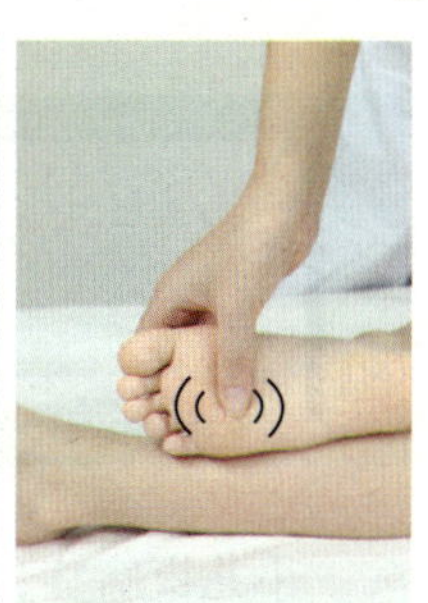

6 揉涌泉

用拇指指腹点揉涌泉（如上左图）2～3分钟，以局部酸胀为度，如上右图。

随证加穴

中医辨证分型

①风热乘脾

口腔溃疡较多，周围红赤，疼痛拒食，烦躁多啼，口臭涎多。

②心脾积热

舌上糜烂或溃疡，色红疼痛，饮食困难，心烦不安，口干欲饮。

③虚火上浮

口舌溃疡或糜烂，稀散色淡，疼痛不明显，口流清涎，口干不渴。

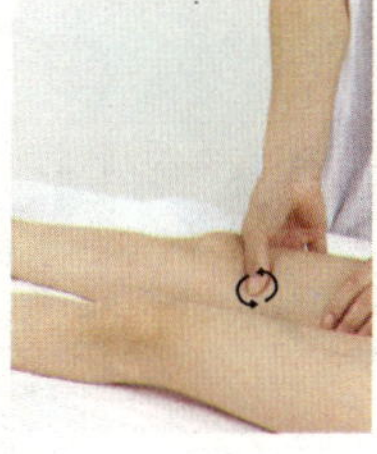

风热乘脾——血海、耳后高骨

按揉血海（如左图和下左图）2～3分钟；双手拇指揉耳后高骨下凹陷30～50次，如下右图。

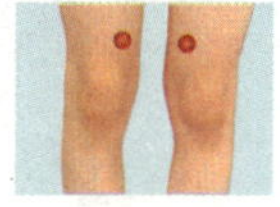
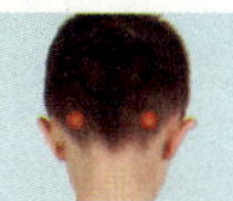

心脾积热——大肠经、心经

直推大肠经（如左图和下左图）50～100次；直推心经50～100次，如下右图。

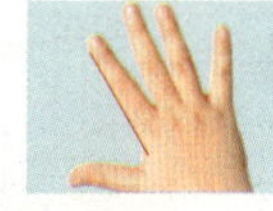
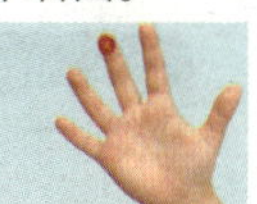

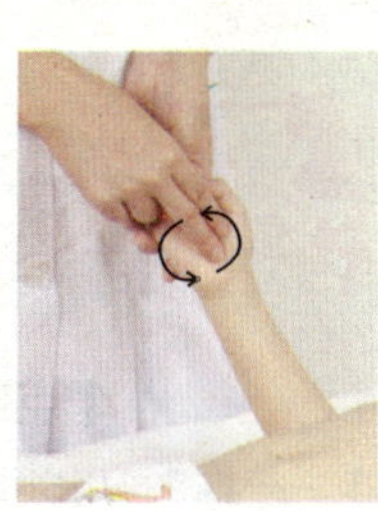

虚火上浮——小天心、太溪

按揉小天心（如左图和下左图）50～100次；按揉太溪2～3分钟，如下右图。

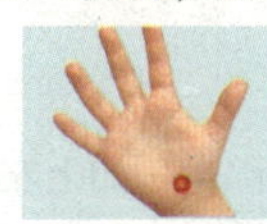
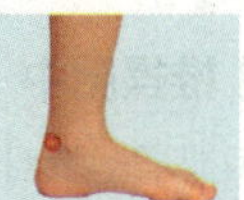

小儿夜啼

小儿夜啼症，常见于1岁以内的哺乳期婴儿，多因受惊或身体不适所引起。主要表现为婴儿长期夜间烦躁不安，啼哭不停，或时哭时止，辗转难睡，天明始见转静，日间则一切如常。中医认为该病是由“脏寒”“心热”“食积”等原因而致心神不安。小儿若长时间啼哭不止，睡眠不足，会影响身心健康。

基础推拿手法

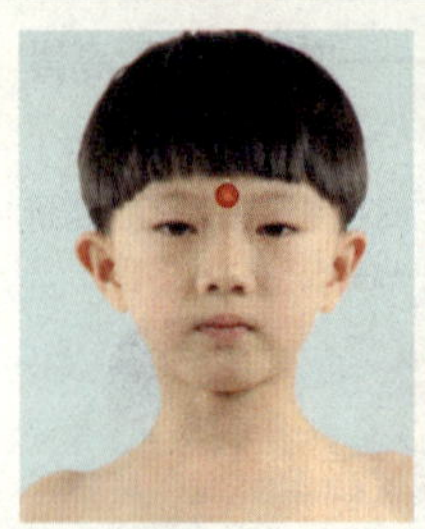

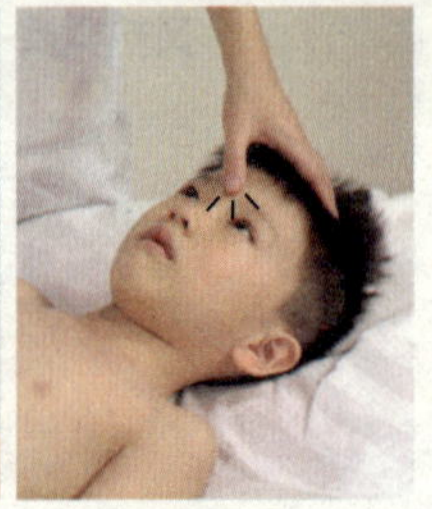

1 掐印堂

用拇指指尖掐压印堂（如上左图），以1次/秒的频率有节奏地掐压30次，手法尽量轻柔，如上右图。

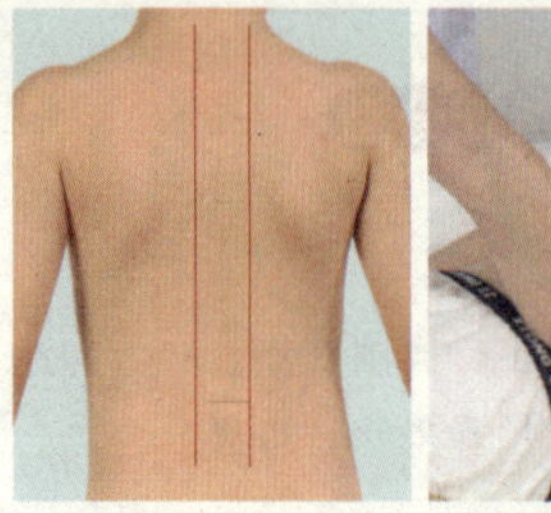

2 推膀胱经

用拇指指腹推双侧的膀胱经（如上左图），从上往下至潮红发热，如上右图。

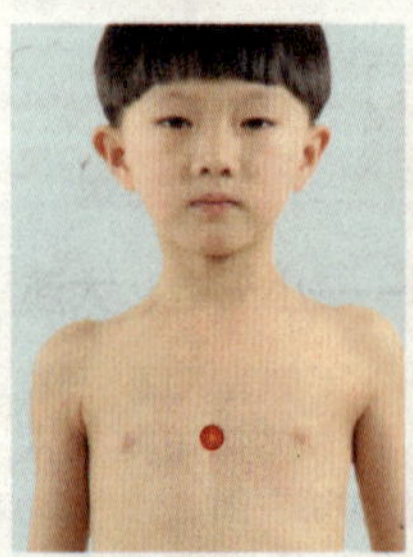

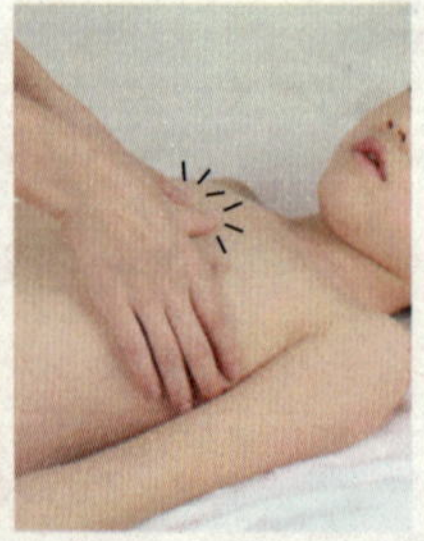

3 推揉膻中

用拇指指腹对准膻中（如上左图），一推一揉30次，以潮红发热为度，如上右图。

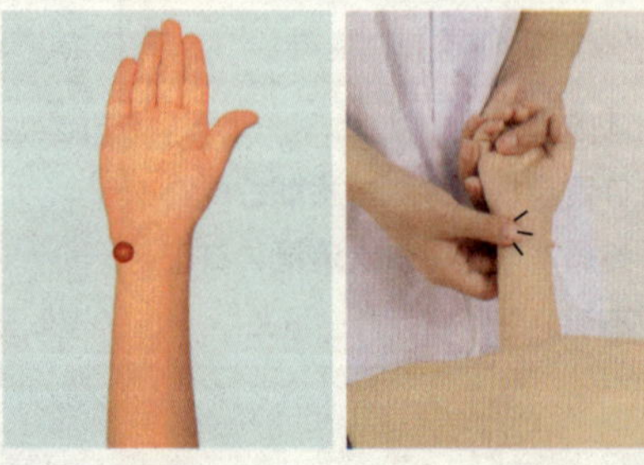

4 点揉神门

用拇指指腹以点二下揉三下的频率，点揉神门（如上左图）2分钟，如上右图。

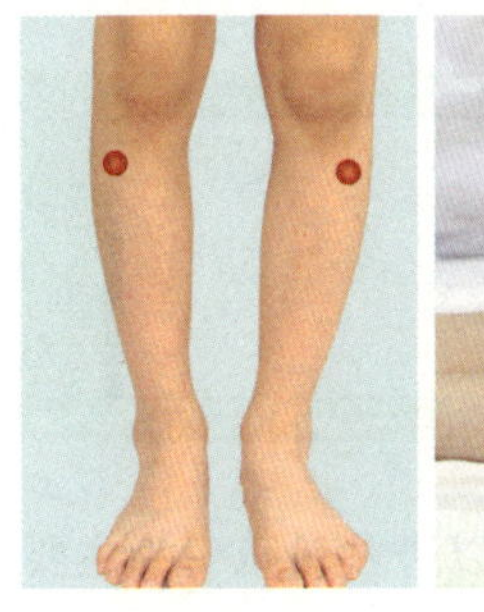
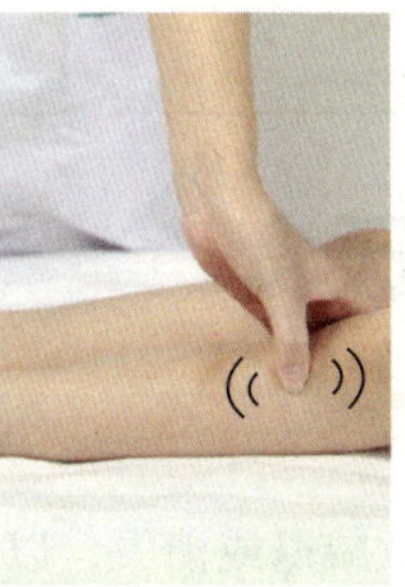

5 点揉足三里

用拇指指腹以点二下揉三下的频率，点揉足三里（如上左图）2分钟，如上右图。

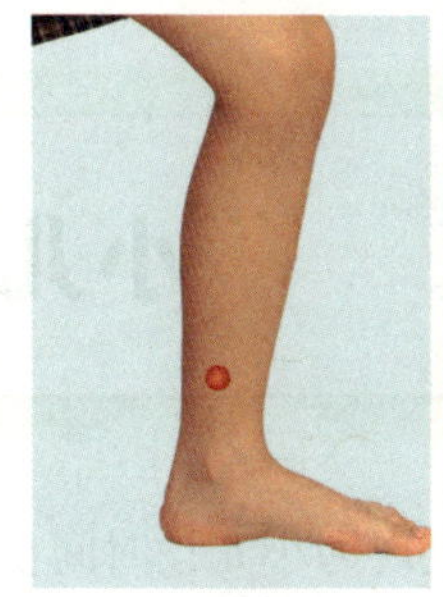
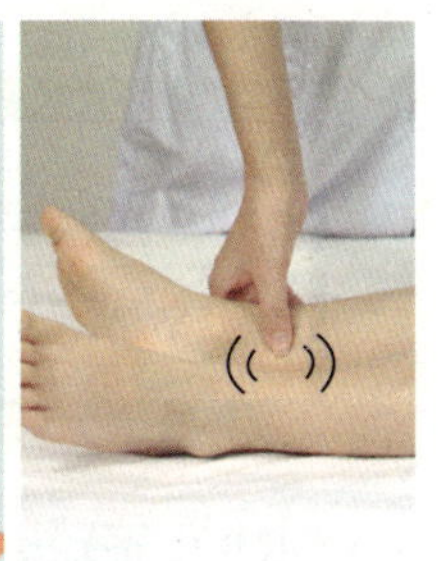

6 点揉三阴交

用拇指指腹以点二下揉三下的频率，点揉三阴交（如上左图）2分钟，如上右图。

随证加穴

中医辨证分型

①脾脏虚寒

睡喜俯卧，曲腰而啼，四肢发凉，大便溏，面色青白。

②心经积热

睡喜仰卧，见灯火则啼哭愈甚，烦躁不安，小便短赤，大便秘结。

③乳食积滞

夜间阵发啼哭，脘腹胀满，呕吐乳块，大便酸臭。

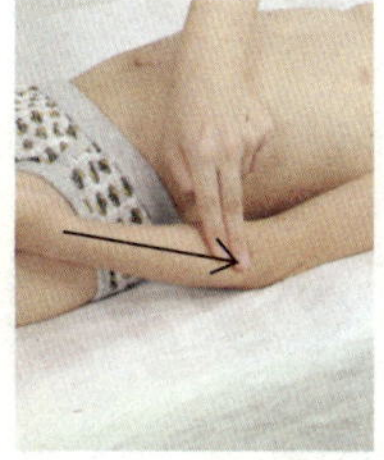

脾脏虚寒——三关、脾经

自腕向肘推三关（如左图和下左图）50～100次；在脾经（如下右图）上推揉50～100次。

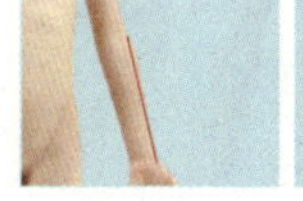
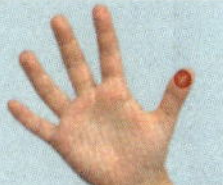

心经积热——心经、总筋

自指端向指根直推心经（如左图和下左图）50～100次；按揉总筋（如下右图）50～100次。

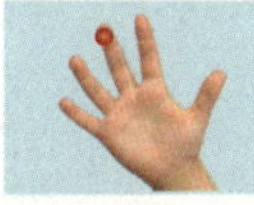
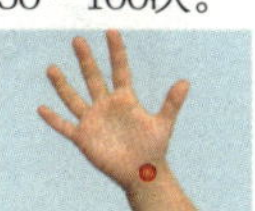

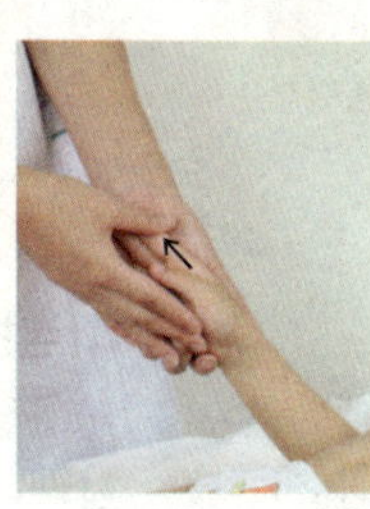

乳食积滞——大肠经、天枢

从虎口直推向食指尖（如左图和下左图）50～100次；按揉天枢（如下右图）2～3分钟。

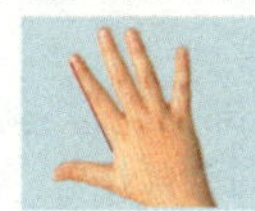
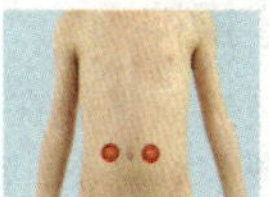

小儿厌食

小儿厌食症表现为小儿长时间食欲减退或消失，以进食量减少为主要特征，是一种慢性消化功能紊乱综合征。常见于1～6岁的小儿，因不喜进食很容易导致营养不良、贫血、佝偻病及免疫力低下等症状，严重者还会影响患儿身体和智力的发育。平时要引导小儿规律饮食，少吃零食，多食高蛋白食物，定时进食。

基础推拿手法

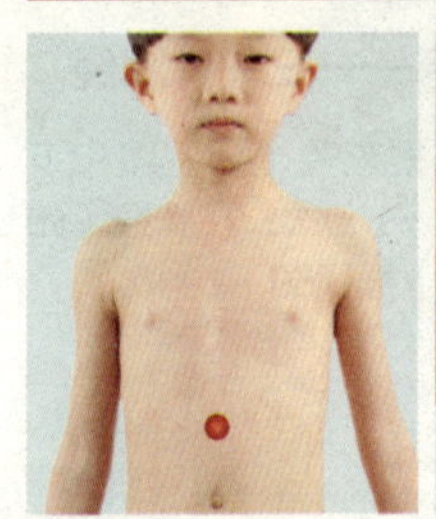

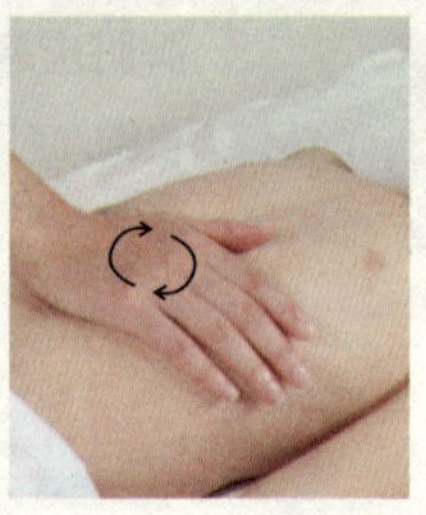

1 揉中脘

搓热双掌放在腹部上，以中脘（如上左图）为中心，顺时针揉按2～3分钟，如上右图。

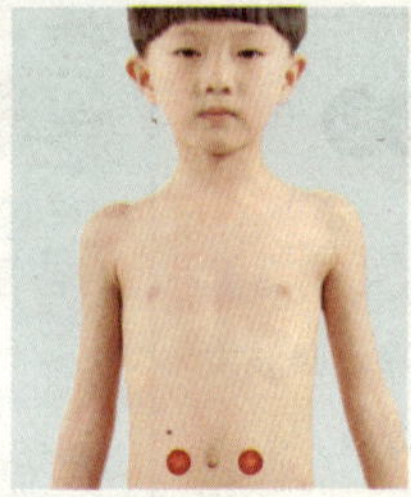

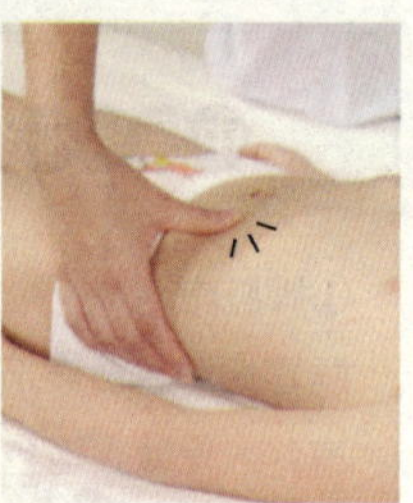

2 点按天枢

用拇指指腹点按两侧的天枢（如上左图）2～3分钟，至皮肤潮红发热，如上右图。

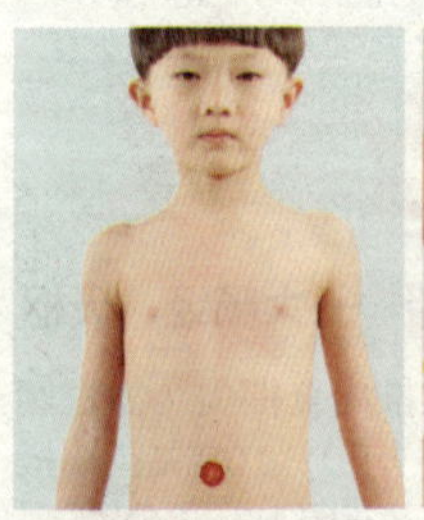

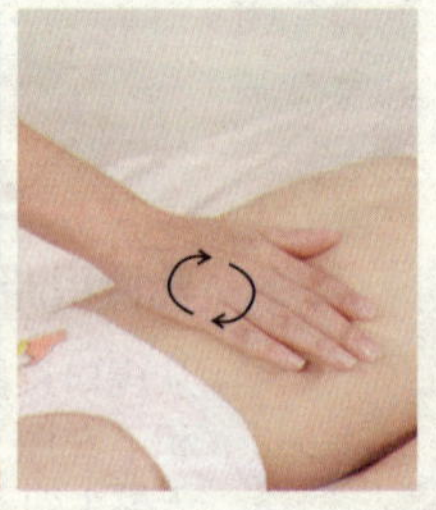

3 揉神阙

搓热双掌放在腹部上，以神阙（如上左图）为中心，顺时针揉按2～3分钟，如上右图。

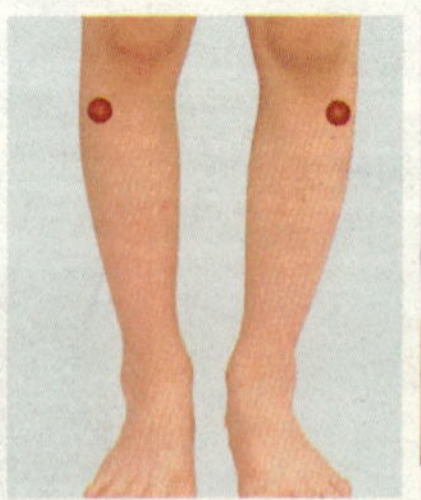

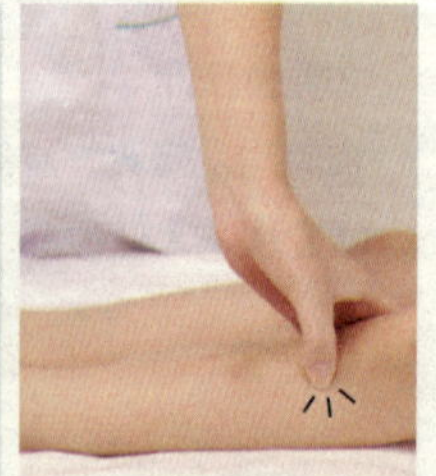

4 点按足三里

用拇指指腹点按足三里（如上左图）2～3分钟，至潮红发热为度，如上右图。

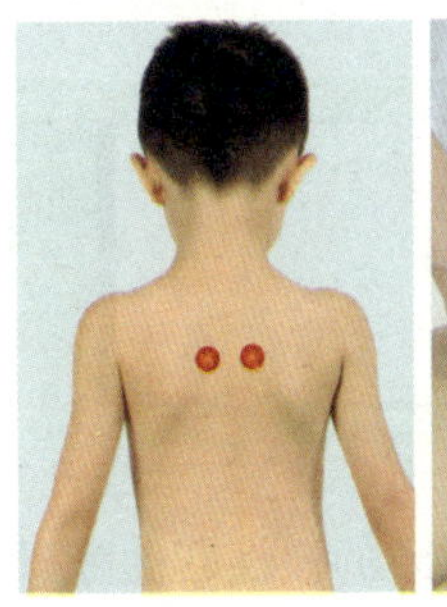

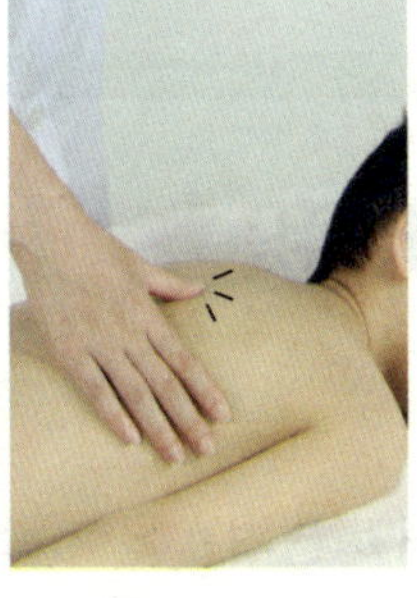

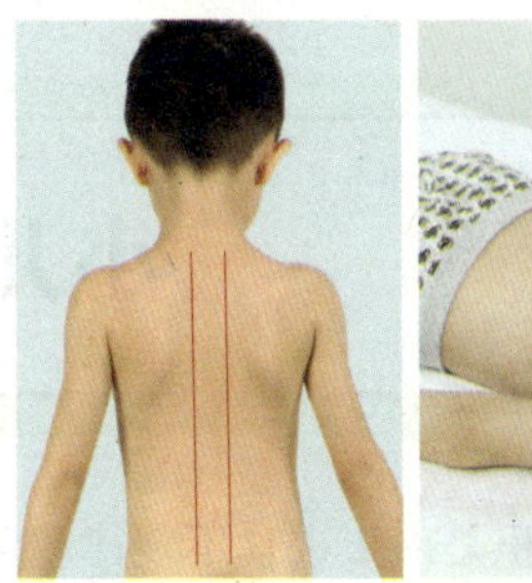

5 点按心俞

用拇指指腹点按心俞（如上左图）2~3分钟，至潮红发热为度，如上右图。

6 推膀胱经

从脾俞开始往下推膀胱经（如上左图），推10次，以局部透热为度，如上右图。

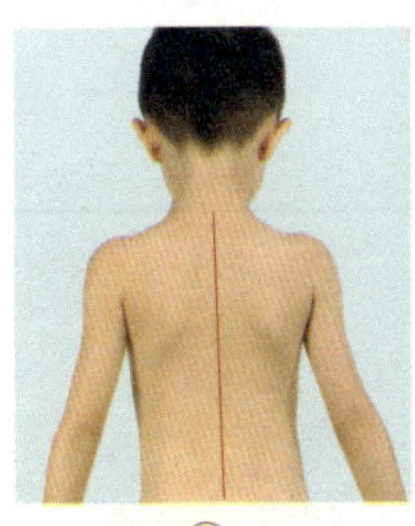

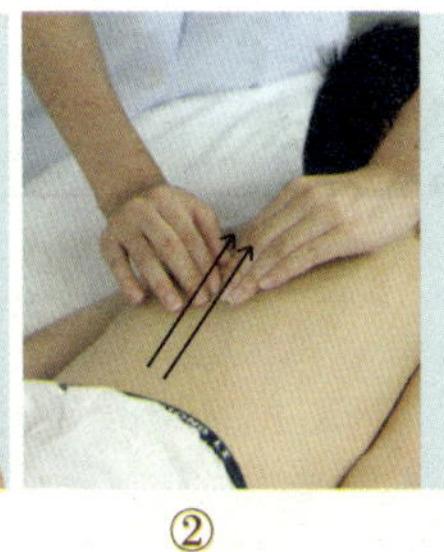

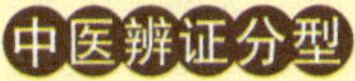

① ②

7 捏脊

双手以拇指与食指指面相对用力，从龟尾向大椎方向（如左①图）轻轻提捏脊背3~6次，如左②图。

TIPS

捏脊疗法一般在空腹时进行，饭后不宜立即捏拿，需休息2小时后再进行。

随证加穴

中医辨证分型

①脾失健运

面色萎黄，食欲减退，腹胀，恶心呕吐。

②胃阴不足

口干多饮，不喜进食，皮肤干燥，大便干结。

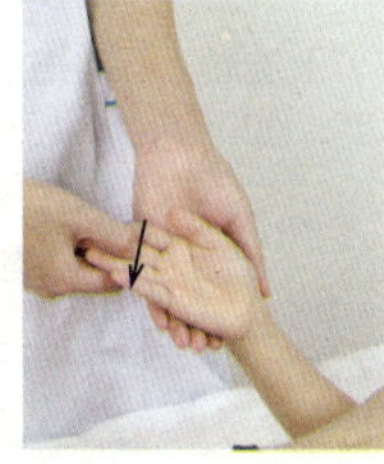

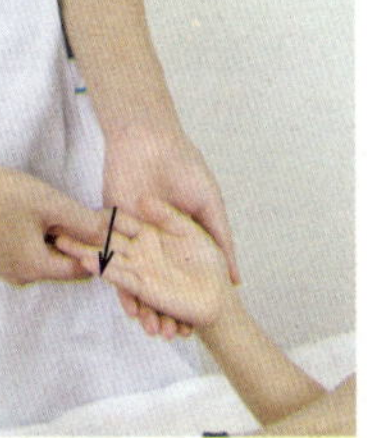

脾失健运——四横纹、内关

从食指横纹推向小指横纹（如左图和下左图），推50~100次；点揉内关1~3分钟，如下右图。

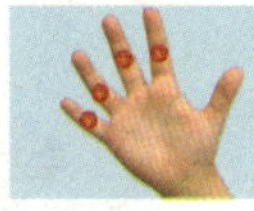

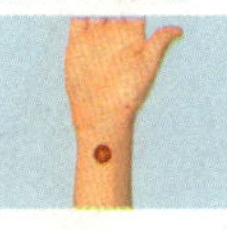

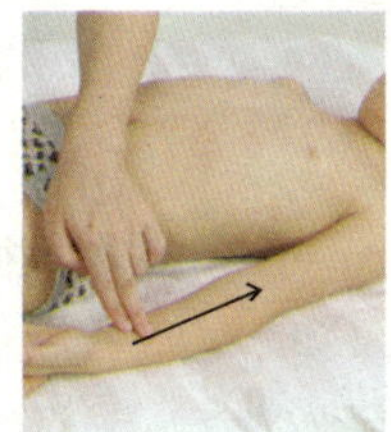

胃阴不足——天河水、胃经

自腕向肘推天河水（如左图和下左图）50~100次；直推胃经50~100次，如下右图。

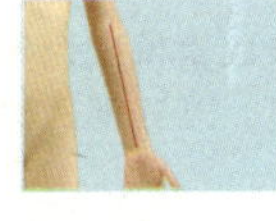

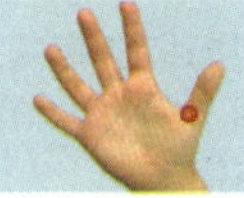

小儿疳积

小儿疳积是由于进食不规律或多种疾病因素影响所致的慢性营养障碍性疾病，常见于1～5岁的儿童。其主要症状为疲乏无力、面黄肌瘦、烦躁爱哭、睡眠不安、食欲缺乏、体重逐渐减轻、毛发干枯稀疏等，严重者可影响身体和智力发育。要预防此病，则婴儿不宜乳食过饱、过早断奶；儿童不宜过多食用油腻、生冷、甜食等。要合理喂养，定量定时，纠正不良饮食习惯。

基础推拿手法

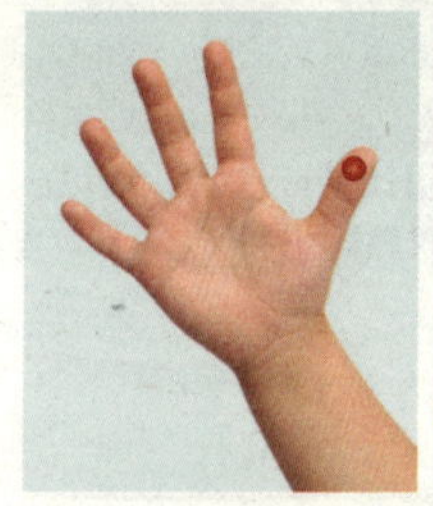
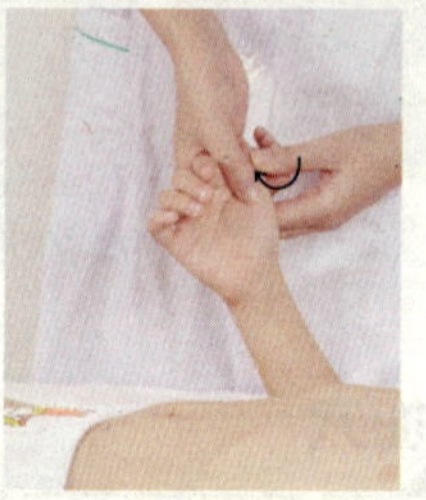

1 补脾经

用拇指螺纹面在脾经（如上左图）上旋转推揉50～100次，以局部透热为度，如上右图。

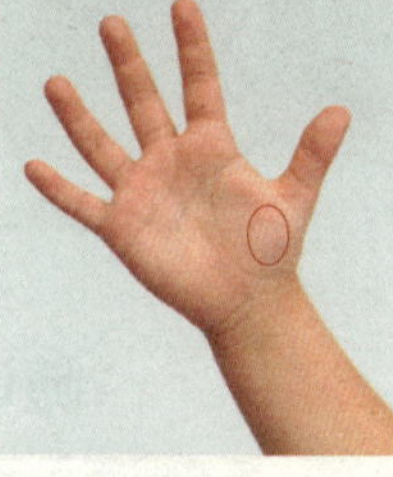
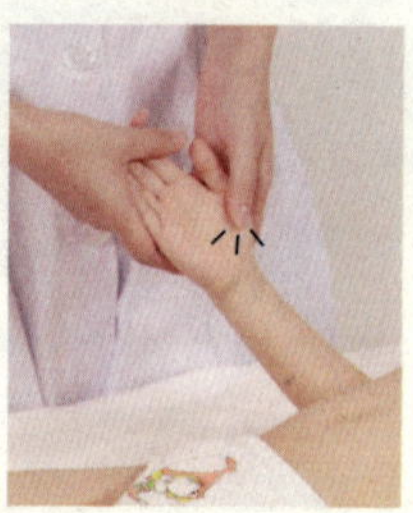
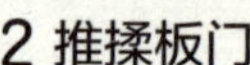

2 推揉板门

用拇指指腹揉按板门（如上左图）10秒，然后微用力自虎口往腕横纹处直推100次，如上右图。

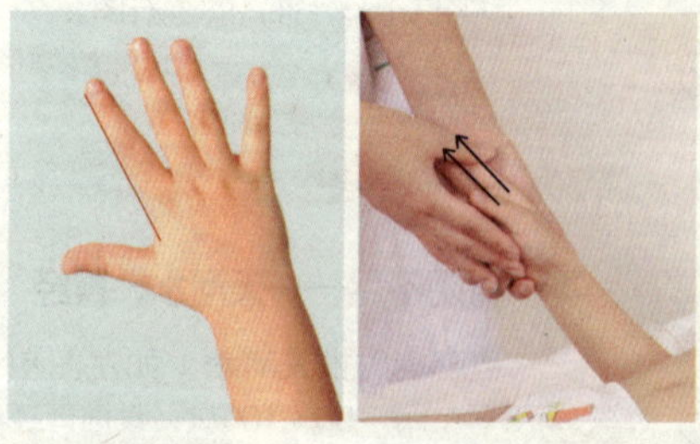
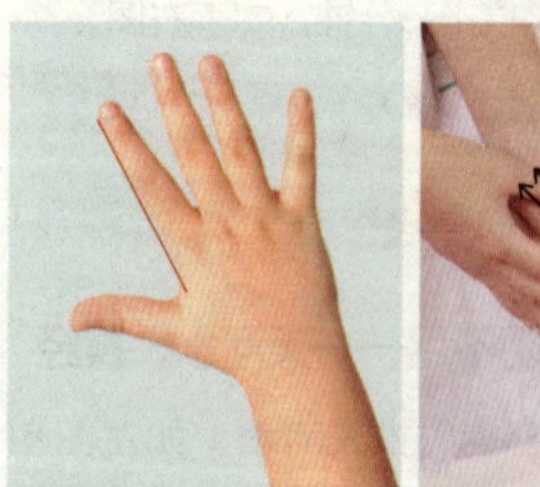

3 清大肠经

用拇指指腹从虎口直推向食指尖（如上左图）50～100次，以局部透热为度，如上右图。

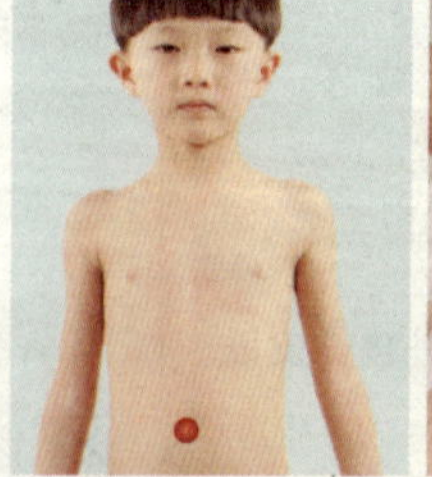
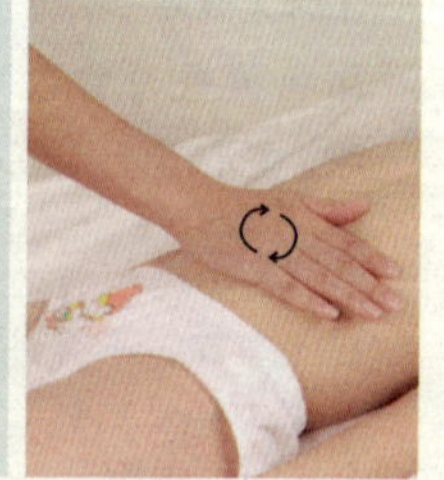

4 揉神阙

搓热手掌放在腹部，以神阙（如上左图）为中心，顺时针方向揉按2～3分钟，如上右图。

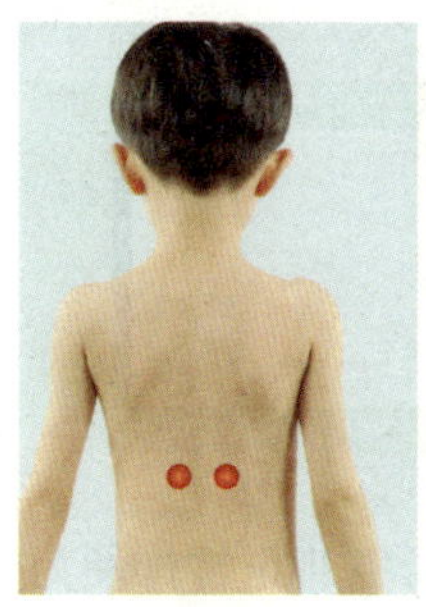
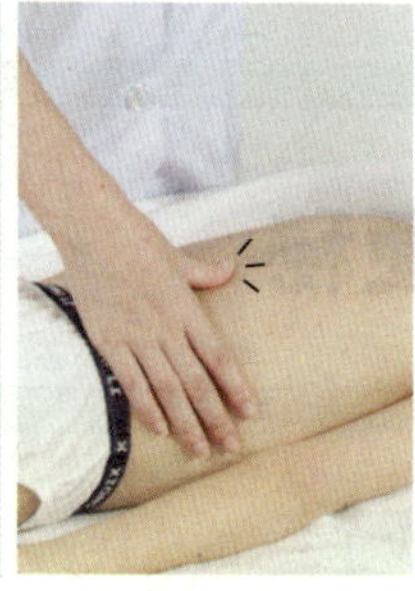

5 点按脾俞

用拇指指腹点按脾俞（如上左图）30～60次，至潮红发热为度，如上右图。

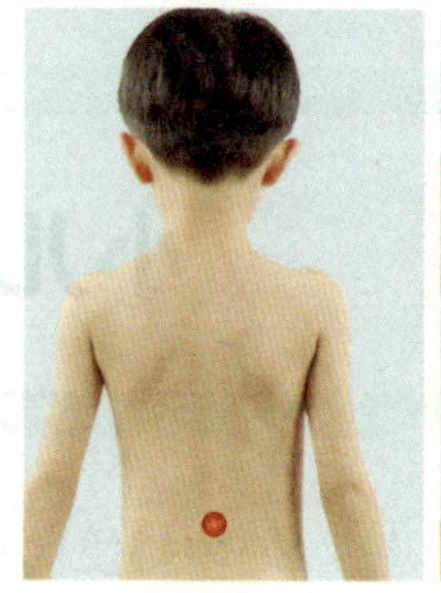
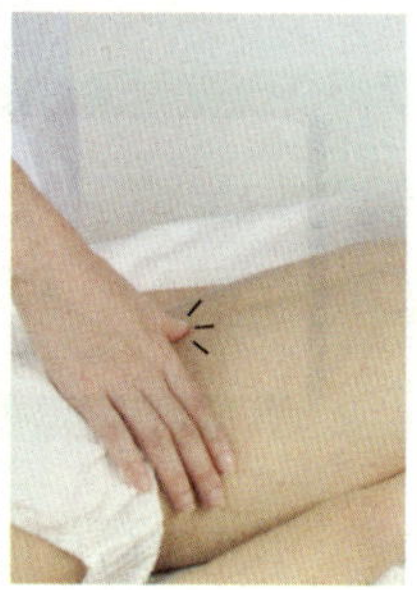

6 点按命门

用拇指指腹点按命门（如上左图）30～60次，至潮红发热为度，如上右图。

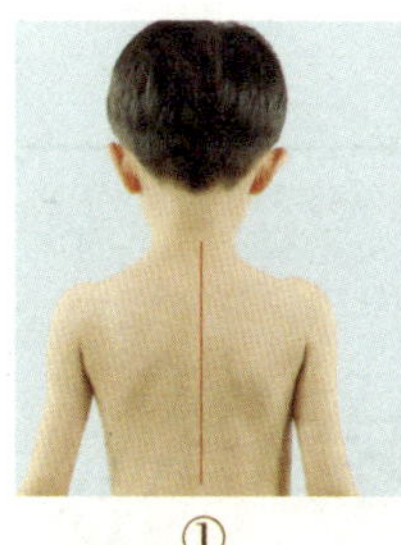
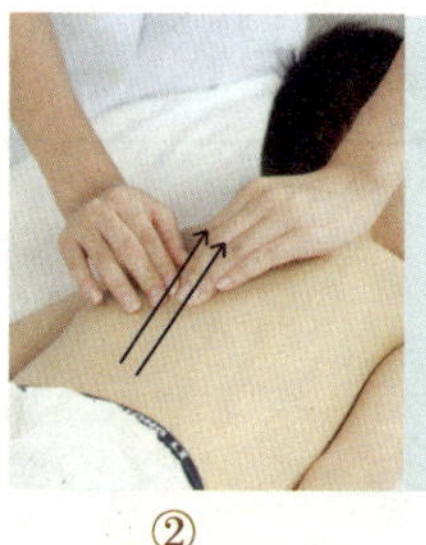

①　　②

7 捏脊

双手以拇指与食指指面相对用力，从龟尾向大椎方向（如左①图）提捏脊背3～6次，如左②图。

TIPS

饮食的营养成分要高，食物的色、香、味要能促进孩子的食欲，且易于消化。

随证加穴

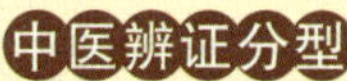

中医辨证分型

①积滞伤脾

形体消瘦，体重不增，腹部胀满，精神不振，夜眠不安，大便恶臭或秘结。

②气血两亏

面色萎黄或苍白，毛发枯黄稀疏，骨瘦如柴，精神萎靡或烦躁，睡卧不宁，啼声低小。

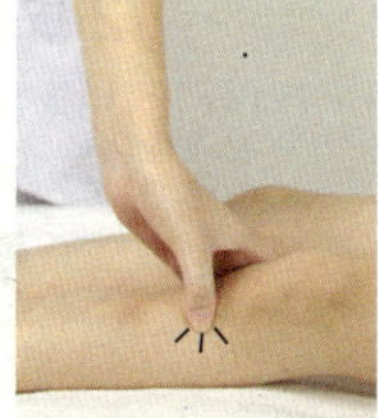

积滞伤脾——足三里、天枢

按揉足三里（如左图和下左图）、天枢（如下右图）各2～3分钟，以局部酸胀为度。

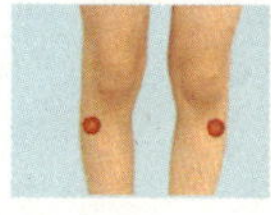
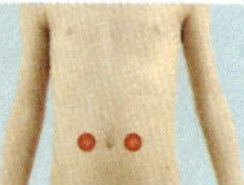

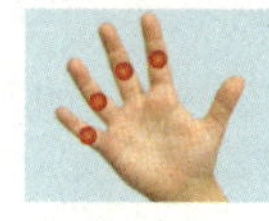

气血两亏——四横纹、外劳宫

推四横纹（如左图和下左图）50～100次；按揉外劳宫2～3分钟，如下右图。

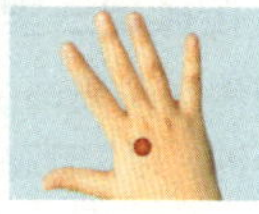

小儿便秘

小儿便秘是指患儿1周内排便次数少于3次的病症。新生儿正常排便为出生一周后一天排便4～6次，3～4岁的小儿排便次数一天1～2次为正常。便秘是临床常见的复杂症状，而不是一种疾病，主要是指排便次数减少、量少干结等病理现象。此症多由于排便规律改变所致。

基础推拿手法

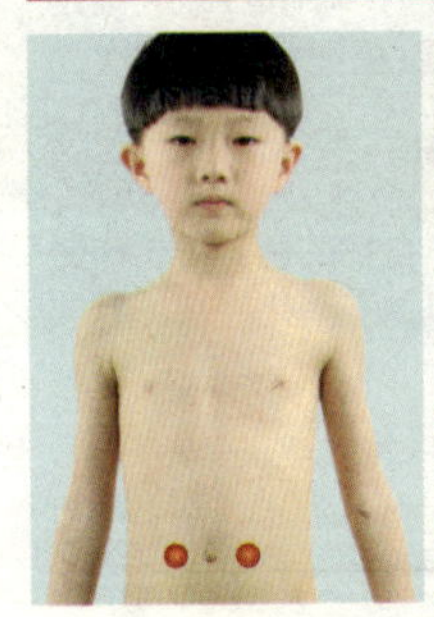
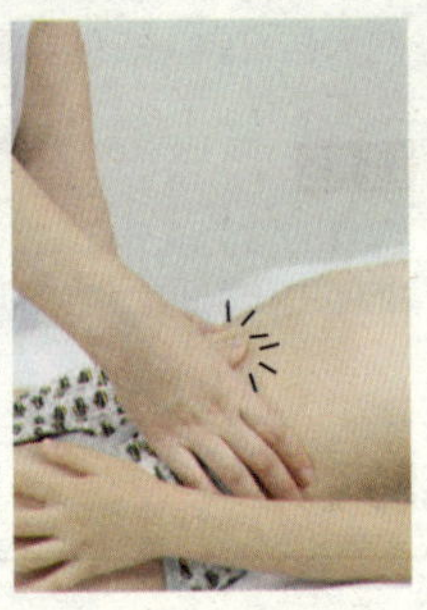

1 按揉天枢

用拇指按揉两侧天枢（如上左图）各1分钟，以局部酸胀为度，如上右图。

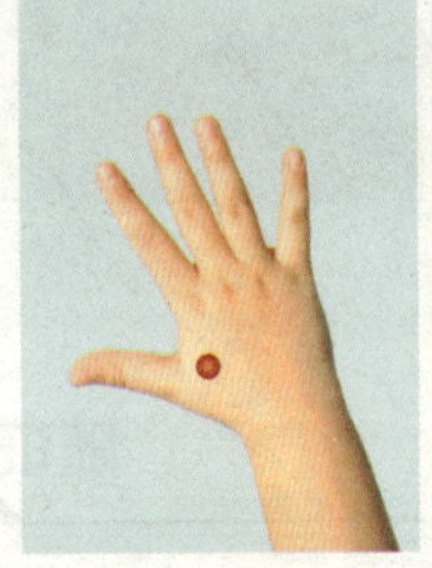
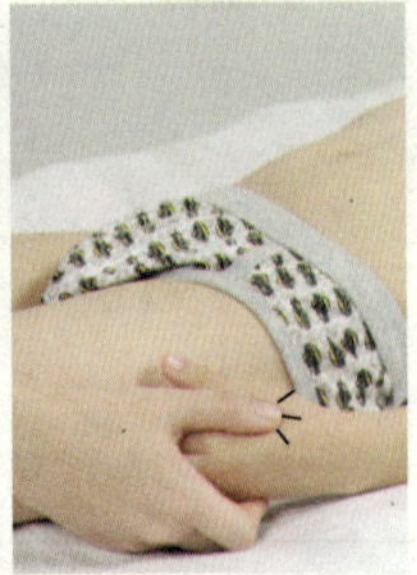

2 按揉合谷

用拇指按揉两侧合谷（如上左图）各1分钟，以局部酸胀为度，如上右图。

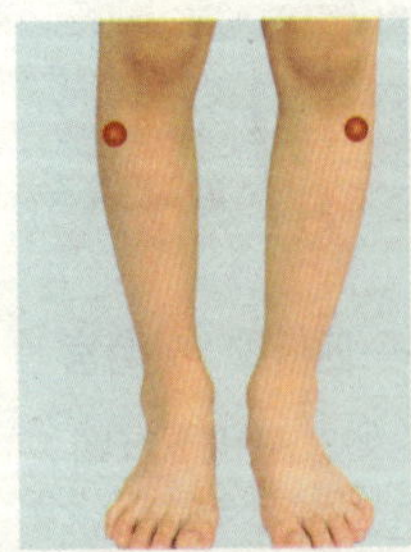
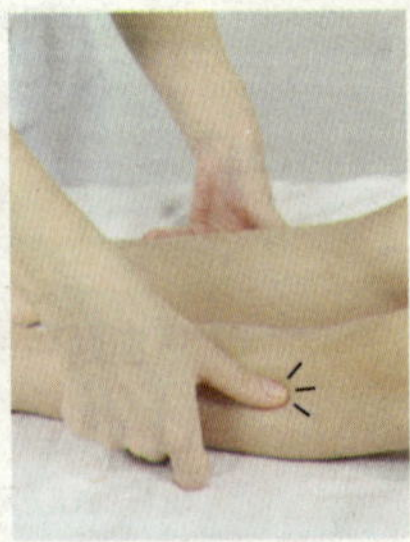

3 按揉足三里

用拇指按揉两侧足三里（如上左图）各1分钟，以局部酸胀为度，如上右图。

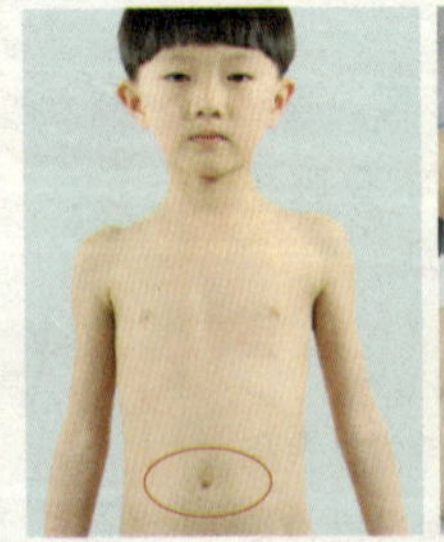
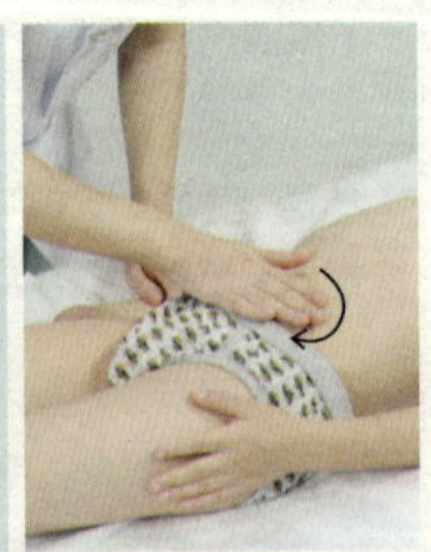

4 摩腹

搓热手掌，放在腹部上，以肚脐为中心（如上左图）顺时针按揉10次，如上右图。

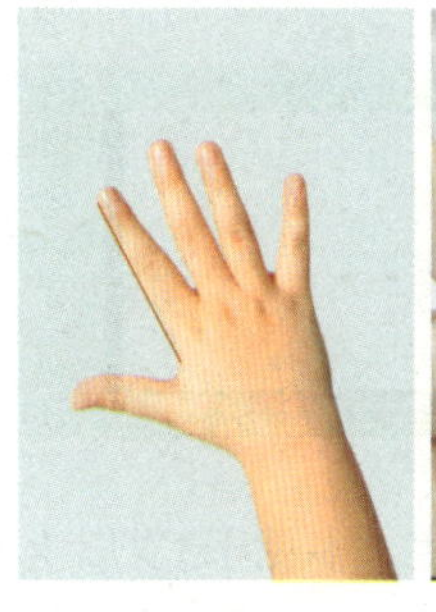
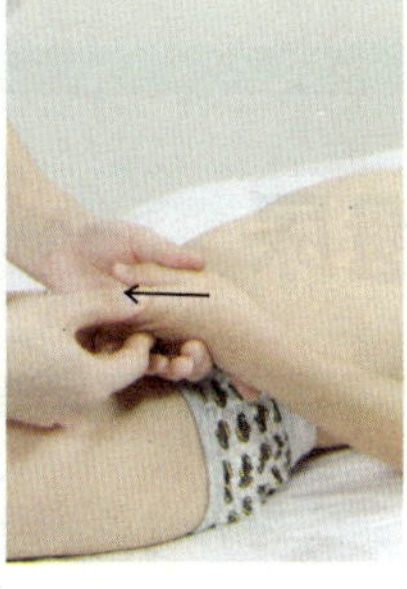

5 清大肠经

用拇指螺纹面从虎口直推向食指尖（如上左图）50～100次，如上右图。

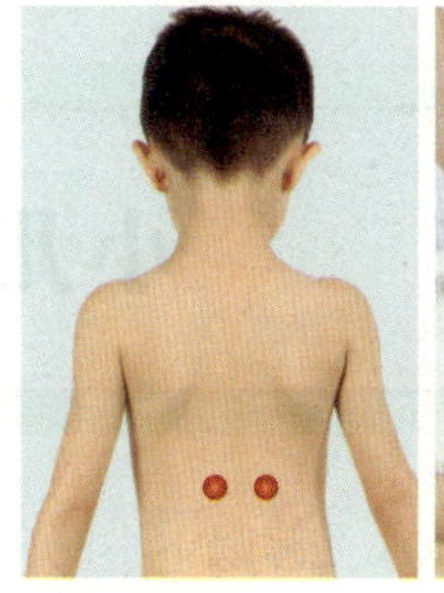
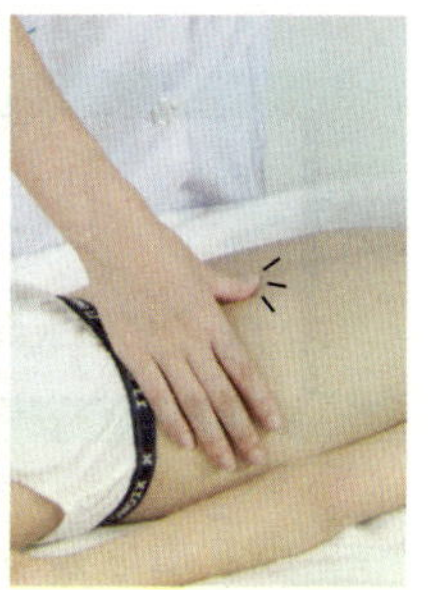

6 按揉脾俞

用拇指指腹按揉脾俞（如上左图）50～100次，至潮红发热为度，如上右图。

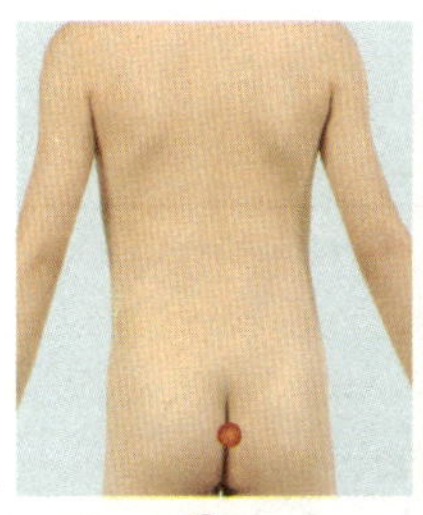
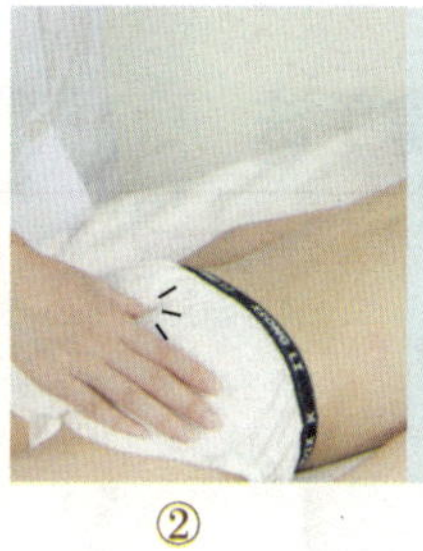
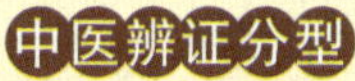

① ②

7 揉龟尾

用拇指指腹揉龟尾（如左①图）50～100次，力度适中，以局部酸胀为度，如左②图。

TIPS

节制甜食，少食辛香燥热的食物，多食蔬菜、水果、豆制品、红薯、土豆等。

随证加穴

中医辨证分型

①虚证便秘

大便努挣难下，大便不干，面色无华，倦怠乏力。

②实证便秘

大便干结，小便黄，面赤身热，食少，口臭，腹胀。

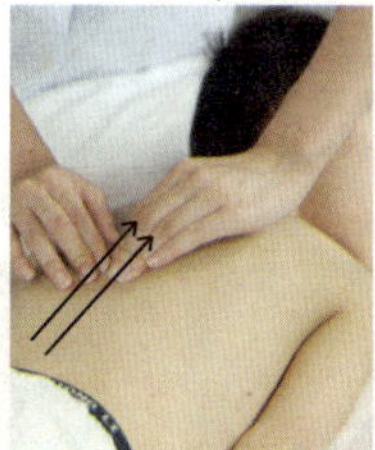

虚证便秘——脊柱、脾经

捏脊柱（如左图和下左图）3～6次；在脾经上旋转推揉50～100次，如下右图。

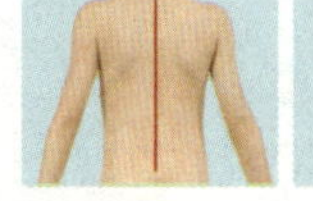
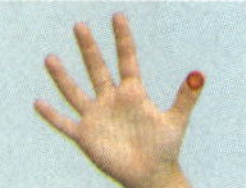

实证便秘——板门、神阙

用拇指按揉板门（如左图和下左图）1～3分钟；顺时针方向揉神阙3～5分钟，如下右图。

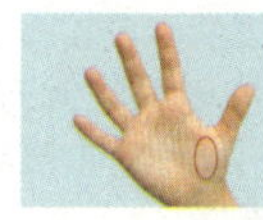
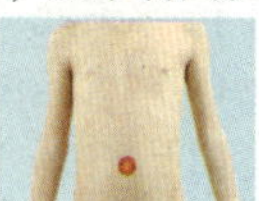

小儿遗尿

小儿遗尿是指小儿睡眠中小便自遗，醒后方觉的病症。多见于3岁以上的儿童。若3岁以上的小儿一个月内尿床次数达到3次以上，就属于不正常现象，医学上称之为“遗尿症”，一般是男孩多于女孩。预防小儿遗尿应从小为儿童建立良好的作息和卫生习惯，掌握其夜间排尿规律，使儿童逐渐形成时间性的条件反射，并培养其生活自理能力。

基础推拿手法

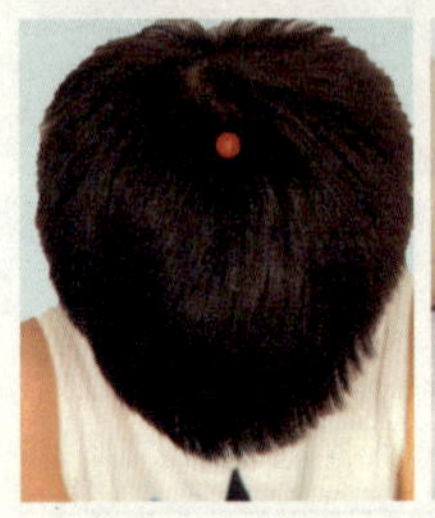
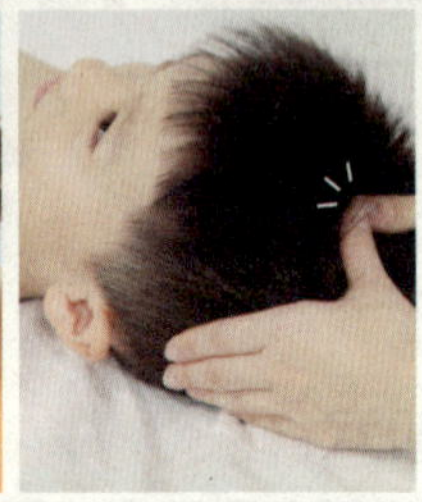

1 揉百会

用双手拇指指腹揉按百会（如上左图）1分钟，以局部酸胀为度，如上右图。

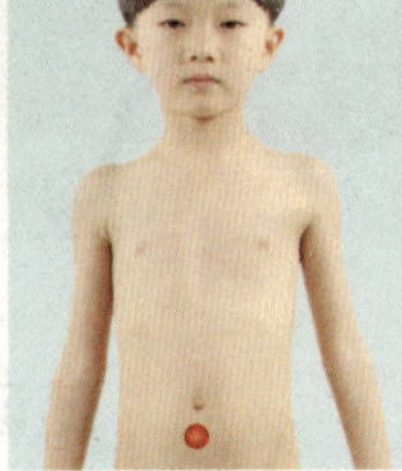
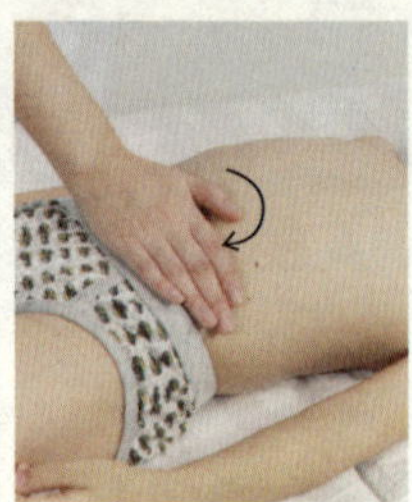
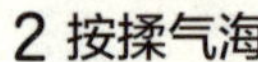

2 按揉气海

搓热掌心，用掌心以顺时针方向按揉气海（如上左图）1~2分钟，力度不宜太重，以潮红发热为度，如上右图。

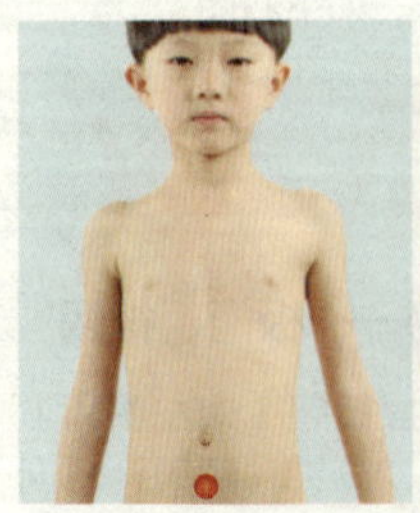
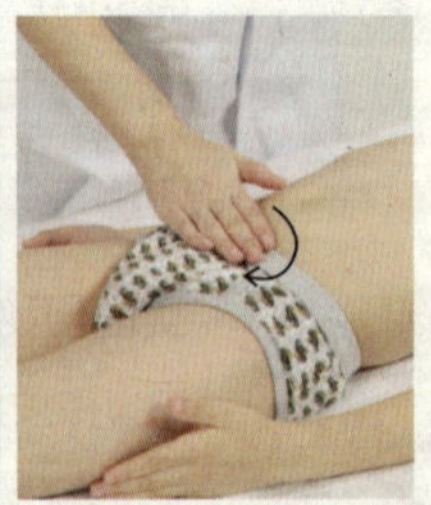

3 按揉关元

搓热掌心，用掌心以顺时针方向按揉关元（如上左图）1~2分钟，力度轻柔，以潮红发热为度，如上右图。

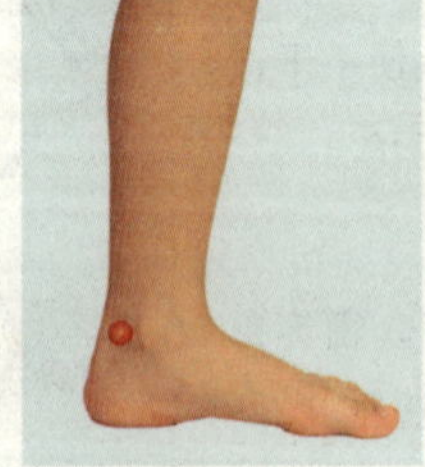
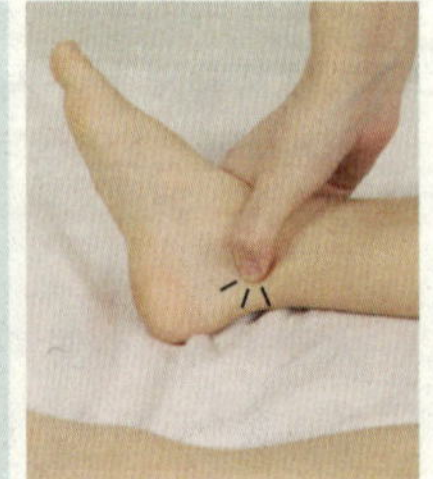

4 点揉太溪

用拇指指腹点揉太溪（如上左图）1~2分钟，以局部酸胀为度，如上右图。

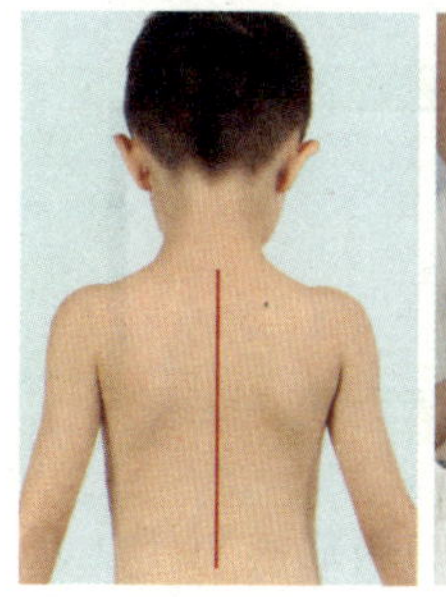
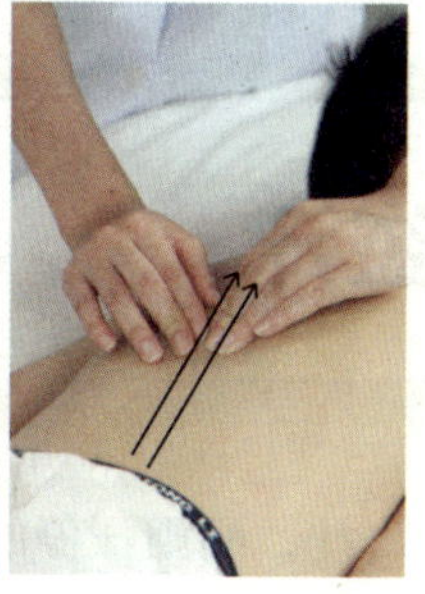

5 捏脊

双手以拇指与食指指面相对用力，从龟尾向大椎方向（如上左图）轻轻提捏脊背皮肤3～6次，如上右图。

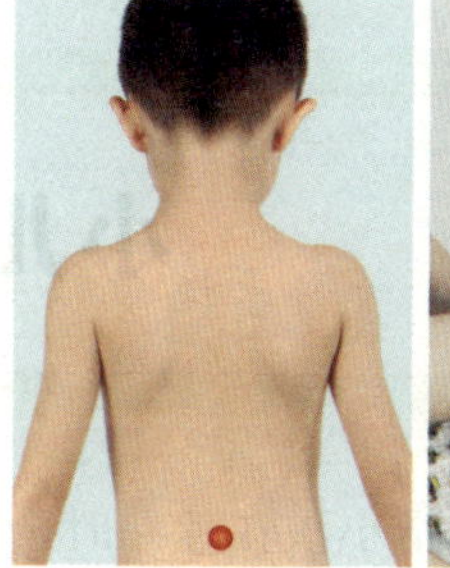
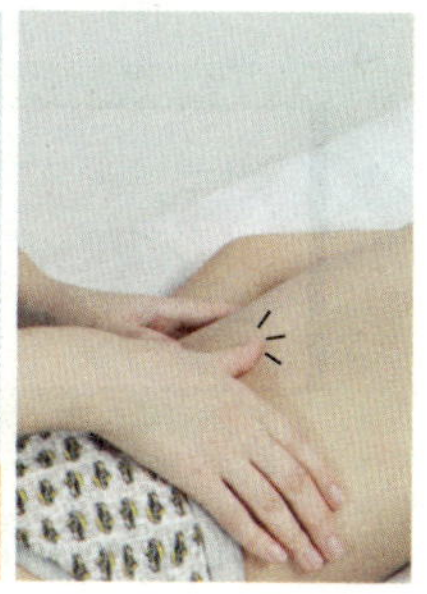

6 点按命门

用拇指指腹点按命门（如上左图）1～2分钟，至潮红发热为度，如上右图。

随证加穴

中医辨证分型

①肾气不足

面色苍白，智力迟钝，倦怠乏力，肢冷形寒，腰腿酸软，小便清长。

②脾肺气虚

面色无华，气短自汗，形瘦乏力，食欲缺乏，大便溏薄。

③肝经郁热

小便短赤，频数不能自忍，性情急躁，手足心热，面赤唇红。

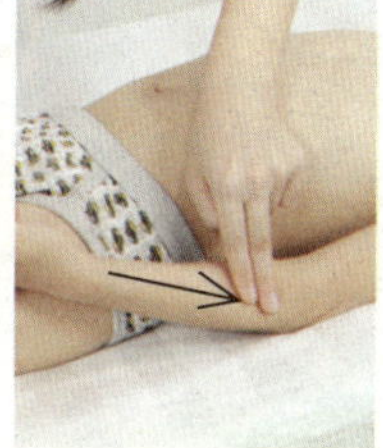

肾气不足——三关、肾经

自腕向肘推三关（如左图和下左图）50～100次；推揉肾经（如下右图）50～100次。

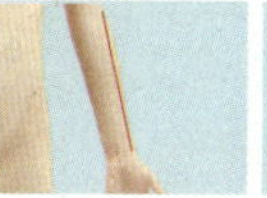
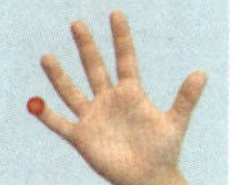

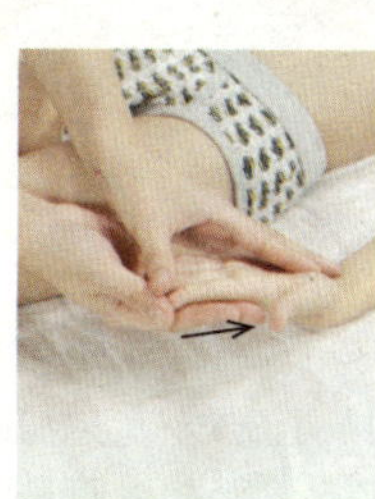

脾肺气虚——脾经、肺经

用拇指螺纹面在脾经（如左图和下左图）、肺经（如下右图）旋转推揉各50～100次。

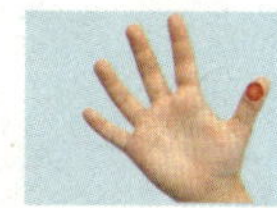
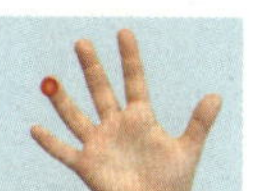

肝经郁热——肝经、心经

用拇指自指端向指根方向直推肝经（如左图和下左图）、心经（如下右图）各50～100次。

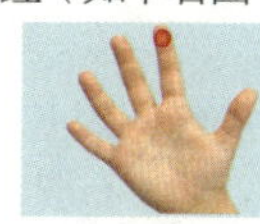
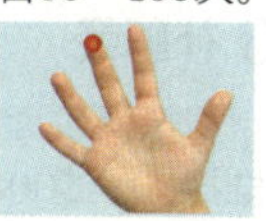

小儿盗汗

小儿盗汗是指小孩在睡熟时全身出汗，醒则汗停的病症。对于生理性盗汗一般不主张药物治疗，而是采取相应的措施，祛除生活中导致高热的因素。中医认为，汗为心液，若盗汗长期不止，心肾元气耗伤将十分严重，多主张积极治疗其本，即健脾补气固本，以减少或杜绝呼吸道再感染的发生。常用的方法有健脾益气、扶正固表、益气养阴。

基础推拿手法

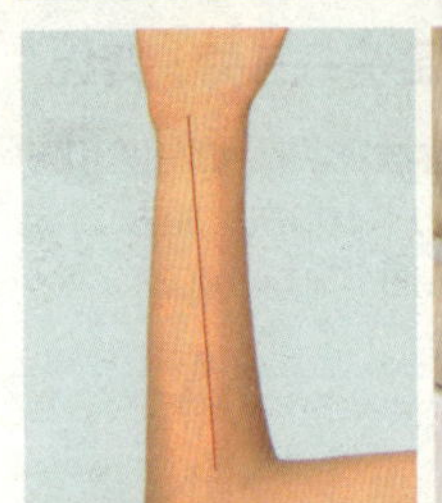
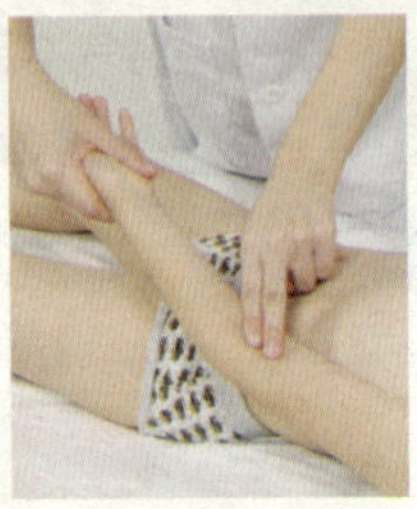

1 清天河水

用食指、中指指腹自腕向肘推天河水（如上左图）200次，如上右图。对侧以同样的方法操作。

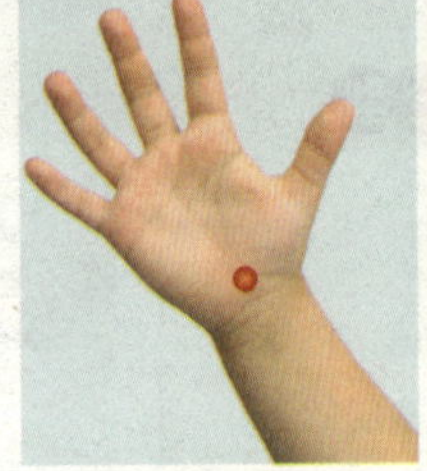
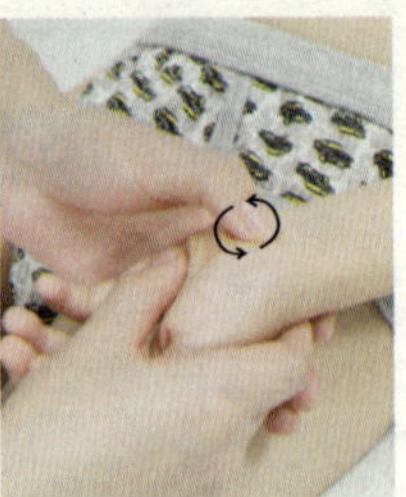

2 揉小天心

用拇指指腹以逆时针方向揉小天心（如上左图）100次，如上右图。对侧以同样的方法操作。

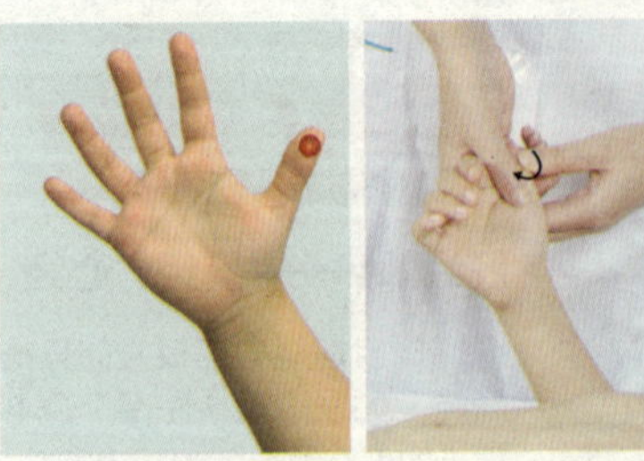
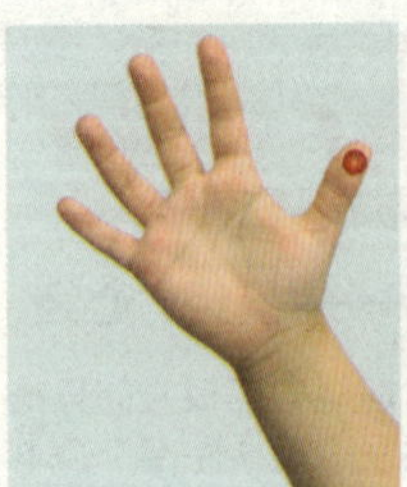
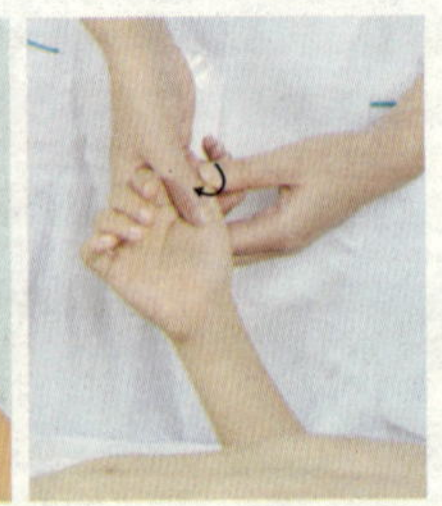
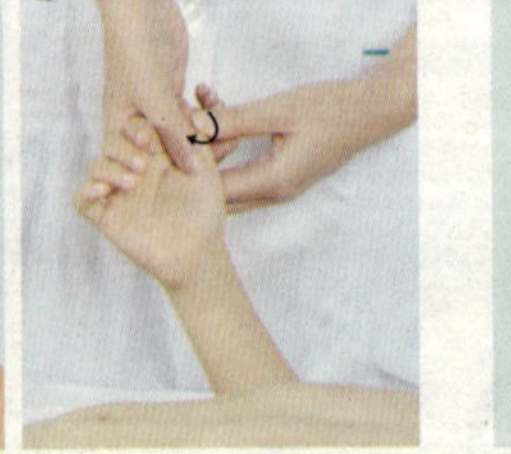

3 补脾经

用拇指螺纹面在脾经（如上左图）上旋转推揉50～100次，如上右图。对侧以同样的方法操作。

4 补肾经

用拇指螺纹面在肾经（如上左图）上旋转推揉50～100次，如上右图。对侧以同样的方法操作。

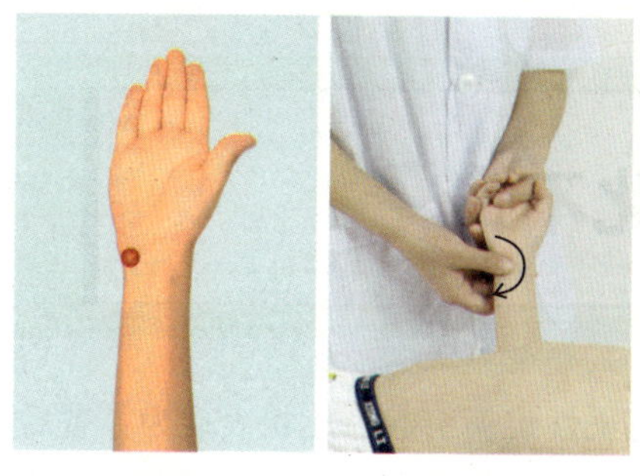

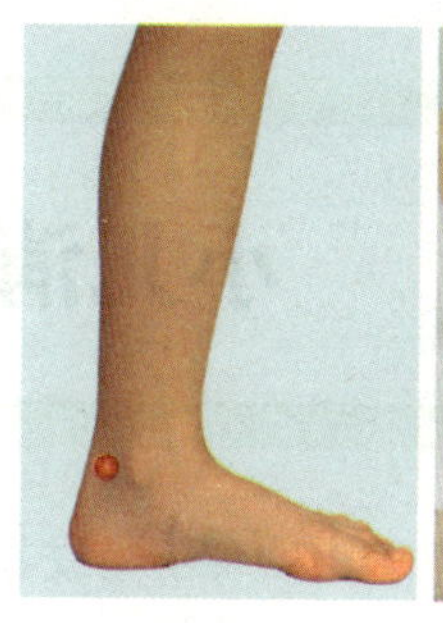

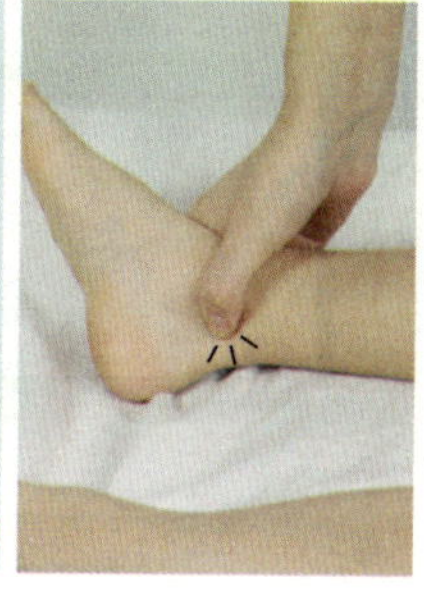

5 按揉神门

用拇指指腹以顺时针方向按揉神门（如上左图）100次，如上右图。对侧以同样的方法操作。

6 按揉太溪

用拇指指腹按揉太溪（如上左图）100次，如上右图。对侧以同样的方法操作。

随证加穴

中医辨证分型

①气阴不足

以盗汗为主，常伴自汗，汗出较多，精神不振，形体消瘦，心烦少寐，或低热，口干。

②阴虚火旺

盗汗为主，头身汗出较多，形体瘦削，烦躁易怒，夜寐不宁，唇燥口干，大便秘结，小便赤。

③脾胃积热

盗汗、自汗并见，头额、心胸、手足汗多，手足心热，病程较短，口臭，食少，或腹胀腹痛。

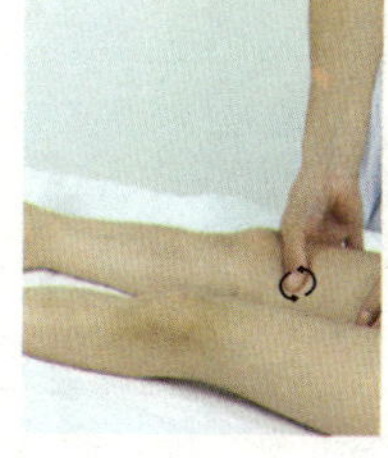

气阴不足——血海、气海

按揉血海（如左图和下左图）、气海（如下右图）各2~3分钟，以局部酸胀为度。

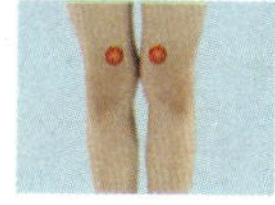

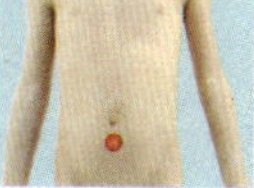

阴虚火旺——三阴交、阴陵泉

按揉三阴交（如左图和下左图）、阴陵泉（如下右图）各2~3分钟，以局部酸胀为度。

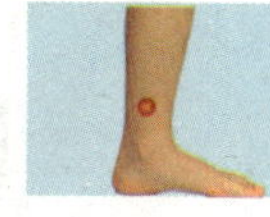

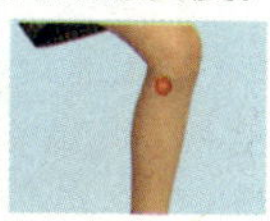

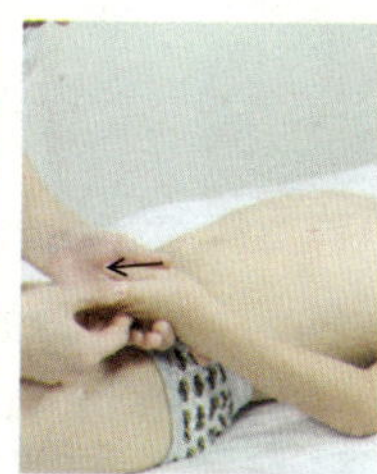

脾胃积热——大肠经、胃经

直推大肠经（如左图和下左图）50~100次；按揉胃经（如下右图）50~100次。

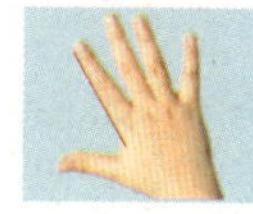

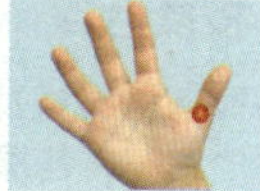

小儿消化不良

小儿肠胃疾患多由饮食不当或非感染性疾病引起，症状表现为：餐后饱胀、进食量少，偶有呕吐、哭闹不安等。这些都会影响患儿进食，导致营养摄入不足，对小儿的生长发育也会造成一定影响。要让小儿养成良好的进食习惯，比如进食不宜过饱，按时就餐，多吃蔬菜、水果等。

基础推拿手法

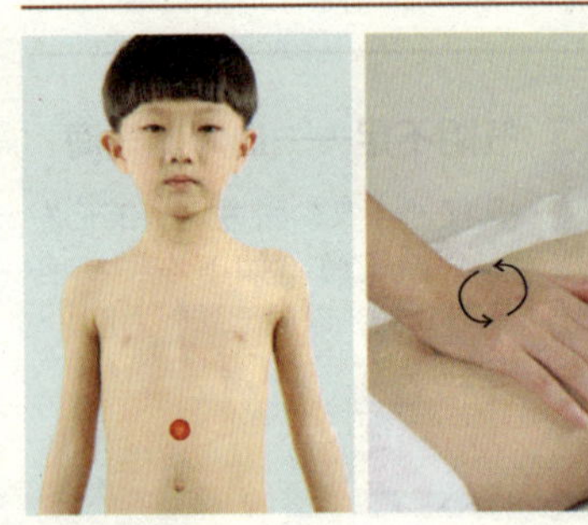

1 按揉中脘

用掌根按揉中脘（如上左图）1～2分钟，力度轻柔，以局部酸胀为度，如上右图。

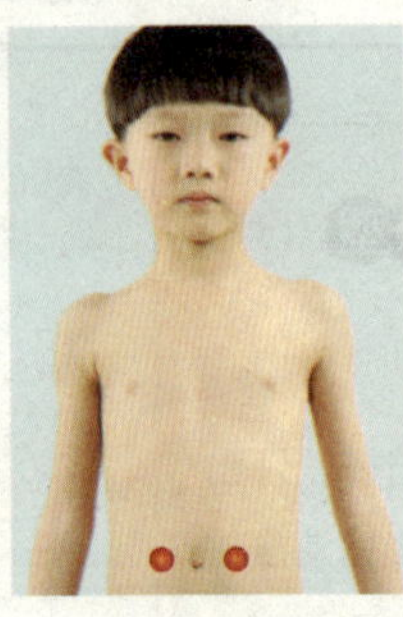

2 按揉天枢

用拇指指腹按揉天枢（如上左图）1～2分钟，以局部酸胀为度，如上右图。

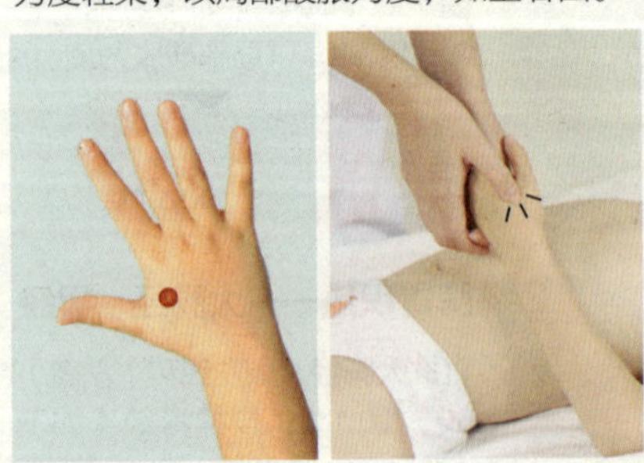

3 按揉合谷

用拇指指腹按揉合谷（如上左图）至潮红发热，左右各操作1分钟，如上右图。

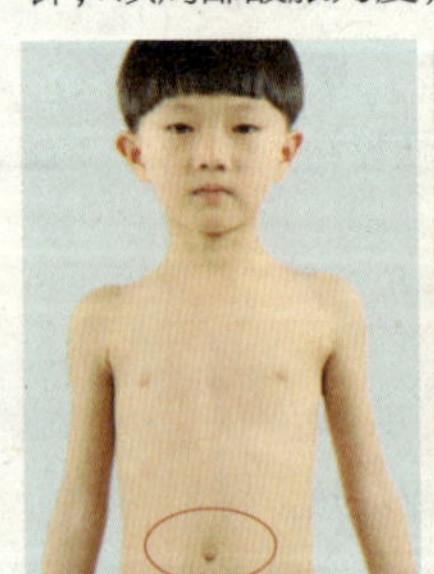

4 摩腹

搓热手掌，以神阙（如上左图）为中心，先顺时针方向后逆时针方向各按揉10次，如上右图。

第四章

成人日常保健推拿，未病先防保健康

●我国中医药文化博大精深，不仅在疾病治疗方面发挥着独特的作用，在“未病先防”方面也有着不可代替的优势，比如穴位按摩。经常按摩相关穴位，不仅可以治疗小病小痛，如头昏脑涨、全身疲乏无力等，还可以畅通全身经络，具有极强的养生保健作用。

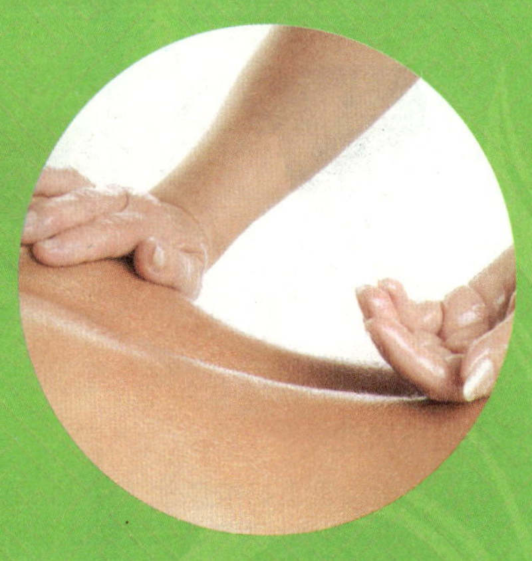

消除疲劳

现代工作和生活压力大、节奏快，导致人们身体疲劳的原因也较为复杂。一般将疲劳分为以下几种：体力疲劳、脑力疲劳、病理疲劳、精倦怠惰。人经常疲劳主要是因为身体营养不均衡、免疫力低下所致。

经常按摩太阳、百会、风池等穴位可以通调气血，焕发身体活力，促进机体的修复功能，达到消除疲劳的作用。

基础推拿手法

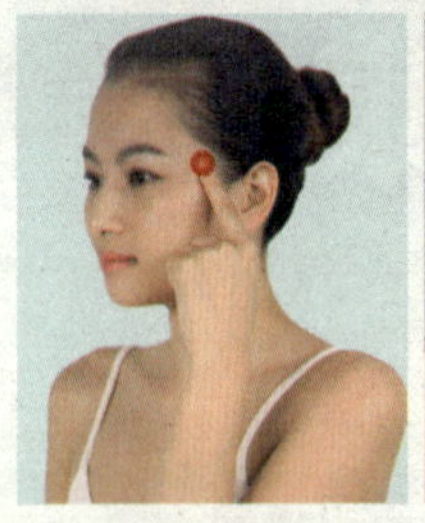
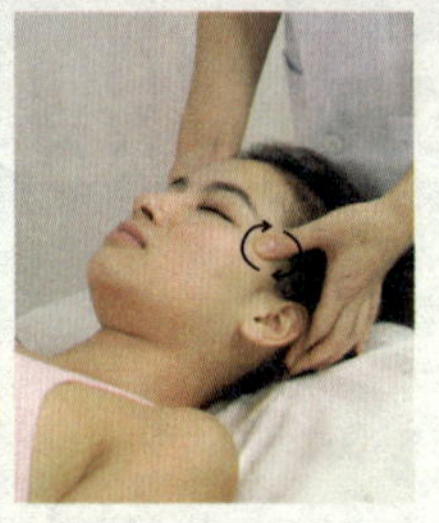

1 按揉太阳

用手指指腹同时按揉两侧太阳（如上左图），做顺时针环状运动，力度适中，感觉酸胀即可，按揉1～3分钟，如上右图。

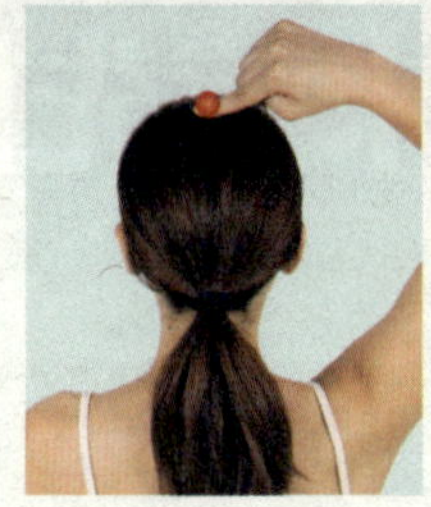
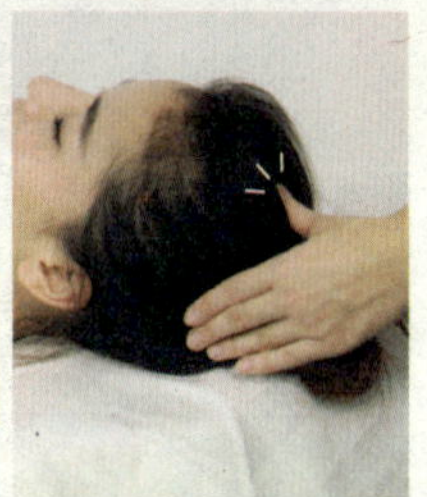

2 按揉百会

用拇指指腹按揉百会（如上左图）1～3分钟，以局部酸胀为宜，如上右图。

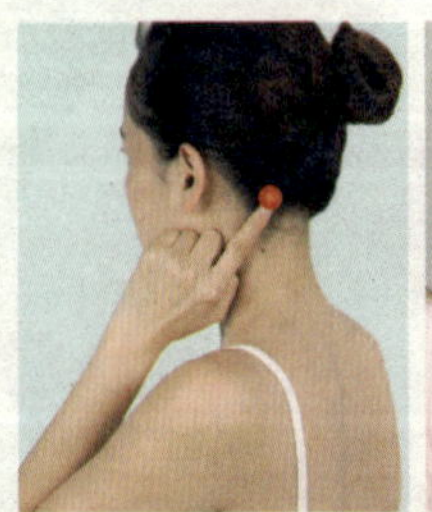
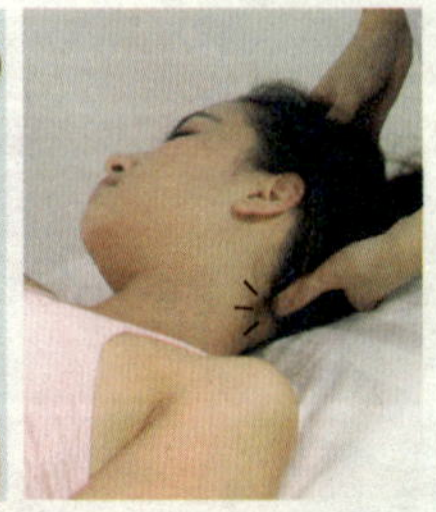

3 掐按风池

用手指指尖垂直掐按风池（如上左图）1～3分钟，以潮红发热为度，如上右图。

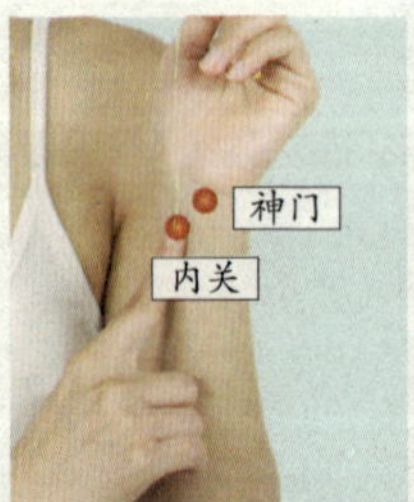

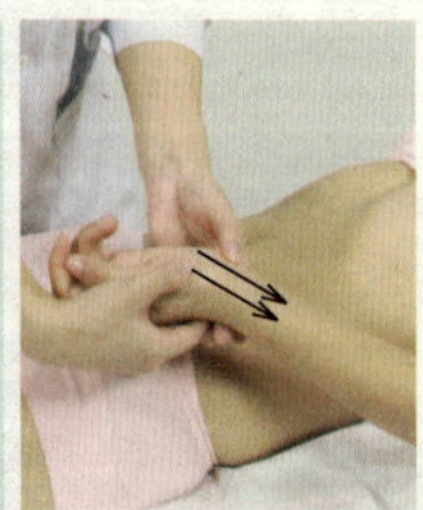

4 推按神门→内关

用拇指推按神门至内关（如上左图），有酸胀痛感即可，力度可适当加重，如上右图。

健脾养胃

现代工作和生活节奏快，压力大，人们饮食不规律，常常暴饮暴食，导致各种胃部疾病的发作，而这些因素也会造成“脾虚”，出现胃胀痛、食欲差、便溏、疲倦乏力等症状。很多人只注意到胃部的表现，忽略了脾胃的同时调理。健脾养胃采用“三分治七分养”的保健方法效果更好。

经常按摩中脘、足三里等穴位可以行气活血，达到健脾养胃的效果。

基础推拿手法

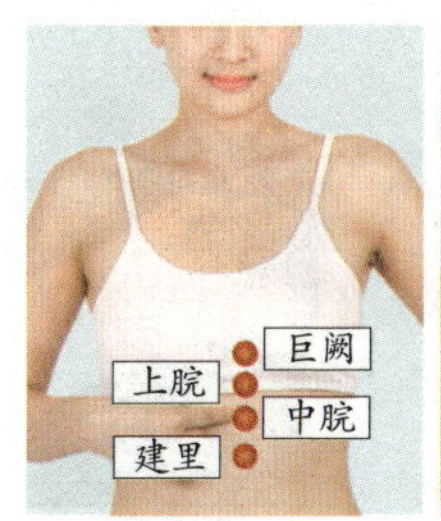

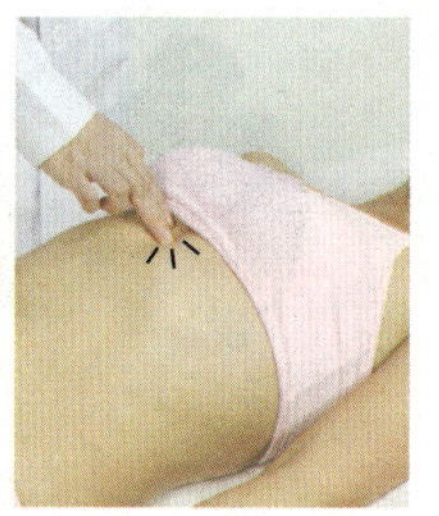

1 按揉腹部穴位

用手指指腹按揉巨阙、上脘、中脘、建里（如上左图）各2分钟，力度适中，手法宜轻柔，可以缓解胃部不适，如上右图。

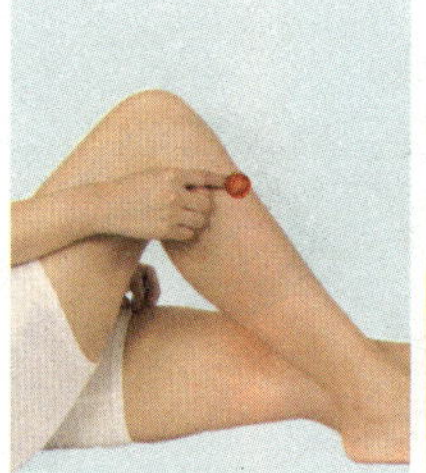

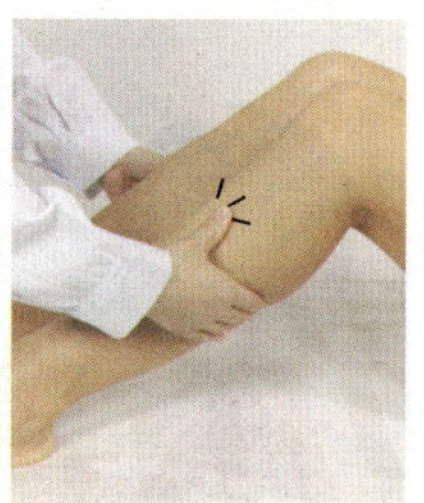

2 掐按足三里

用手指指腹掐按足三里（如上左图）50次，先左后右，以潮红发热为度，如上右图。

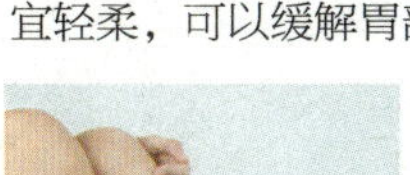

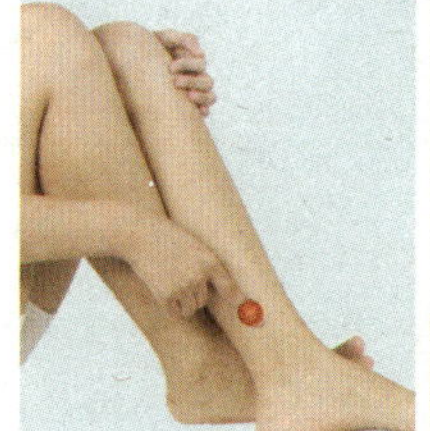

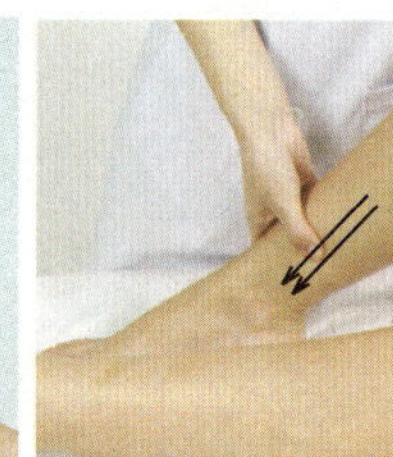

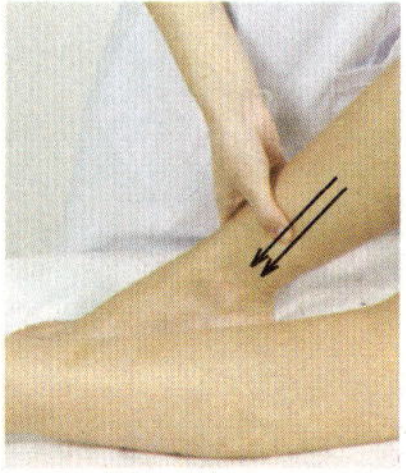

3 推三阴交

用拇指指腹从上往下推三阴交（如上左图）200次，力度稍重，以潮红发热为度，如上右图。

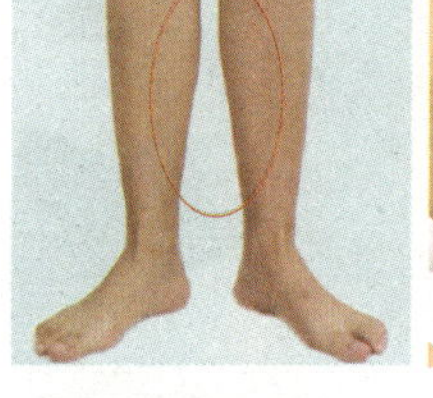

4 敲小腿内侧

沿着小腿从上往下敲打小腿内侧（如上左图）50次，如上右图。

养心安神

焦虑性失眠症的常见症状包括心烦意乱，睡眠浅表，稍有动静就会惊醒等，这些也是亚健康的表现。焦虑、睡眠质量差以及精神恍惚等都与人的心态有着密切的联系，会对工作和生活产生很严重的影响。

经常按摩百会、筑宾等穴位可以疏解心烦气闷，有助于睡眠，能达到安神的效果，也可以辅助保障身体健康。

基础推拿手法

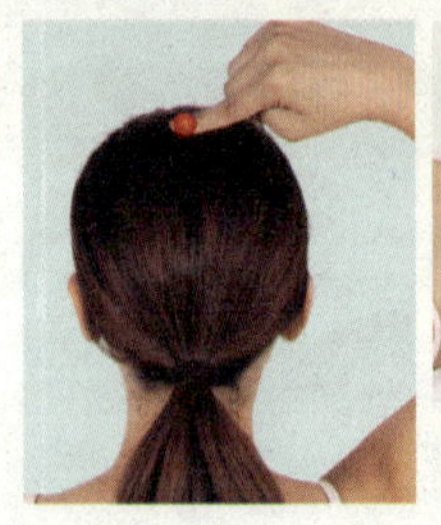
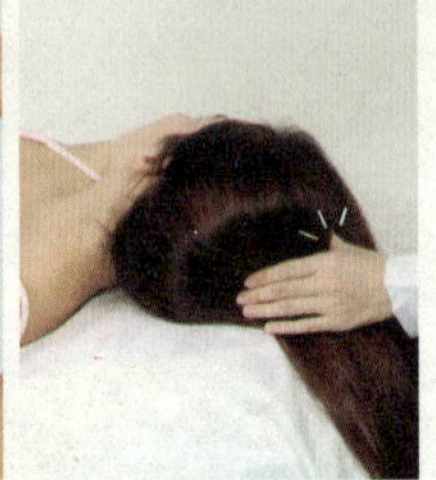

1 按揉百会

用手指指腹向下用力按揉百会（如上左图）1～3分钟，以有酸胀、刺痛感为宜，如上右图。

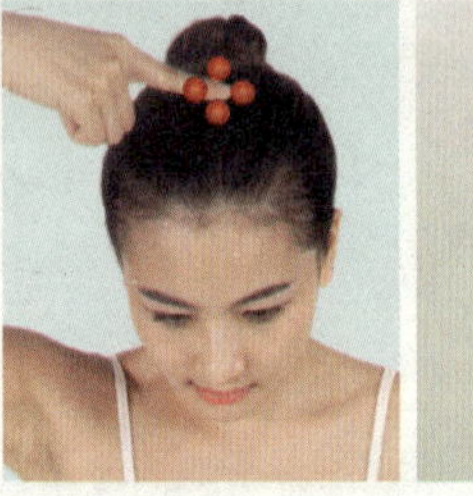
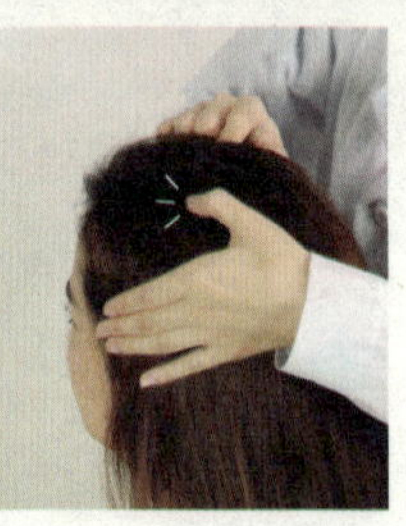

2 按揉四神聪

用双手拇指指腹同时揉按四神聪（如上左图）1～3分钟，以有酸麻胀痛感为佳，如上右图。

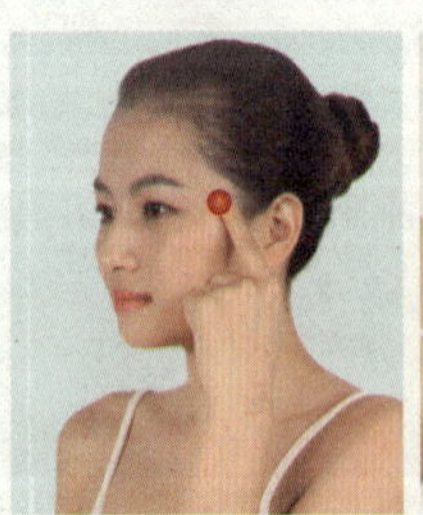
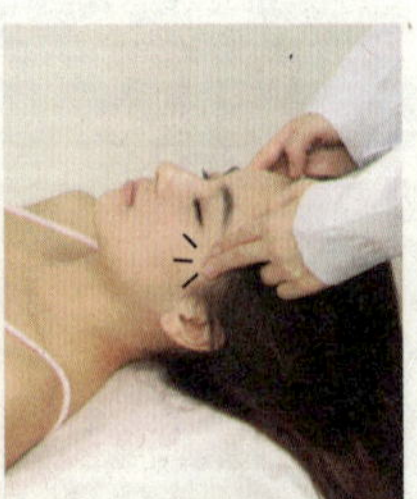

3 按揉太阳

用手指指腹按揉太阳（如上左图）1～3分钟，力度适中，以有酸胀感为度，如上右图。

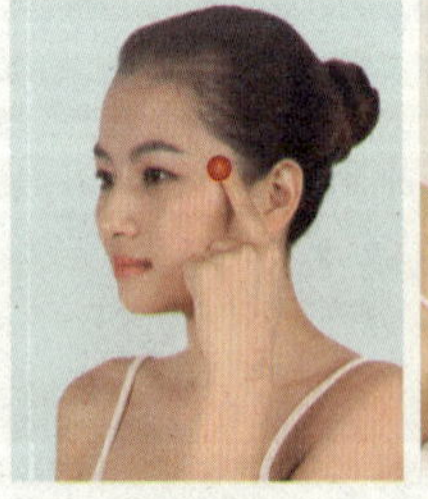
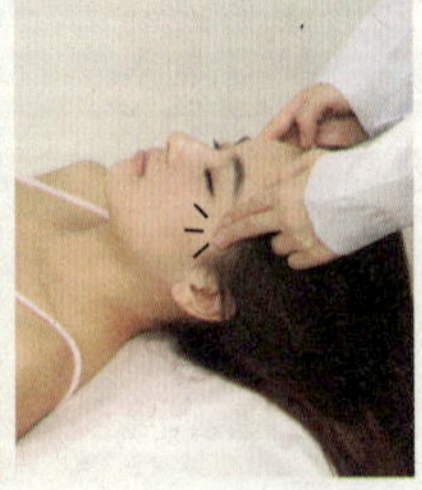

4 掐按筑宾

用手指指尖垂直掐按筑宾（如上左图）1～3分钟，力度略重，有痛感为宜，如上右图。

益气养血

气血对人体最重要的作用就是滋养机体。气血充足，人面色红润，肌肤饱满丰盈，毛发润滑有光泽，精神饱满，感觉灵敏。气血不足，则皮肤容易粗糙、发暗、发黄、长斑等。

经常按摩气海、关元、血海等穴位可以疏导经络，利于气血的运行，辅助改善脏腑功能，达到益气养血的效果。

基础推拿手法

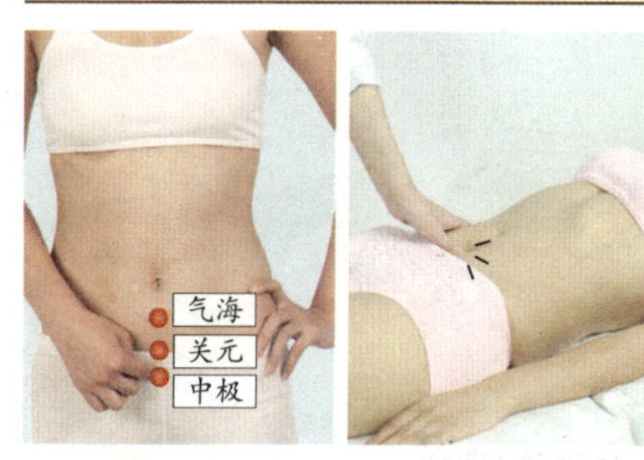

1 点按腹部穴位

用手指指腹垂直点按气海、关元、中极（如上左图），各点按1分钟，如上右图。

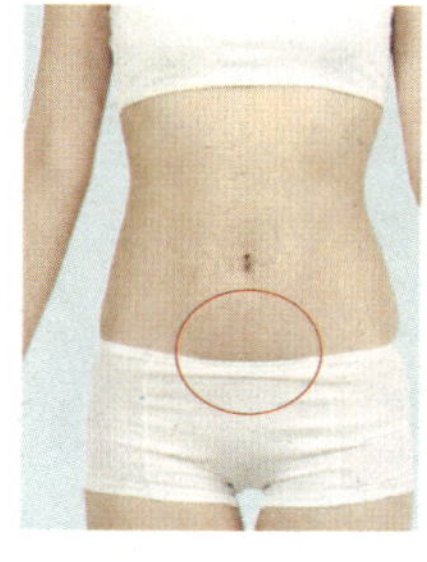

2 摩腹

用摩法以顺时针方向按摩小腹（如上左图），以腹部有热感为宜，如上右图。

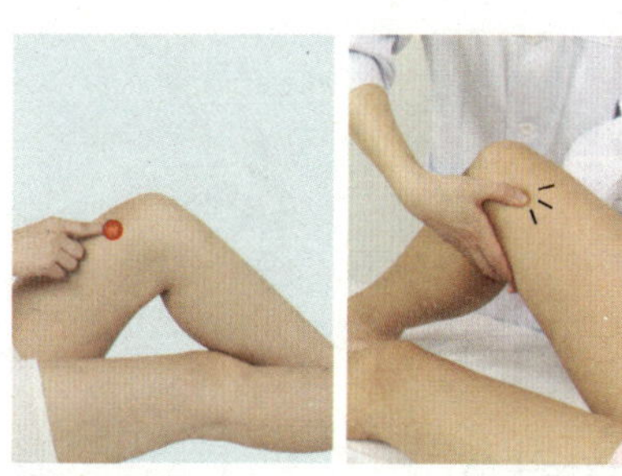

3 按揉血海

用手指指腹垂直按揉血海（如上左图）1～3分钟，以局部酸胀为度，如上右图。

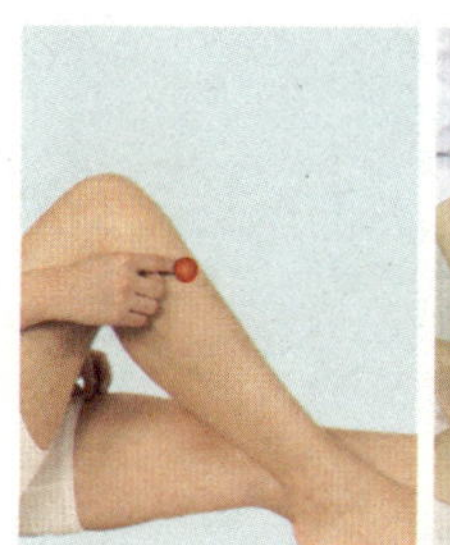

4 按揉足三里

用手指指腹按揉足三里（如上左图）1～3分钟，以局部酸胀为度，如上右图。

疏肝解郁

现代年轻人常用郁闷、纠结来形容心情压抑、忧郁和各种不良的精神状态。抑郁多因七情所伤，导致肝气郁结。而肝是人体的将军之官，负责调节血液，指挥新陈代谢，承担着解毒和排泄废物的任务，同时保证人体气血通畅。

经常按摩期门、太冲等穴位可以疏肝解郁、养肝明目，还可以缓解肝区疼痛，起到养肝、护肝的效果。

基础推拿手法

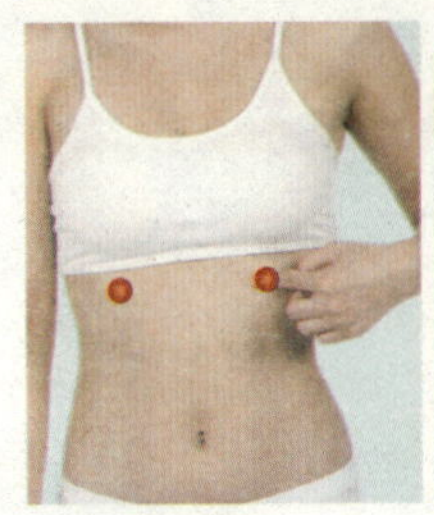
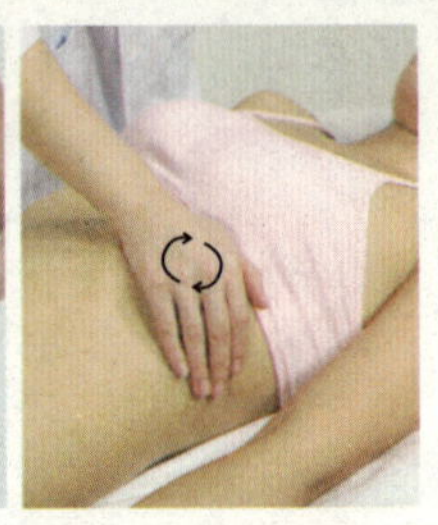

1 按揉期门

用手掌鱼际顺时针按揉期门（如上左图），左右各按揉1～3分钟，如上右图。

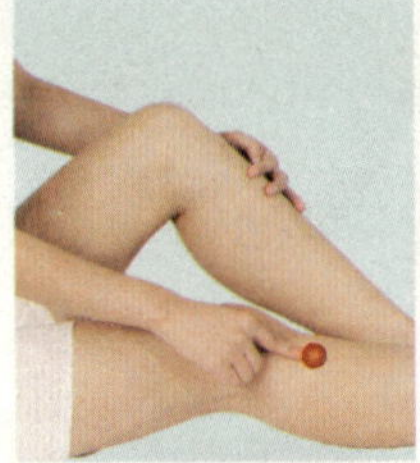
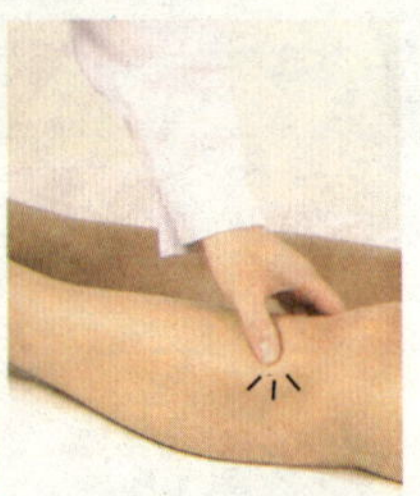

2 掐按阳陵泉

用拇指指尖掐按阳陵泉（如上左图），力度以有酸胀感为度，掐按1～3分钟，如上右图。

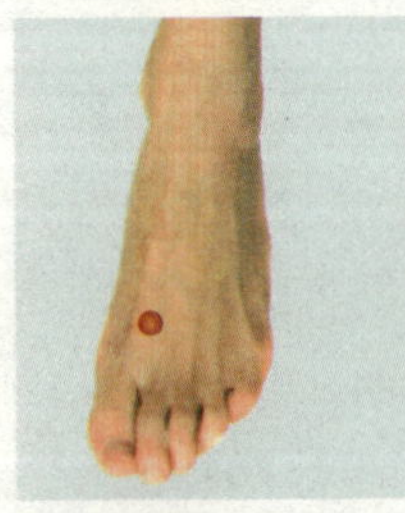
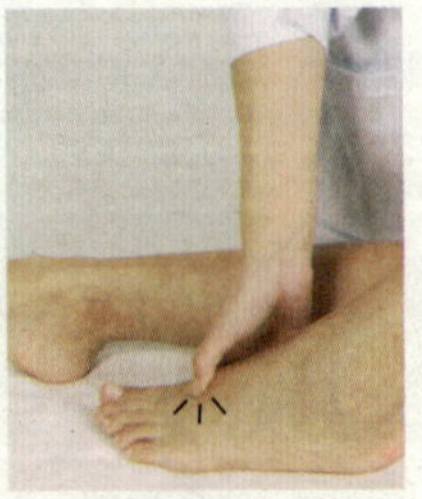

3 按揉太冲

用拇指指尖从上到下垂直按揉太冲（如上左图），有胀痛感为度，按揉1～3分钟，如上右图。

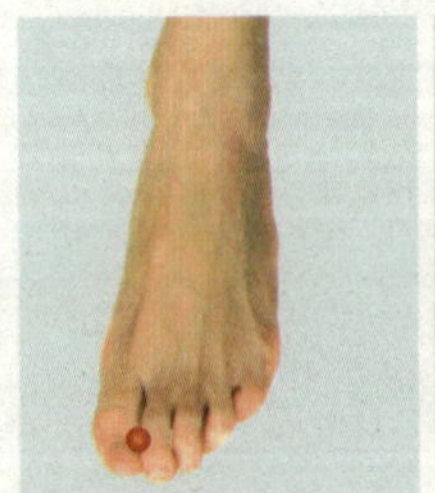
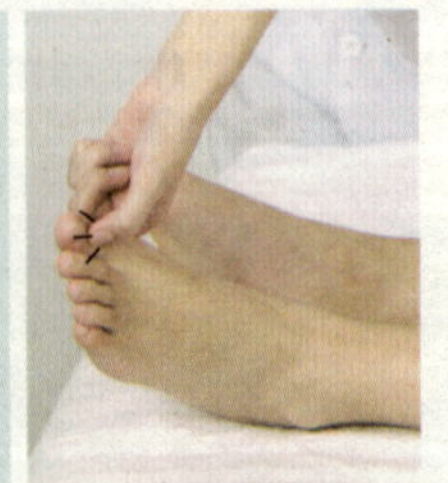

4 掐按大敦

用拇指掐按大敦（如上左图），有胀痛感为度，按揉1～3分钟，如上右图。

宣肺理气

肺病是目前临床上比较常见的疾病之一，是在外感或内伤等因素影响下，造成肺脏功能失调和病理变化，经常伴随咳嗽、流涕、气喘等症状。平时可以到空气新鲜的地方锻炼，做做深呼吸。

经常按摩中府、太渊等穴位可以滋阴润肺、开瘀通窍、调理肺气，对预防肺部疾病有很好的效果。

基础推拿手法

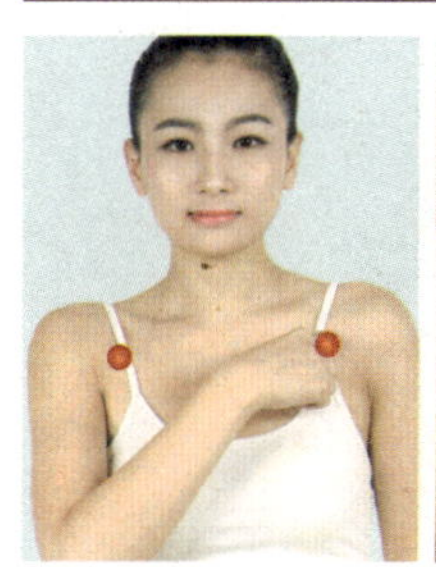
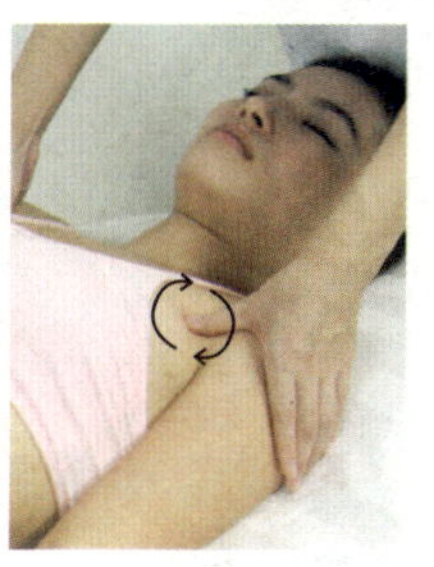

1 按揉中府

用手指指腹按揉中府（如上左图），先顺时针再逆时针各按揉1～3分钟，以局部有酸胀感为度，如上右图。

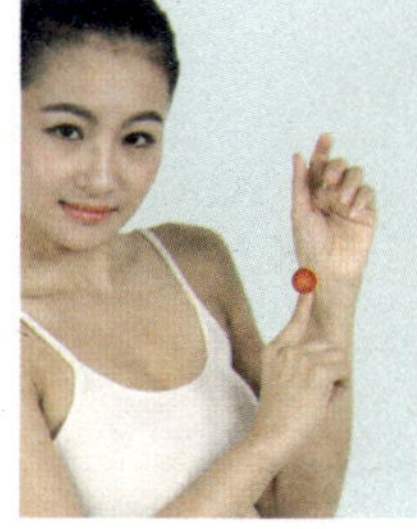
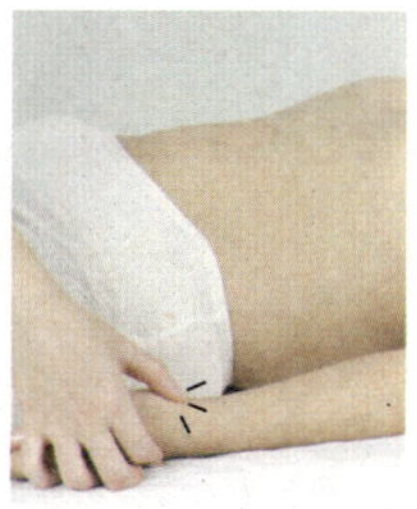

2 掐按太渊

用手指指尖垂直轻轻掐按太渊（如上左图）1～3分钟，有酸胀的感觉为宜，如上右图。

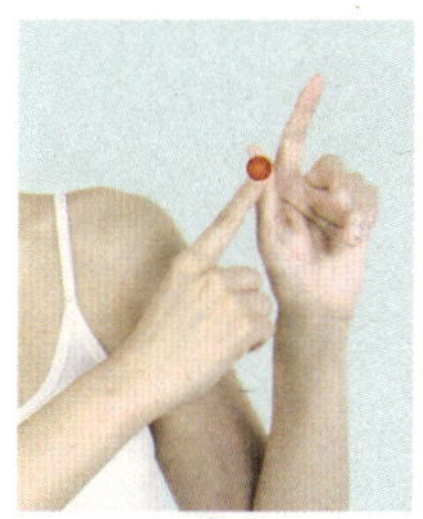
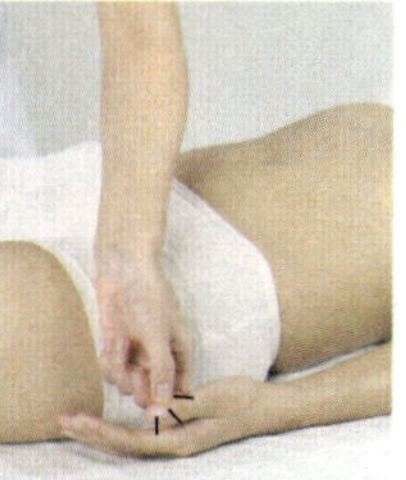

3 掐按少商

掐按少商（如上左图），左右各掐按1～3分钟，有刺痛感为宜，如上右图。

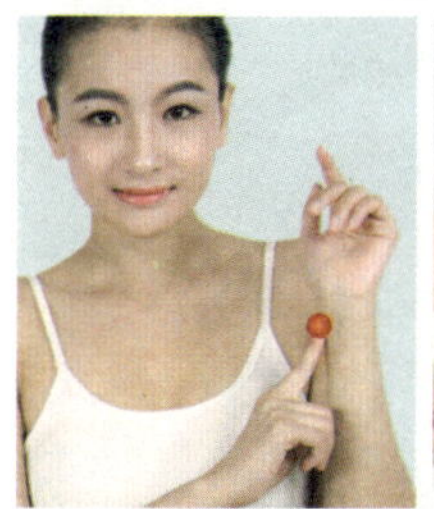
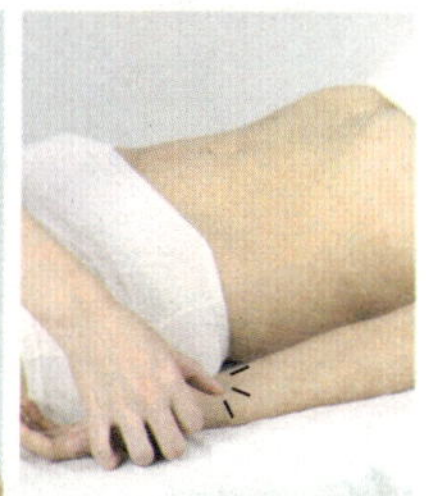

4 点按经渠

点按经渠（如上左图）1～3分钟，力度稍重，以局部有酸胀感为度，如上右图。

补肾强腰

从古至今，似乎补肾仅仅针对男性，殊不知，夜尿频多、失眠多梦、腰腿酸软、脱发白发、卵巢功能早衰等症状在现代女性当中也较为多见。女性要行经、生产、哺乳，这些都很消耗精气神。

常言道，“肾气足”，则“百病除”。经常按摩关元、太溪、涌泉等穴位可以疏通经络，调理人体内部的精气神，补充肾气。

基础推拿手法

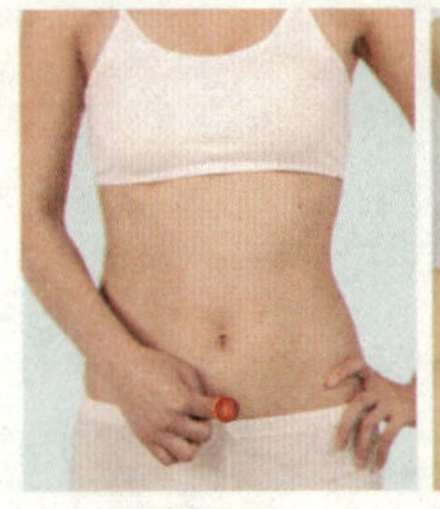
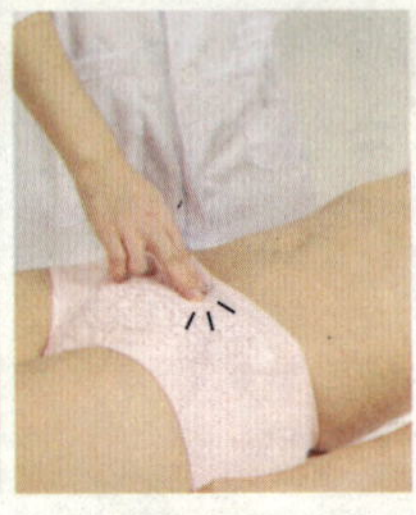

1 按揉关元

用手指点压、按摩刺激关元（如上左图），力度适中，按揉1～3分钟，如上右图。

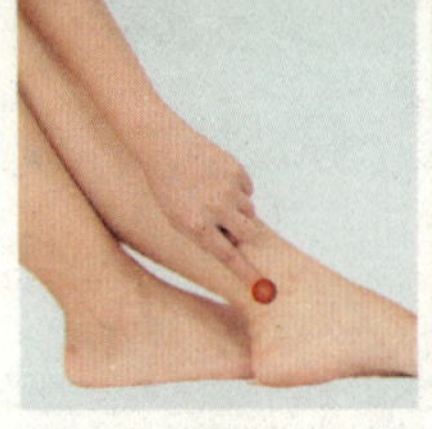
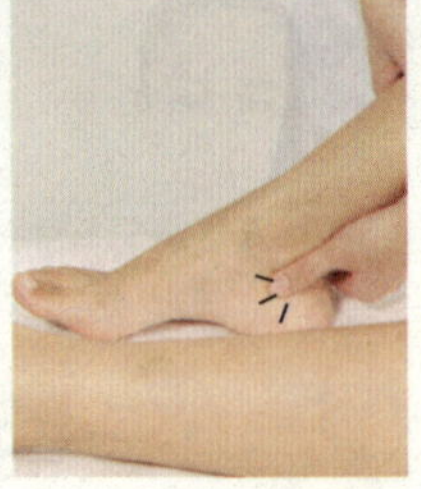

2 按揉太溪

用拇指按揉太溪（如上左图）1～3分钟，力量柔和，以感觉酸胀为度，不可力量过大伤及皮肤，如上右图。

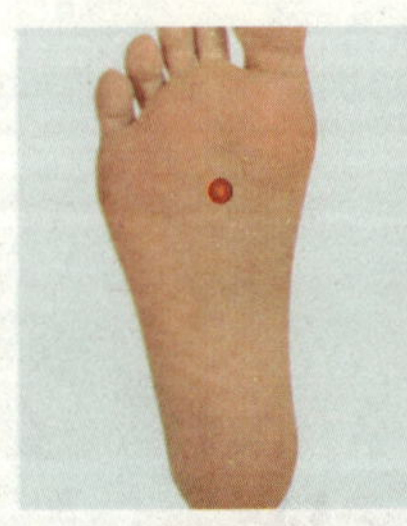
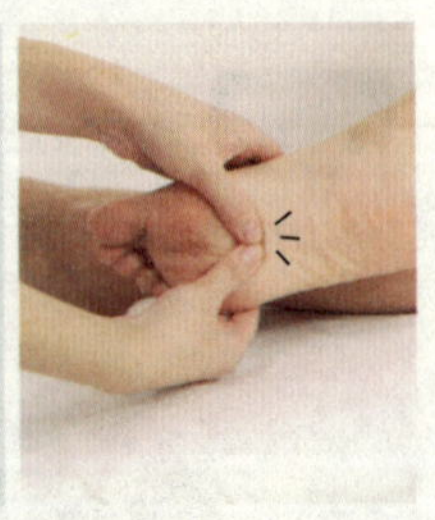

3 按压涌泉

用双手握住患者脚背，两拇指按压涌泉（如上左图）3～5分钟，患者感觉酸胀即可，如上右图。

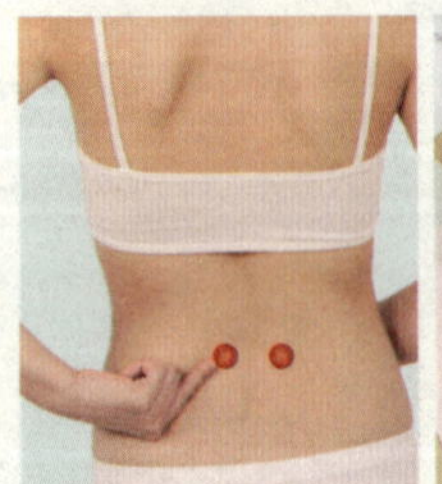
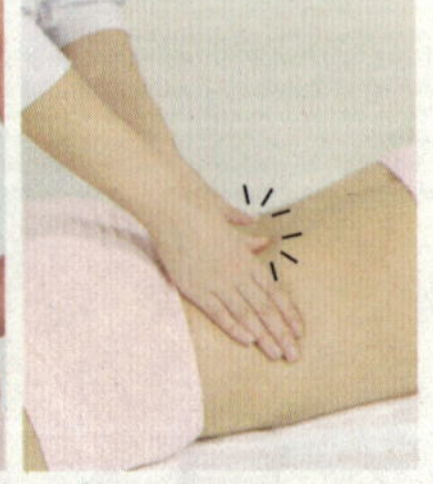

4 按揉肾俞

用拇指指腹按揉两腰处的肾俞（如上左图）3～5分钟，以局部感觉酸胀为度，如上右图。

延年益寿

寿命长短与多种因素有关，良好的行为和生活方式对寿命的影响远比基因、遗传要大得多。保持良好心态、适当参加运动、坚持合理健康的饮食方式，都可以帮助我们延年益寿。

经常按摩膻中、关元、养老等穴位可以舒经活络，利于气血运行，促进人体新陈代谢，增强脏腑功能，达到延年益寿的效果。

基础推拿手法

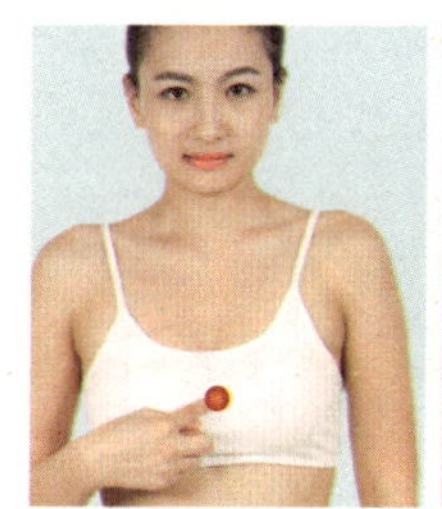
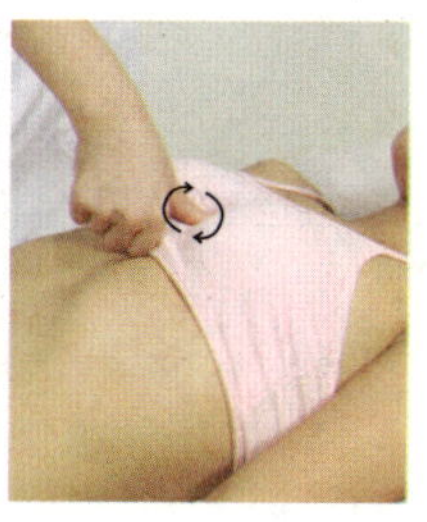

1 按揉膻中

用拇指指腹顺时针按揉膻中（如上左图）1～3分钟，力度稍轻，如上右图。

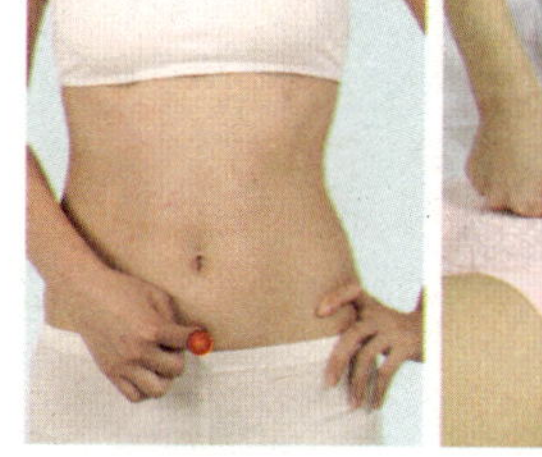
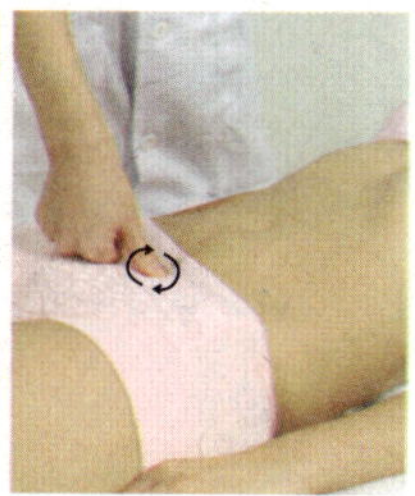

2 按揉关元

用拇指指腹顺时针按揉关元（如上左图）1～3分钟，可逐渐用力，以能承受为度，如上右图。

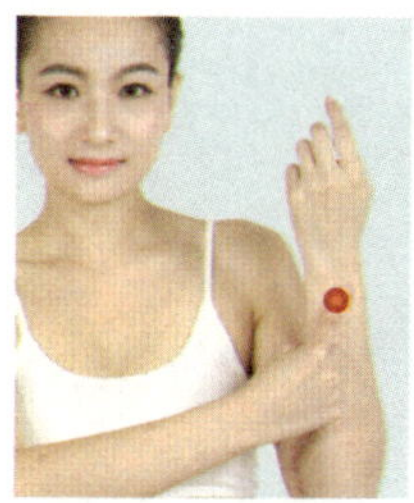
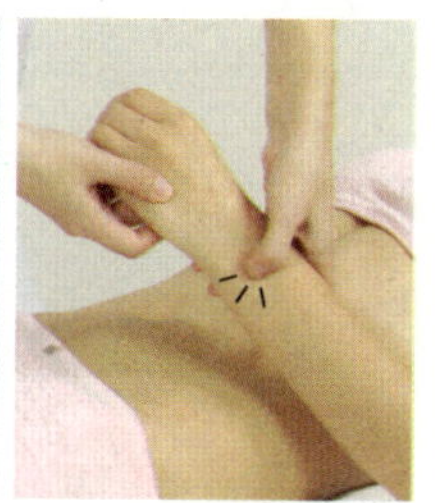

3 掐按养老

用手指指尖垂直掐按养老（如上左图）1～3分钟，力度略重，以有酸胀感为度，如上右图。

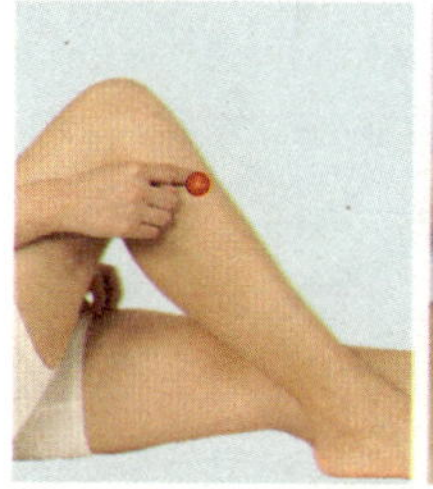
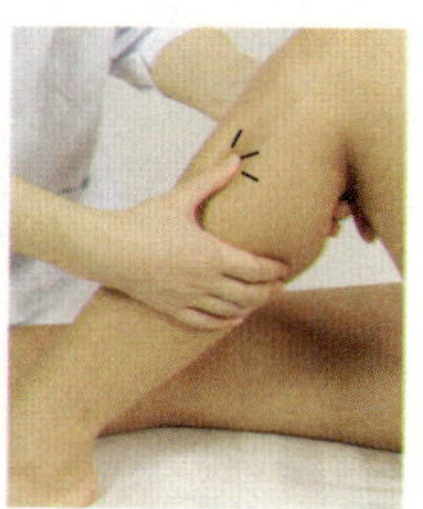

4 按揉足三里

用手指指腹用力按揉足三里（如上左图）1～3分钟，以有酸胀、痛感为宜，如上右图。

调经止带

每个月都有那么几天，是女性颇为烦恼的日子。有规律、无疼痛地度过了还算好，如果碰到不规律的时候，的确令女性朋友们烦恼。尤其是出现月经不调、白带增多、有异味等症状时，女性朋友应及时到医院检查身体。

经常按摩归来、曲泉等穴位可以行气活血，有效改善月经不调、带下病等不适症状。

基础推拿手法

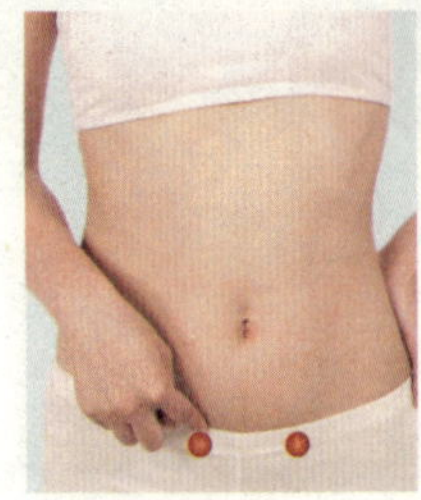
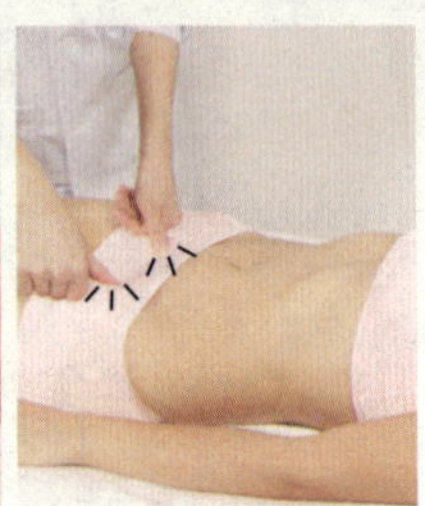

1 按揉归来

用拇指指腹揉按归来（如上左图）1～3分钟，至局部有微热感为度，如上右图。

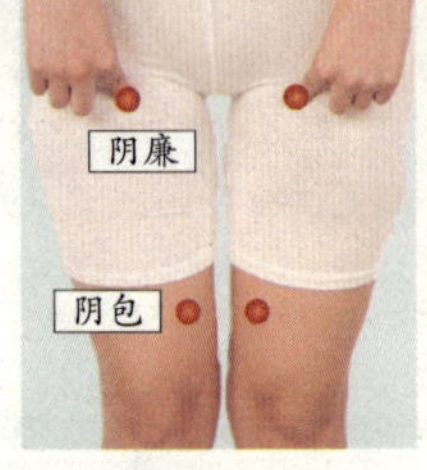

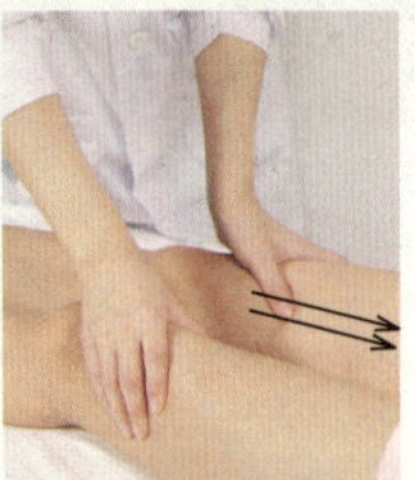

2 推阴包→阴廉

用双手拇指指腹同时从阴包推至阴廉（如上左图），动作宜轻柔，以局部透热为度，如上右图。

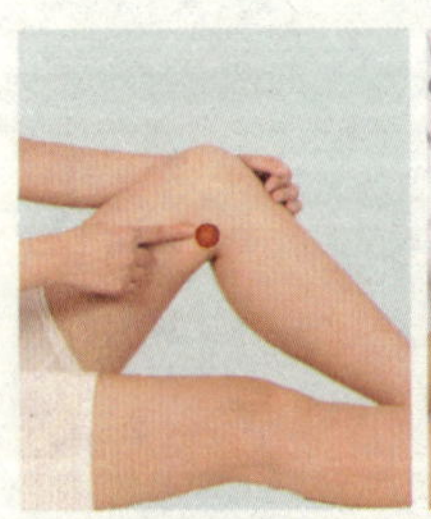
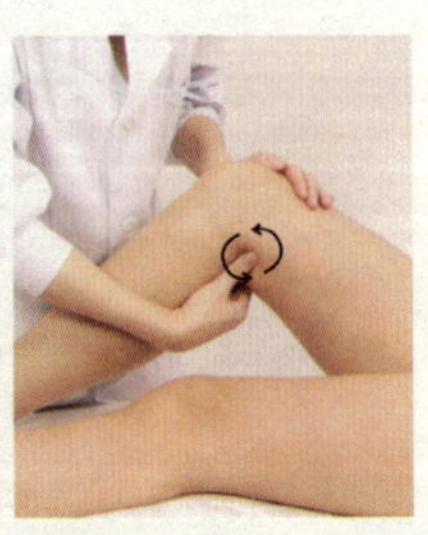

3 按揉曲泉

用拇指指腹按揉曲泉（如上左图）1～3分钟，先左后右，力度略重，以局部酸胀、透热为度，如上右图。

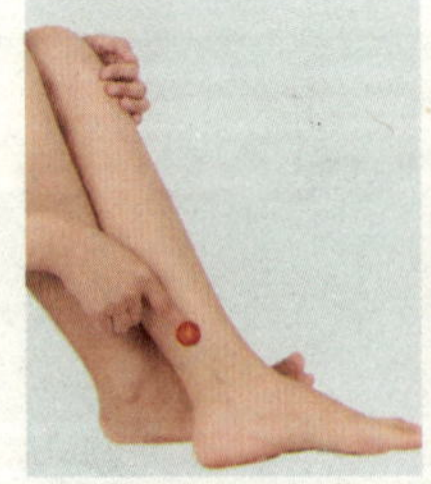
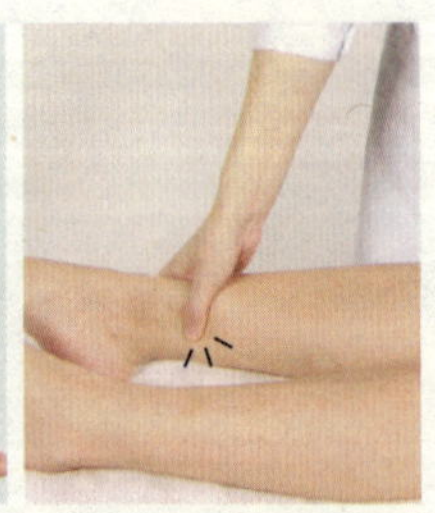

4 按揉三阴交

用拇指指腹按揉三阴交（如上左图）1～3分钟，力度由轻到重，以局部酸胀为度，如上右图。

丰胸通乳

社会上流传着很多丰胸方法，其中有很多误区，例如吃木瓜能丰胸，挤乳沟能丰胸等。事实并非如此，操作不当或盲目跟风反而可能起到反面效果。

经常按摩膻中、中脘等穴位可以疏通经络，促进机体血液的流通，起到活血化瘀、丰胸通乳的效果。

基础推拿手法

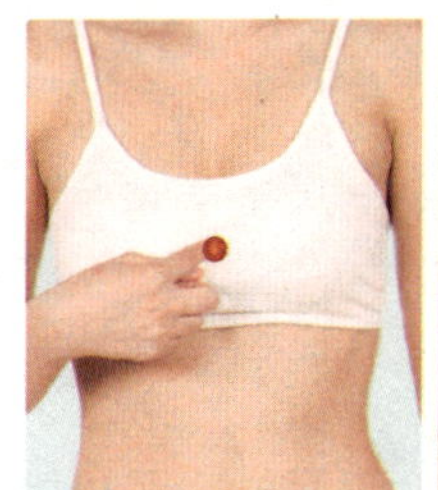
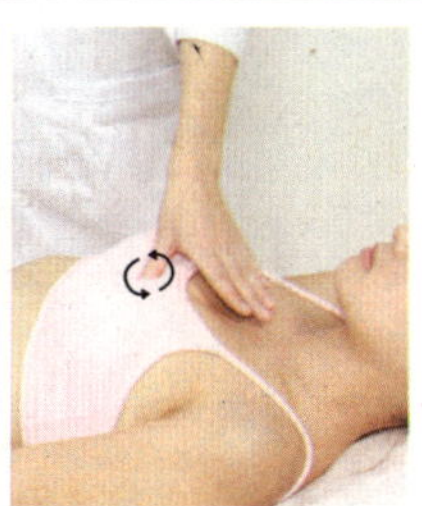

1 按揉膻中

用手指指腹轻轻按揉膻中（如上左图）1～3分钟，力度由轻到重，如上右图。

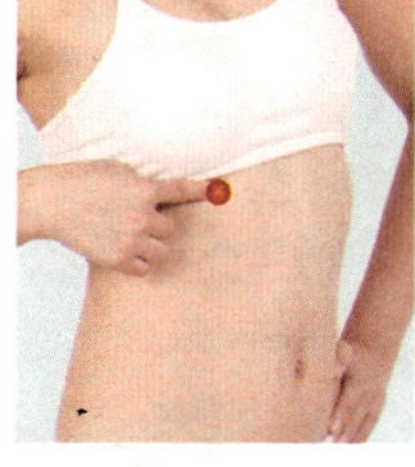
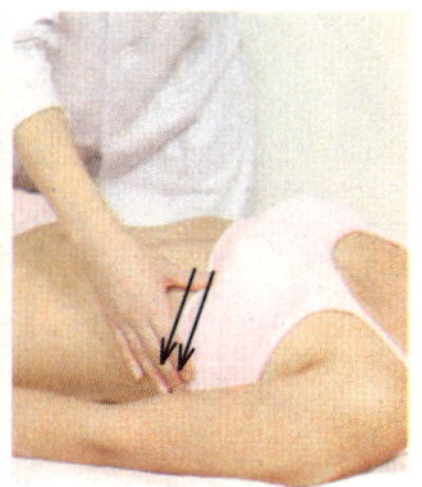

2 横推乳根

用拇指指腹从内至外横推乳根（如上左图）1～3分钟，力度略轻，可逐渐加力，如上右图。

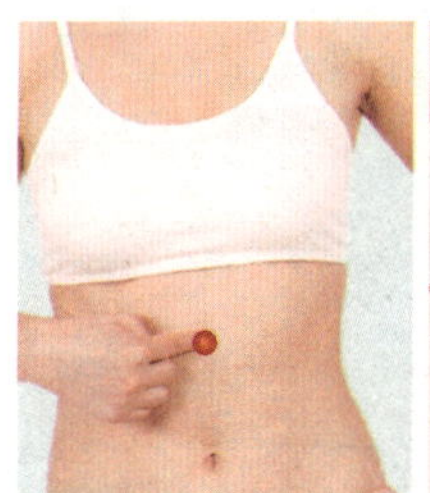
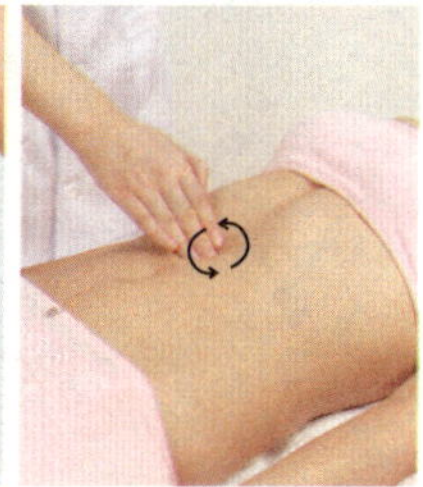

3 按揉中脘

用食指、中指、无名指按揉中脘（如上左图）1～3分钟，力度略轻，可逐渐加力，如上右图。

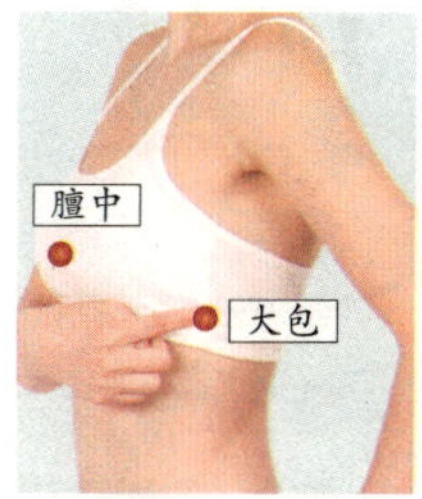

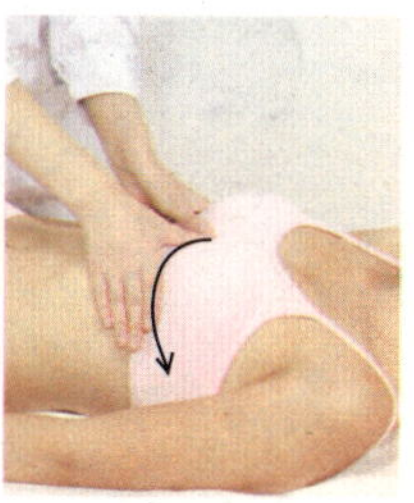

4 推摩膻中→大包

用拇指指腹从膻中到大包（如上左图）来回推摩3～5次，稍稍用力，如上右图。

瘦身降脂

由于物质生活的极大丰富和生活条件的大幅提高，使现代人身体的能量摄入与能量消耗，形成了严重的不平衡，即“入”常常大于了“出”，这是导致很多人发胖的根本原因。

经常按摩天枢、内关等穴位可以舒经活络，加速体内脂肪的燃烧，促进新陈代谢，从而达到瘦身降脂的效果。

基础推拿手法

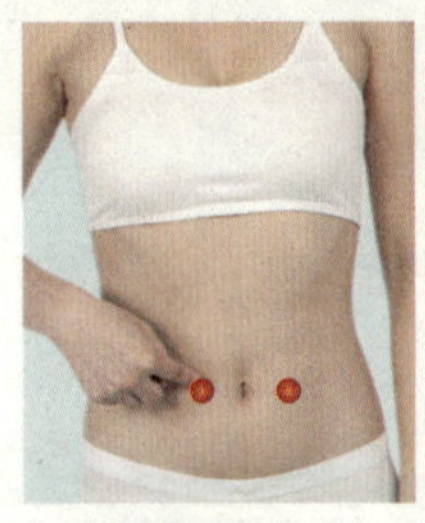
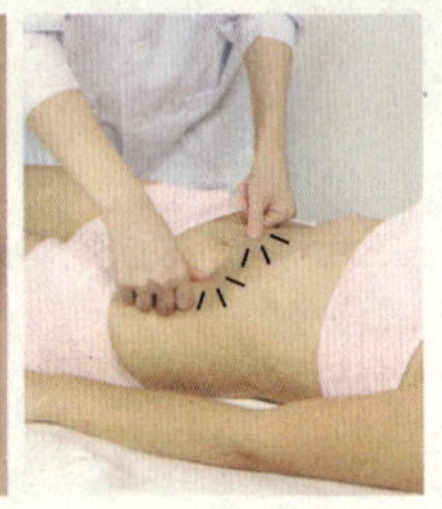

1 按揉天枢

用双手拇指指腹垂直向下按揉天枢（如上左图），力度由轻到重，以潮红发热为度，如上右图。

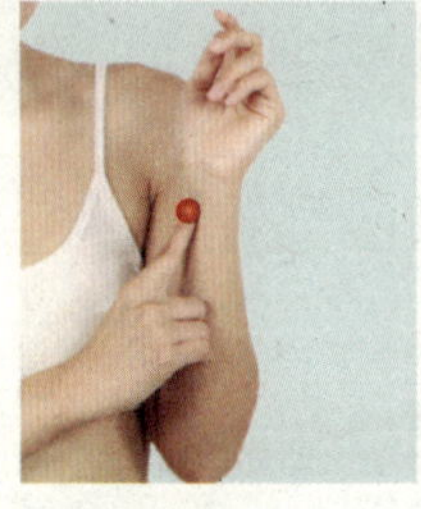
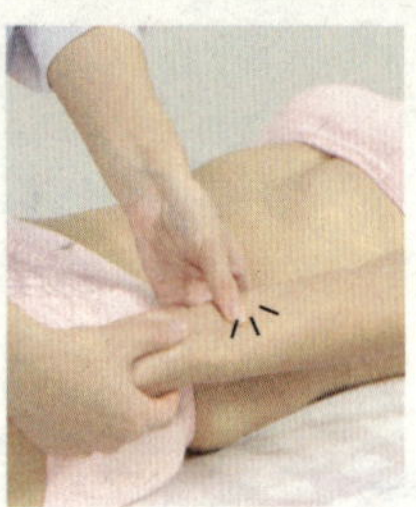

2 掐按内关

用手指指尖掐按内关（如上左图）1～3分钟，以有酸胀感为度，如上右图。

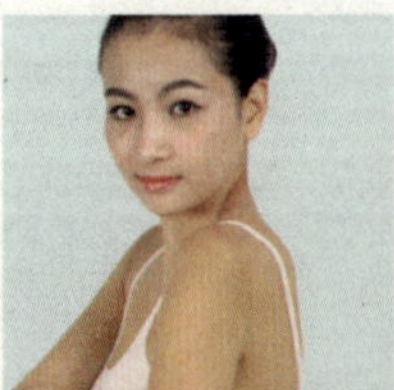
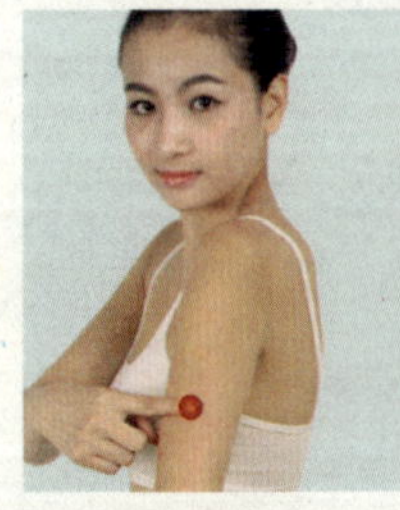
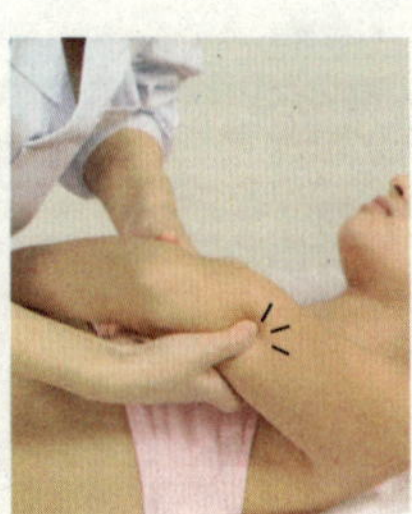
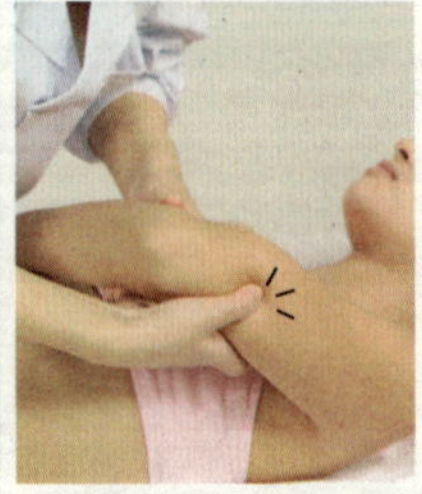

3 掐按消泺

用手指指腹掐按消泺（如上左图）1～3分钟，以潮红发热为度，如上右图。

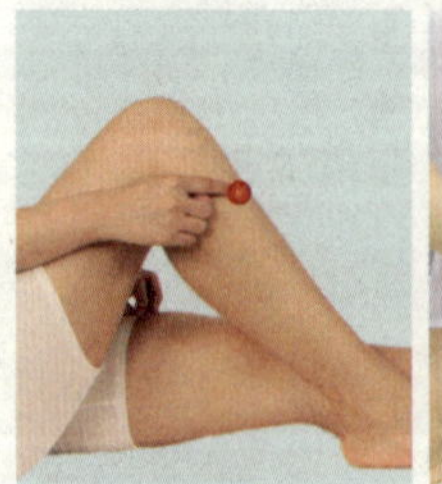
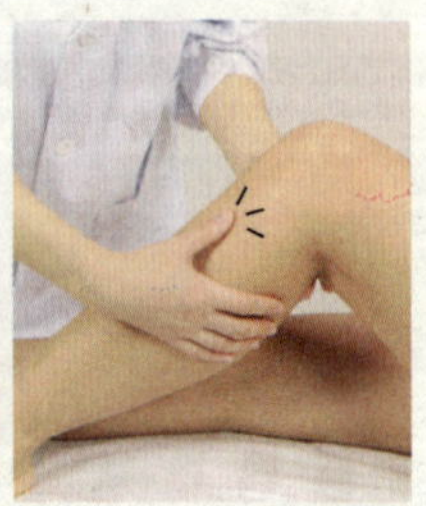

4 掐按足三里

用手指指尖垂直掐按足三里（如上左图）1～3分钟，力度略重，以有酸胀感为度，如上右图。

排毒通便

工作压力大，心理过度紧张，加上缺乏身体锻炼，活动量小，都是导致便秘的主要原因。长期便秘会导致毒素在体内堆积，影响身体健康。

经常按摩天枢、气海、关元等穴位可以调理肠胃、行气活血、舒经活络，对防治便秘及改善习惯性便秘症状有良好的效果。

基础推拿手法

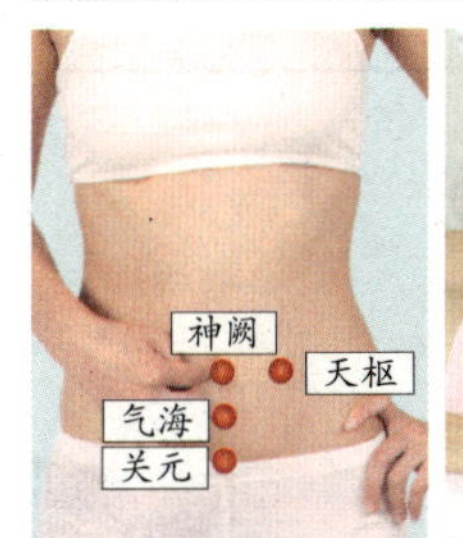

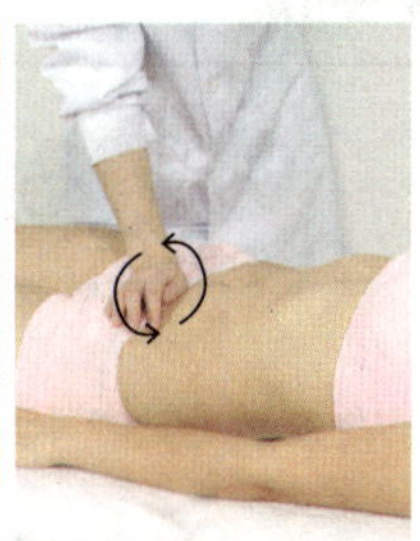

1 按揉腹部穴位

用手掌心或鱼际分别按揉天枢、神阙、气海、关元（如上左图）各1分钟，如上右图。

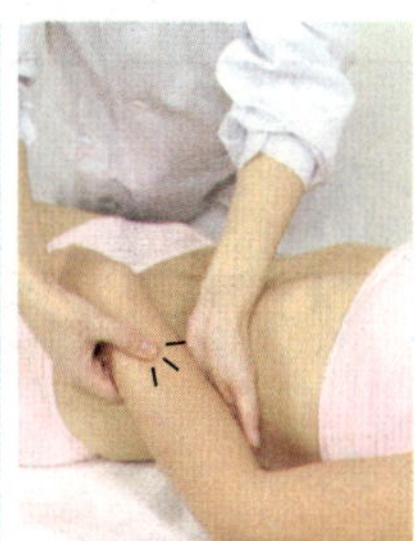

2 掐按支沟

用手指指尖掐按支沟（如上左图）1～3分钟，力度适中，以有酸胀感为度，如上右图。

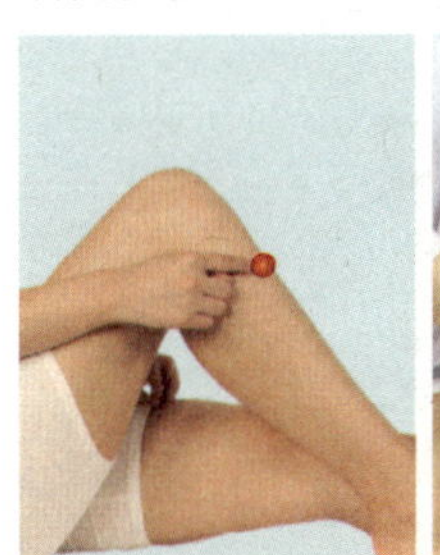

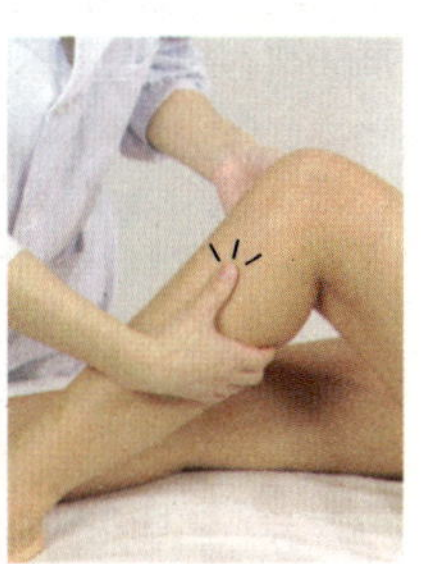

3 按揉足三里

用拇指指腹按揉足三里（如上左图）1～3分钟，以潮红发热为度，如上右图。

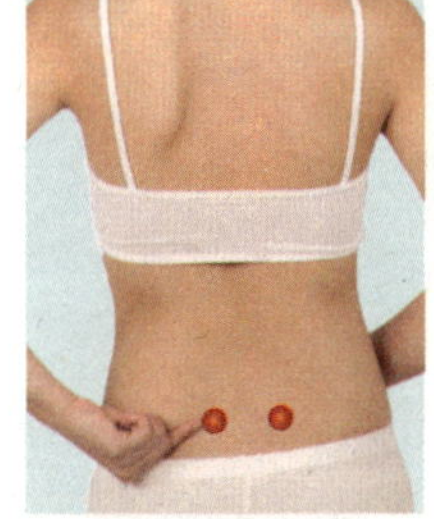

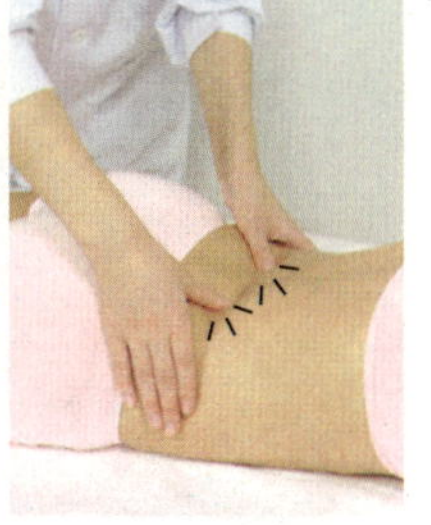

4 按揉大肠俞

用手指指尖按揉大肠俞（如上左图）1～3分钟，力度略重，以有酸胀感为度，如上右图。

美容养颜

爱美是女人的天性，好气色能为女人增添不少光彩。我们常夸人“面带红光”，这便是气色充盈的外在表现。但是女人过了黄金年龄后，容颜极易衰老，气色也极易变差。

经常按摩血海、足三里、三阴交等穴位可以调节相应的脏腑，起到改善皮肤微循环的作用，特别是对暗疮、色斑、黑眼圈者具有消斑、美肤的效果。

基础推拿手法

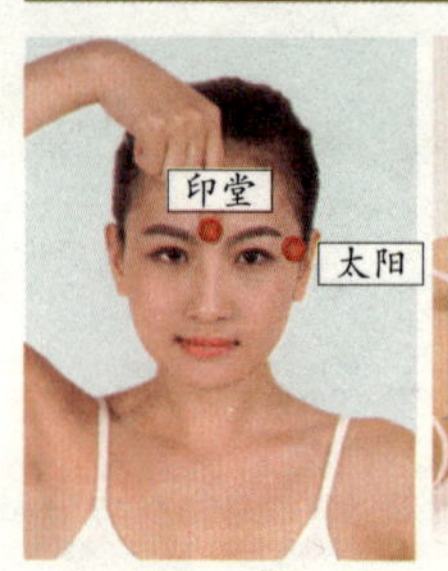

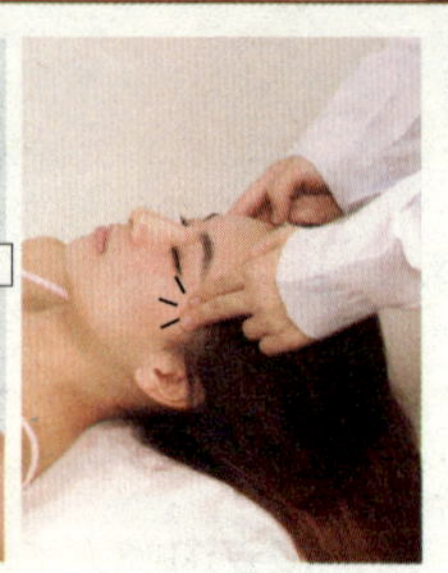

1 按揉印堂→太阳

用食指或中指指腹从印堂按揉至太阳（如上左图），重复2分钟，如上右图。

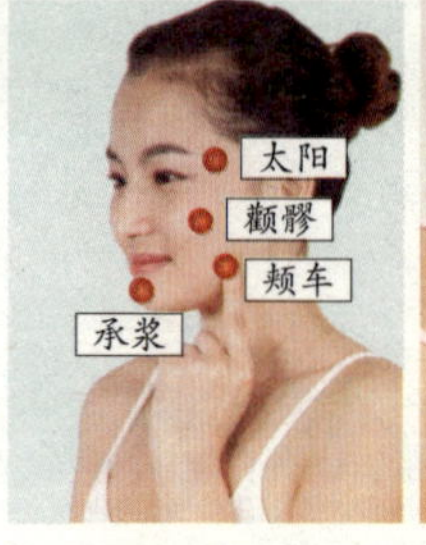

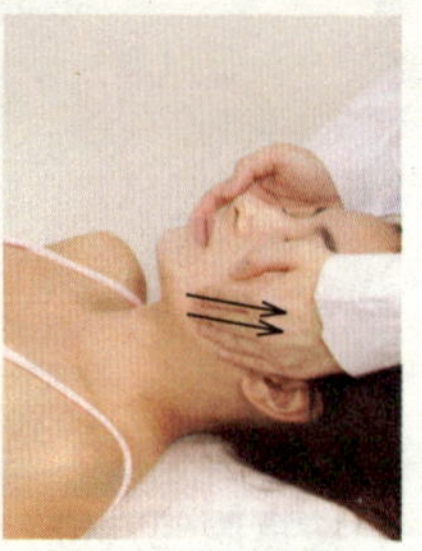

2 推揉面部穴位

用中指与无名指指腹依次推揉承浆、颊车、颧髎、太阳（如上左图），由下往上推50次，如上右图。

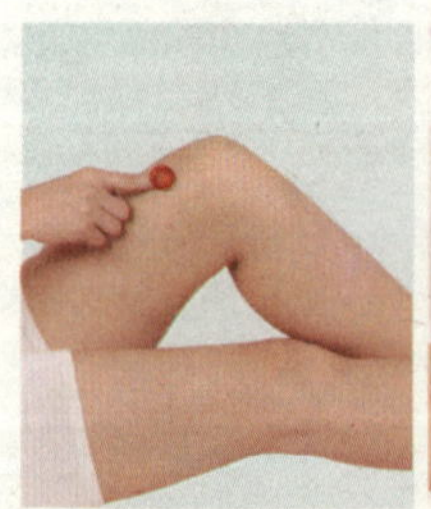

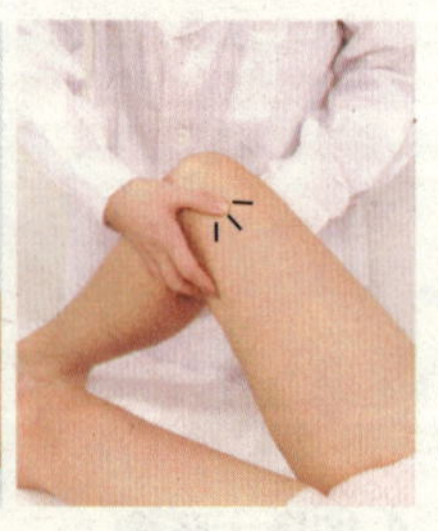

3 按压血海

用拇指指腹按压血海（如上左图）200次，以局部酸胀为度，如上右图。

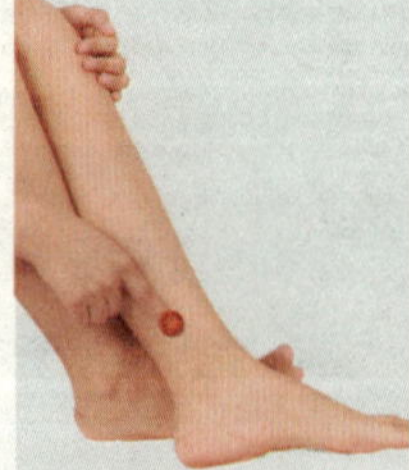

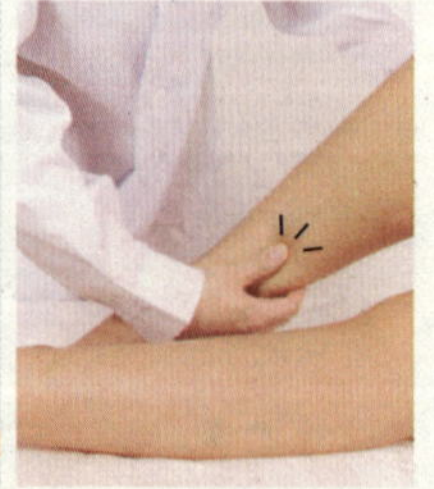

4 按揉三阴交

用拇指指腹按揉三阴交（如上左图）200次，以局部酸胀为度，如上右图。

第五章

成人对症推拿，手到病自除

●随着中医理疗深入人心，人们越来越青睐于通过穴位刺激达到辅助治病的目的。经常按摩经络上的穴位，是激活人体自愈力最简单的途径。本章向大家介绍感冒、咳嗽、头痛、便秘、腹泻等常见疾病的辅助治疗方法，帮助大家轻松应对疾病困扰，收获健康。

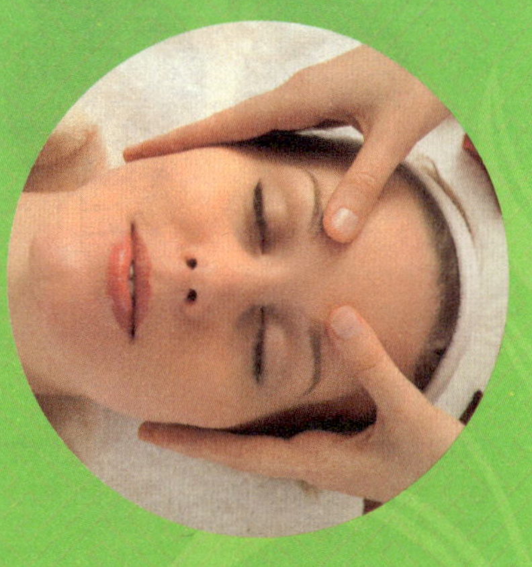

感冒

感冒，中医称“伤风”，是一种由病毒或细菌引起的急性上呼吸道感染，以头痛、鼻塞、流涕、打喷嚏、恶寒、发热、全身不适等为主要特征。该病春、冬季易发，体质较弱者易感。一般病情较轻，病程较短，可自行痊愈，严重者会引起严重的并发症，如肺炎、心肌炎、急性肾炎等。

基础推拿手法

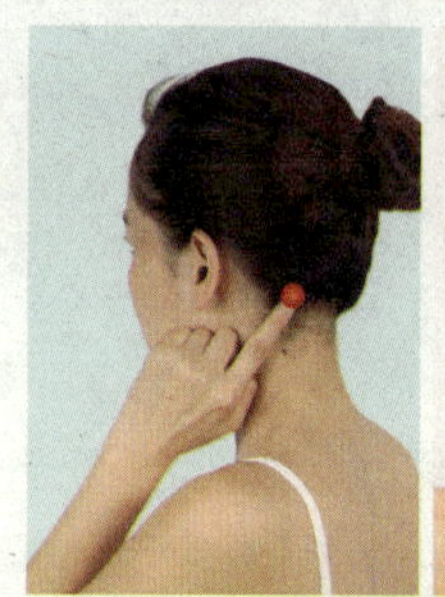

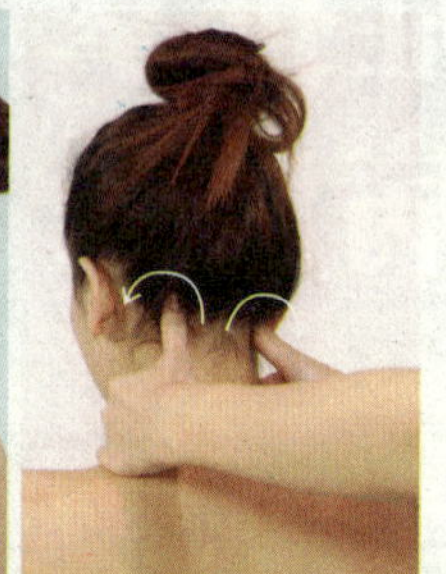

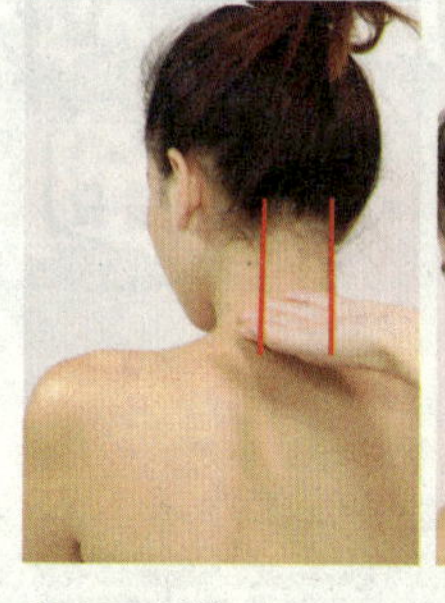

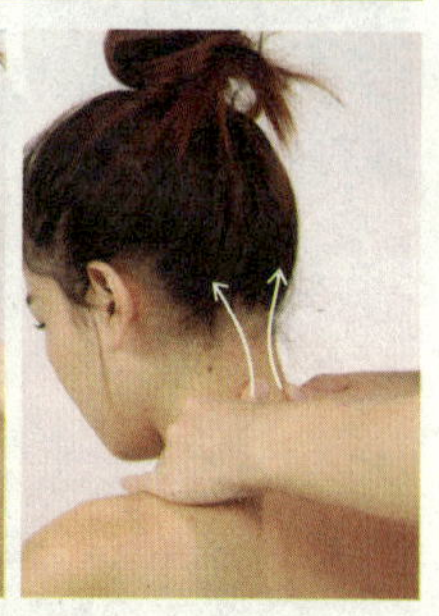

1 拿捏、按揉风池

以手指成钳形拿捏风池（如上左图）30次，再用拇指按揉风池30次，如上右图。

2 揉颈筋

用拇指指腹沿着两侧颈筋（如上左图）向上揉动5～7次，如上右图。

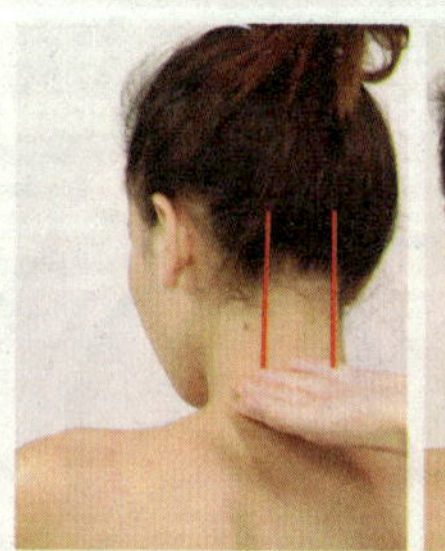

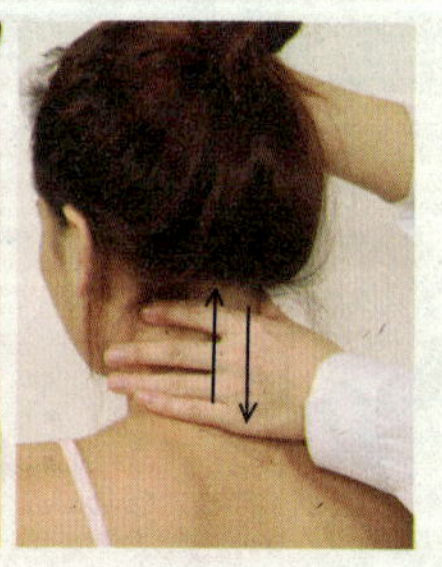

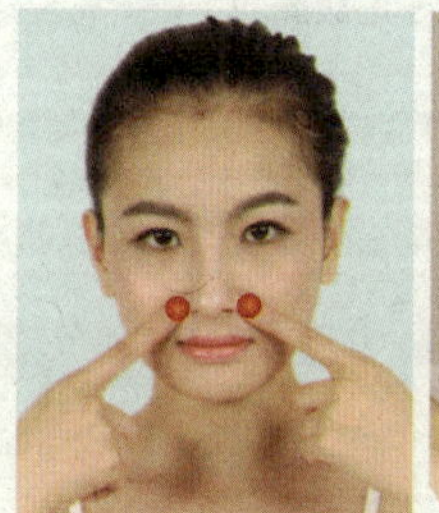

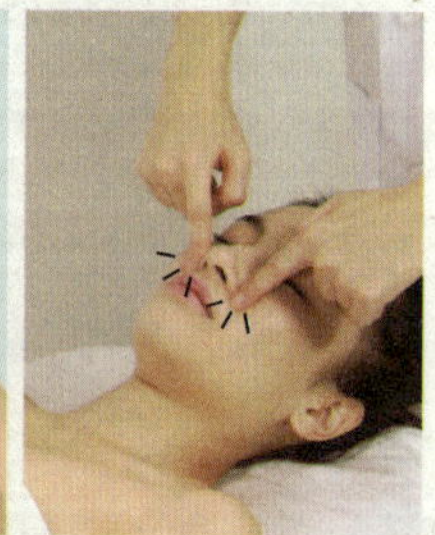

3 拿捏颈筋

以拇指、食指呈钳形拿捏颈筋（如上左图），自风池沿着两侧颈筋来回推10～15次，如上右图。

4 点按迎香

用双手食指指腹点按两侧迎香（如上左图）100次，力度适中，如上右图。

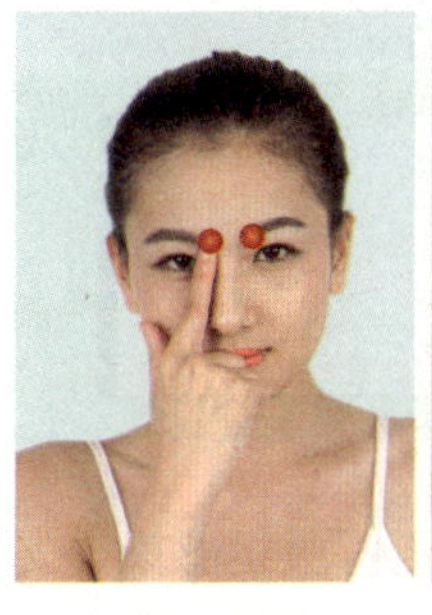

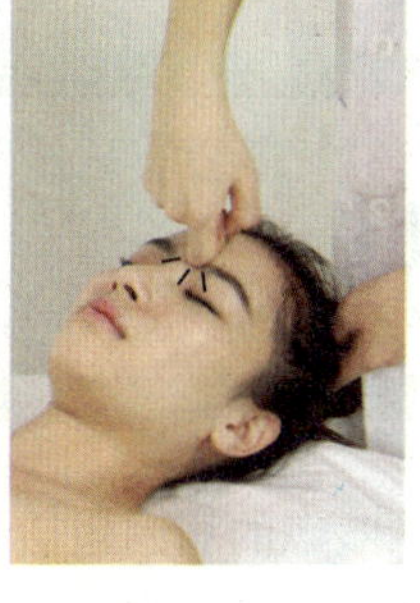

5 点按攒竹

食指扣拳，用食指第二关节点按两侧攒竹（如上左图）150次，如上右图。

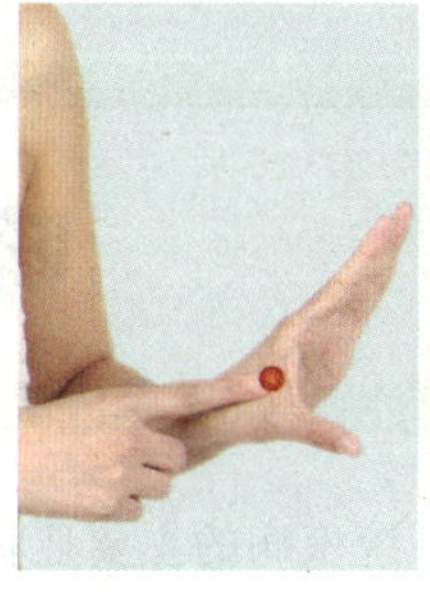

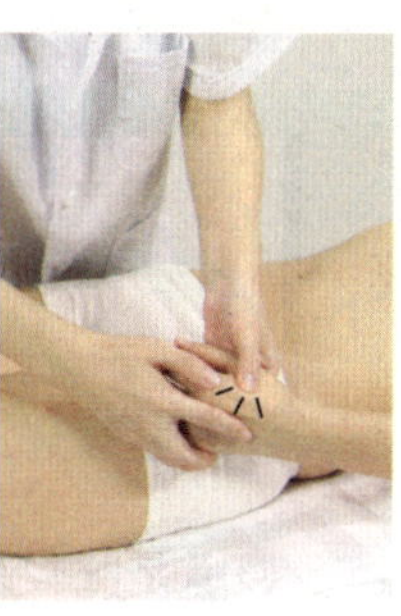

6 掐合谷

拇指和食指两指相对置于合谷（如上左图），用掐法掐两侧合谷5~7次，如上右图。

随证加穴

中医辨证分型

①风寒感冒

鼻塞或鼻痒喷嚏，鼻涕清稀如水，喉痒咳嗽，痰多稀薄，发热轻而恶寒重，无汗，头痛，肢体酸痛。

②风热感冒

发热，不恶寒或轻微怕风，出汗不畅，头痛，鼻塞流浊涕，痰黄稠，口渴，咽喉红肿。

③气虚感冒

时常倦怠乏力，易反复感冒，恶寒较甚，发热，无汗，头身酸痛，咳嗽，痰白。

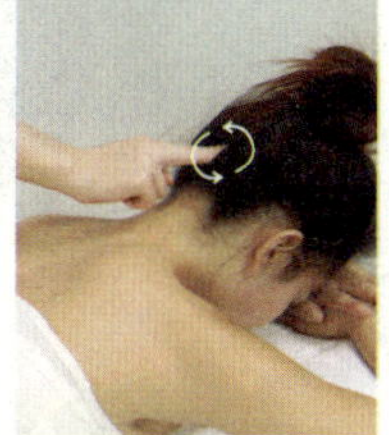

风寒感冒——风府、风门

用食指指腹按揉风府、风门（如下图）各2~3分钟，以酸胀为度，如左图。

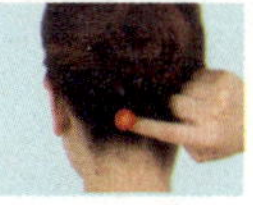

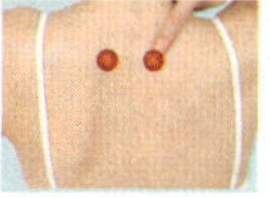

风热感冒——百会、曲池

用食指指腹按揉百会、曲池（如下图）各2~3分钟，以酸胀为度，如左图。

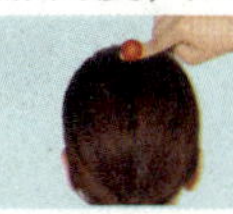

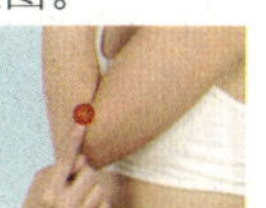

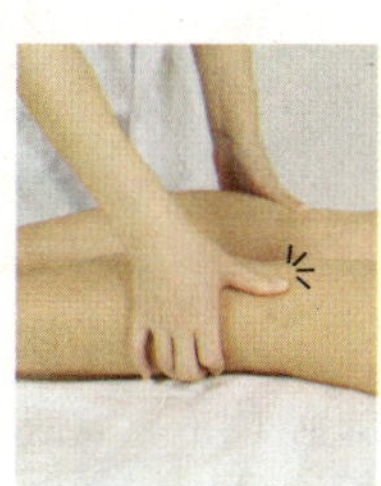

气虚感冒——足三里、委中

用拇指指腹按揉足三里、委中（如下图）各2~3分钟，以酸胀为度，如左图。

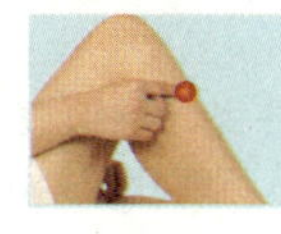

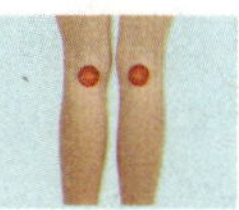

咳嗽

咳嗽是呼吸系统疾病的主要症状。咳嗽的病因包括上呼吸道感染、支气管炎、肺炎、喉炎等。咳嗽的主要症状为喉间有痰声，似水笛哮鸣声，痰多、色稀白或痰色黄稠、量少、易咳出，喉痒欲咳等。中医认为咳嗽是因外感六淫，影响于肺所致的有声有痰之症。在治疗的同时，通过刺激穴位也可以缓解或治疗咳嗽。

基础推拿手法

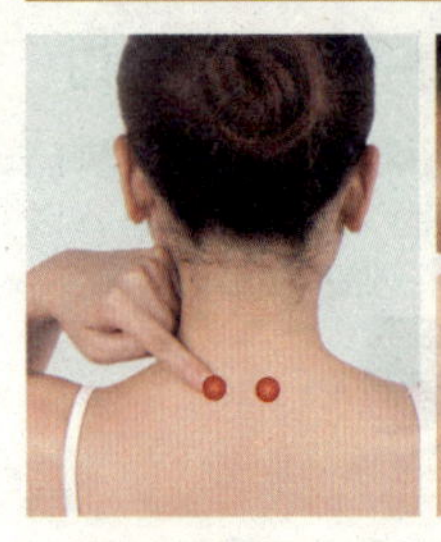
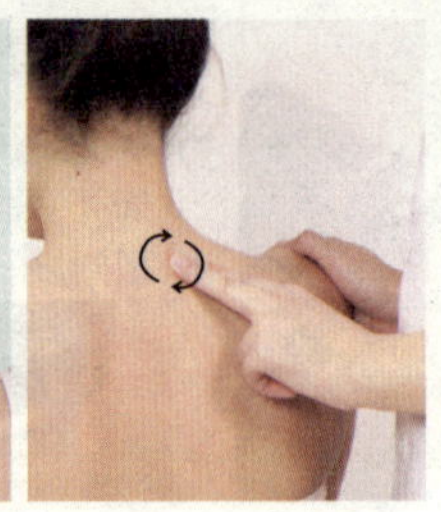

1 按揉定喘

用食指、中指指腹放于定喘（如上左图）上，以顺时针方向有规律地按揉3～5分钟，如上右图。

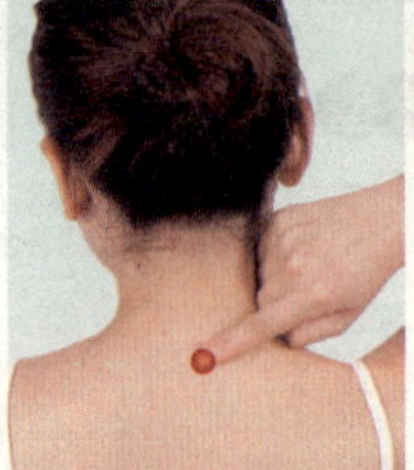
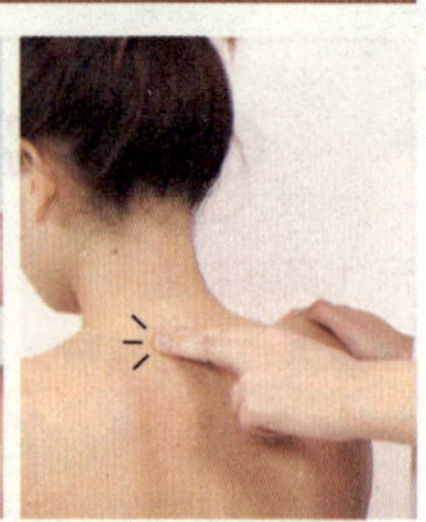

2 按揉大椎

将中指指腹置于大椎（如上左图）上，用力按揉1～2分钟，如上右图。

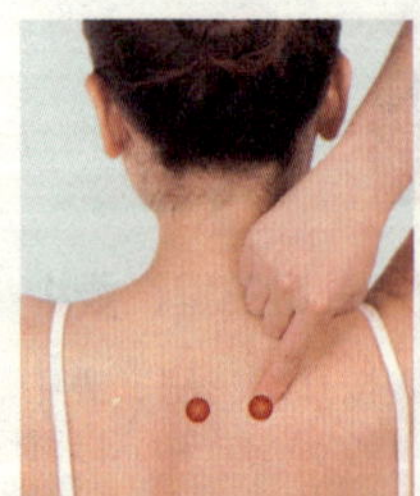
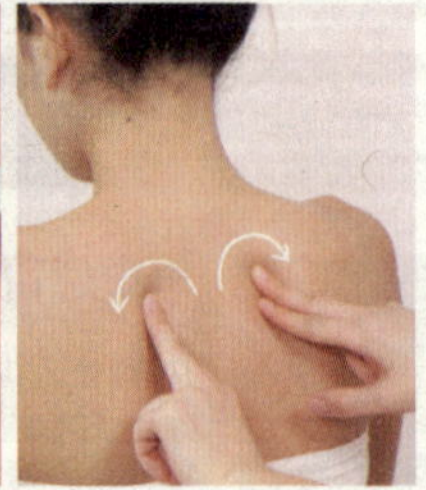

3 按揉肺俞

将食指、中指并拢，指腹放于肺俞（如上左图）上，从内向外按揉3分钟，如上右图。

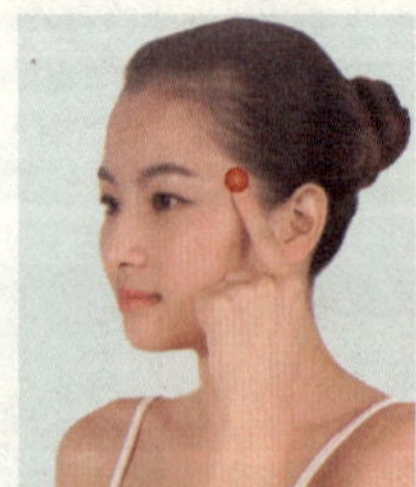
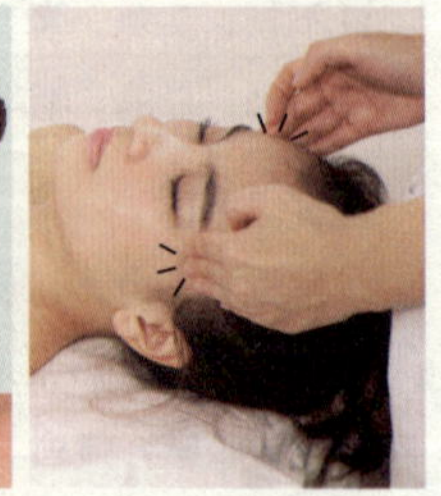

4 揉太阳

将两手四指并拢，置于两侧太阳（如上左图）上，以指腹揉20次，如上右图。

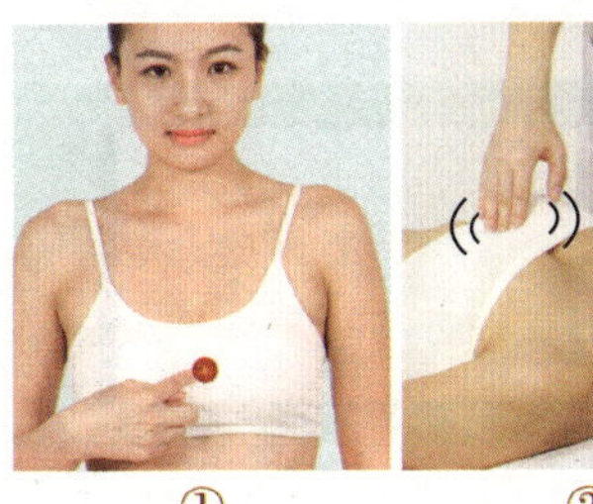

①　②

5 按揉膻中

将食指、中指、无名指并拢，放于膻中（如左①图）上，按揉3分钟，如左②图。

TIPS

膻中为“气会”，心包经的募穴，刺激膻中可以调节全身的气，推动血液循环。

随证加穴

中医辨证分型

①风寒袭肺

咳嗽声重，痰稀色白，伴恶寒发热，无汗，头身疼痛。

②风热犯肺

咳嗽频繁剧烈，咯痰黄稠，咽痛，小便黄。

③痰湿阻肺

痰多色白，胸脘胀满，身体困重。

④肺阴亏虚

干咳声短，少痰或痰中带血，潮热盗汗。

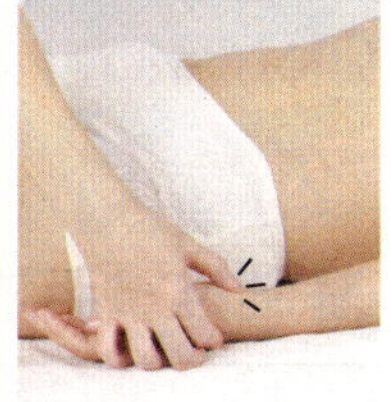

风寒袭肺——风门、太渊

点按风门、太渊（如下图）各40～60次，如左图。

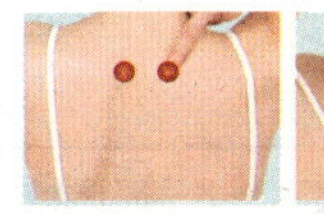

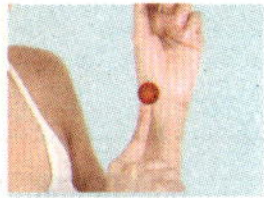

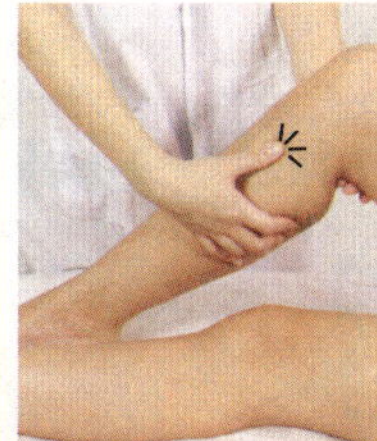

风热犯肺——曲池、少商

推揉曲池、少商（如下图）各2～3分钟，如左图。

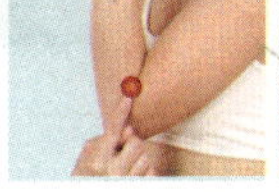

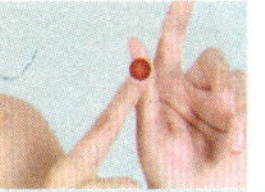

痰湿阻肺——丰隆、阴陵泉

按揉丰隆、阴陵泉（如下图）各2～3分钟，以酸胀为度，如左图。

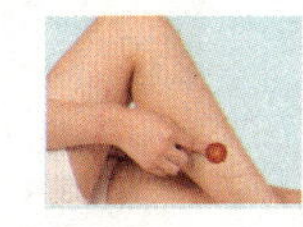

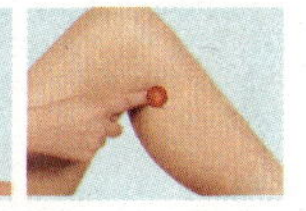

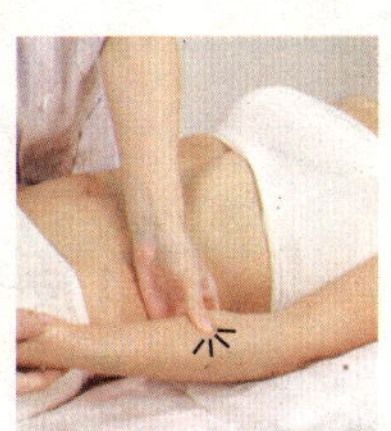

肺阴亏虚——膏肓、孔最

按揉膏肓、孔最（如下图）各2～3分钟，以酸胀为度，如左图。

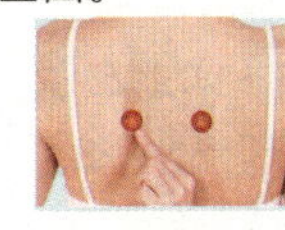

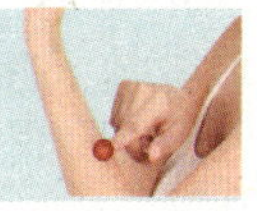

头痛

头痛是临床常见的病症。痛感有轻有重，疼痛时间有长有短，形式也多种多样。常见症状有胀痛、闷痛、撕裂样痛、针刺样痛，部分伴有血管搏动及头部紧箍感，以及发热、恶心、呕吐、头晕、纳呆、肢体困重等症状。头痛的发病原因繁多，如神经痛、颅内病变、脑血管疾病、五官疾病等均可导致头痛。

基础推拿手法

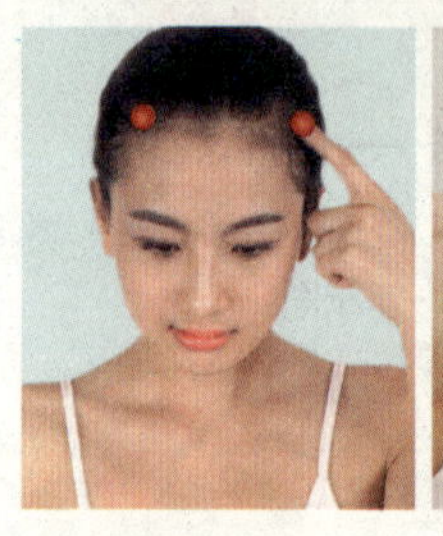
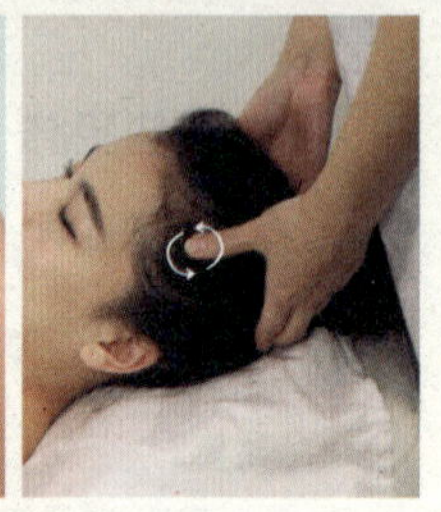

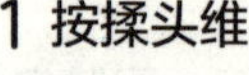
1 按揉头维

用两手大拇指指尖分别放于两侧头维（如上左图）上，其余四指附于患者的同侧脑部，力度由轻渐重，按揉1～2分钟，如上右图。

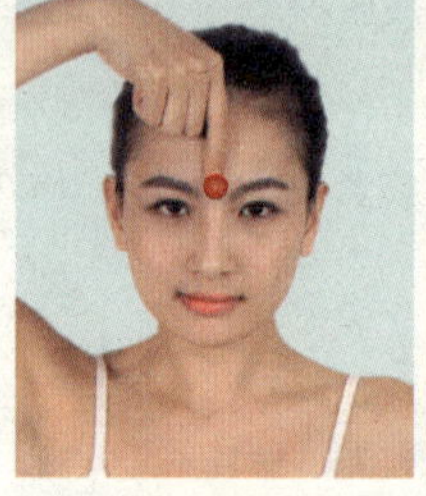
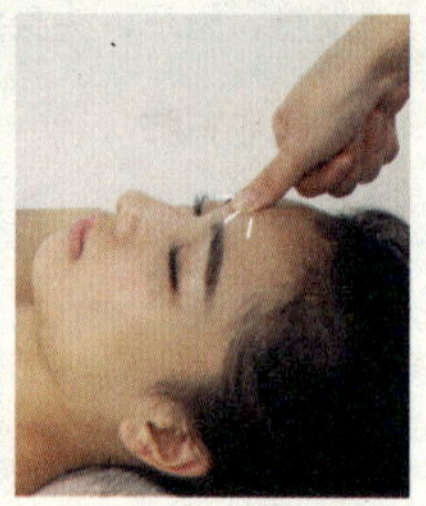

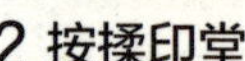
2 按揉印堂

以拇指指腹放于印堂（如上左图）上，其余四指半握拳，按揉50次，如上右图。

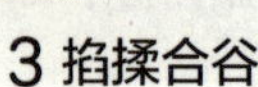
3 掐揉合谷

将拇指放于合谷（如上左图）上，食指顶于掌面，由轻渐重地掐揉3分钟，如上右图。

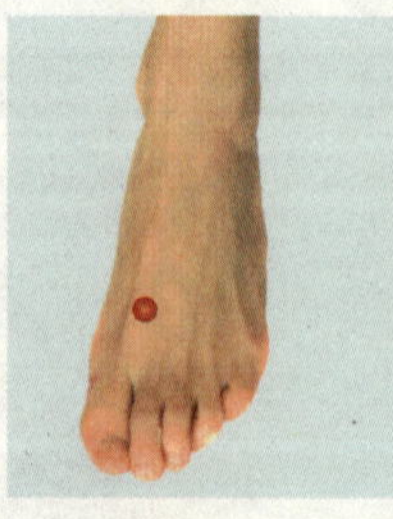
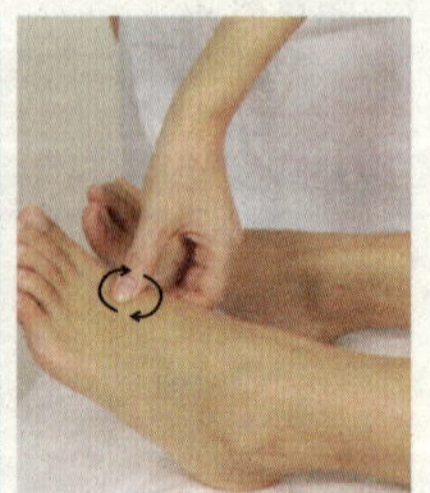

4 按揉太冲

拇指按在太冲（如上左图）上，以顺时针方向按揉30～50次，如上右图。

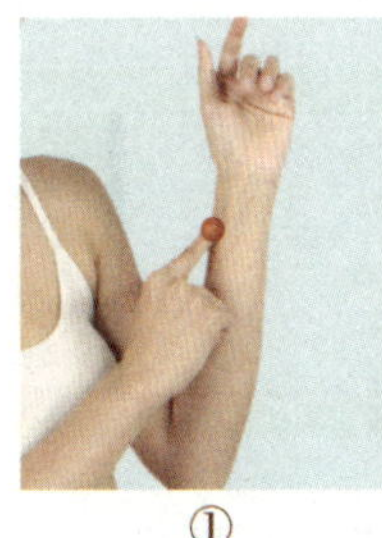
①

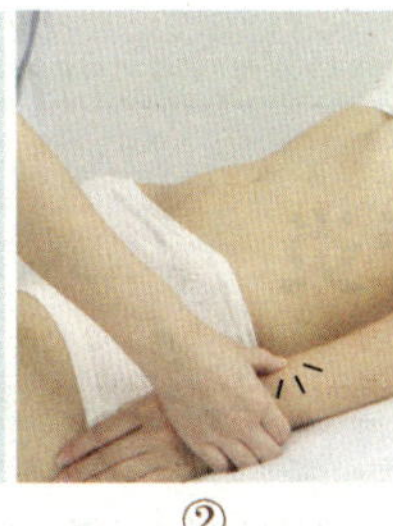
②

5 按揉列缺

将拇指放于列缺（如左①图）上，其余四指附于患者的手臂上，力度适中，按揉3分钟，如左②图。

TIPS

经云“头项寻列缺”，即治疗头部、项部病症，均可取列缺。

随证加穴

中医辨证分型

①风寒头痛

吹风受寒易诱发，有时痛连项背，恶风寒，喜裹头，口不渴。

②风热头痛

头胀痛，甚则如裂，恶风发热，面红耳赤，口渴，或咽红肿痛，尿黄或便秘。

③痰浊头痛

头痛头胀，胸闷，恶心欲呕，口中多涎，易疲倦。

④肾虚头痛

头脑空痛，耳鸣目眩，腰酸腿软，遗精带下。

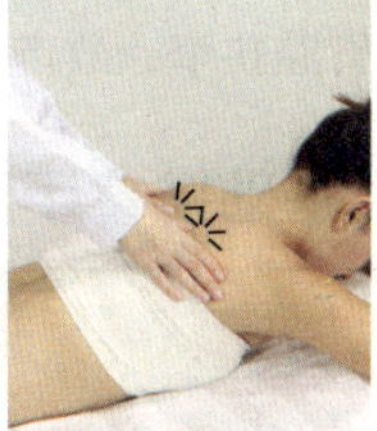

风寒头痛——肺俞、风门

按揉项背部（如左图）5分钟，重点按揉肺俞、风门，如下图。

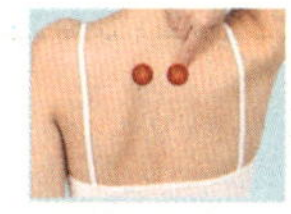
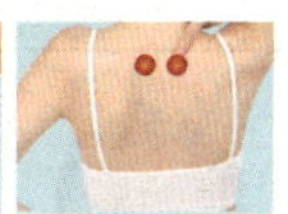

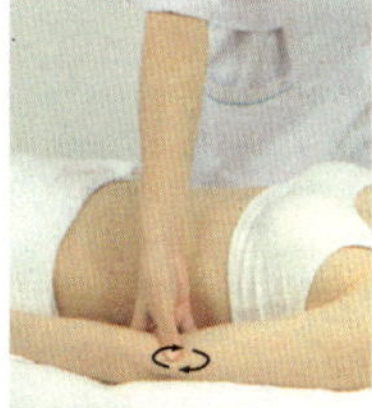

风热头痛——大椎、曲池

按揉大椎、曲池（如下图）各2～3分钟，如左图。

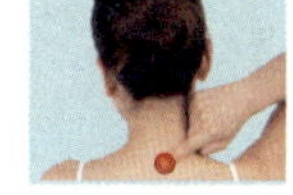
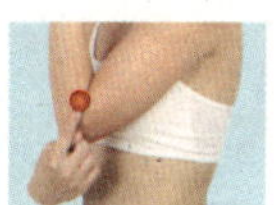

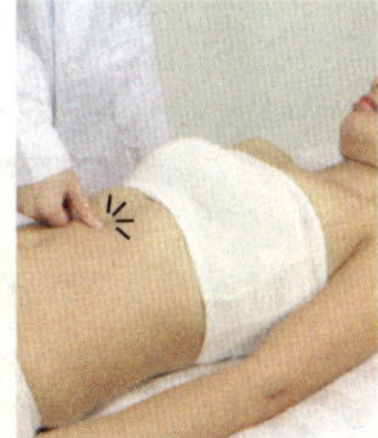

痰浊头痛——中脘、天枢

一指禅推中脘、天枢（如下图），各2～3分钟，如左图。

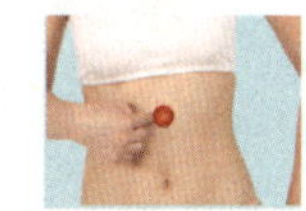
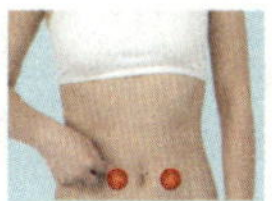

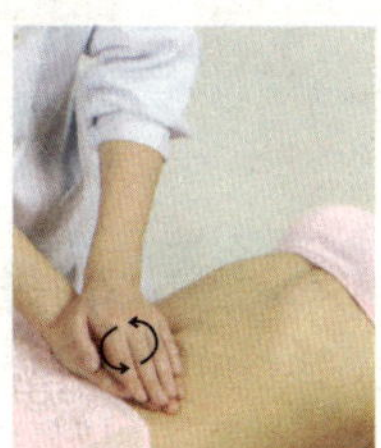

肾虚头痛——气海、关元

揉腹5分钟（如左图），以气海、关元（如下图）为重点。

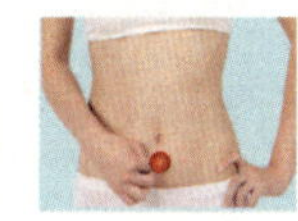
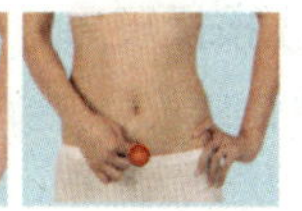

支气管炎

支气管炎是指气管、支气管黏膜及其周围组织的慢性非特异性炎症，临床以长期咳嗽、咳痰、喘息以及反复呼吸道感染为特征。部分患者发病之前先出现急性上呼吸道感染。当合并呼吸道感染时，因细支气管黏膜充血水肿、痰液阻塞及支气管管腔狭窄，故产生气喘。

基础推拿手法

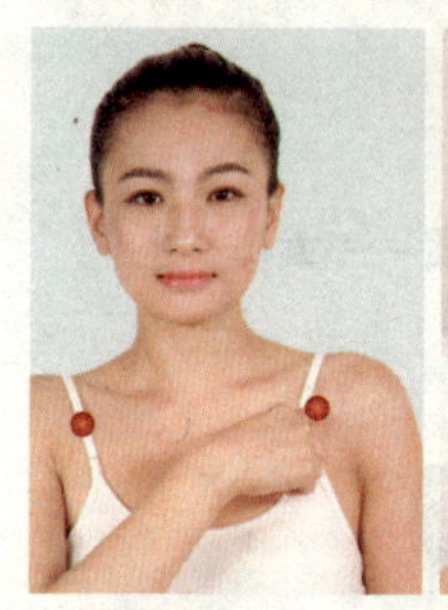
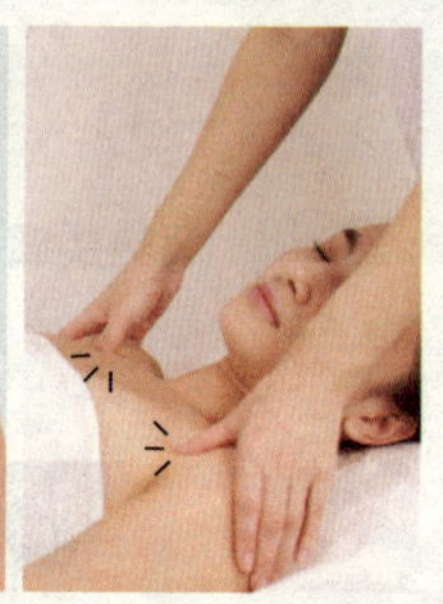

1 按揉中府

将拇指指腹放在中府（如上左图）上，按揉1～2分钟，以酸胀为佳，如上右图。

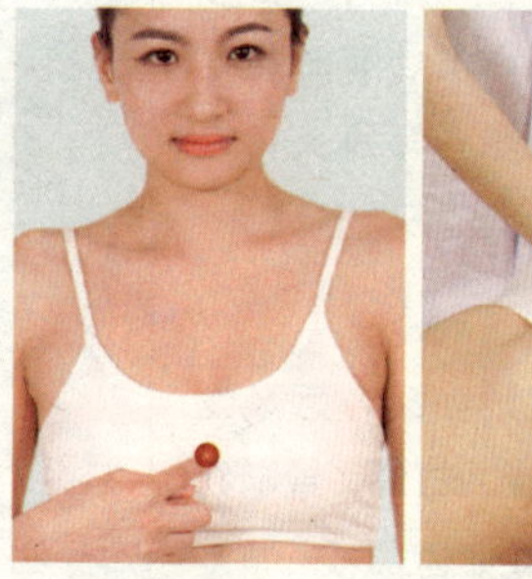
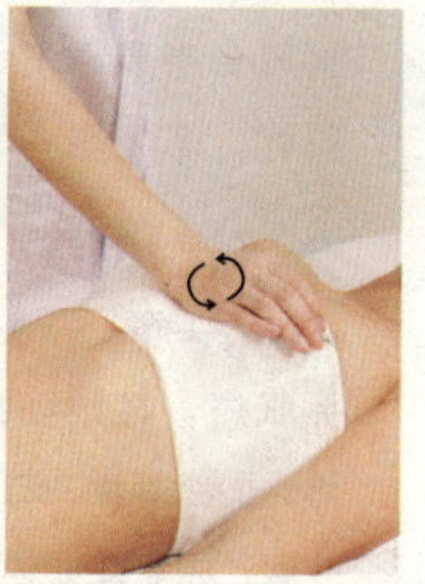

2 按揉膻中

用小鱼际或掌根放在膻中（如上左图），逆时针按揉1分钟，力度稍重，如上右图。

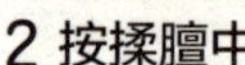

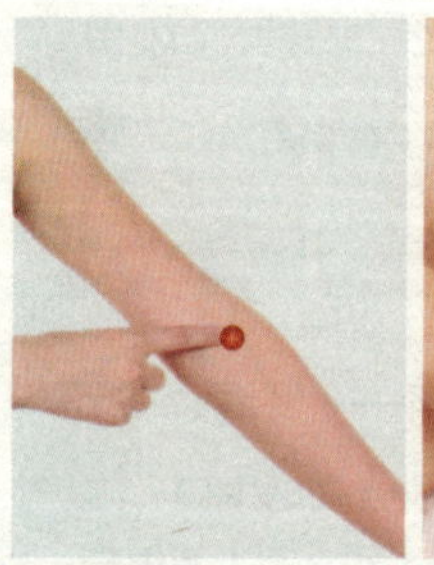
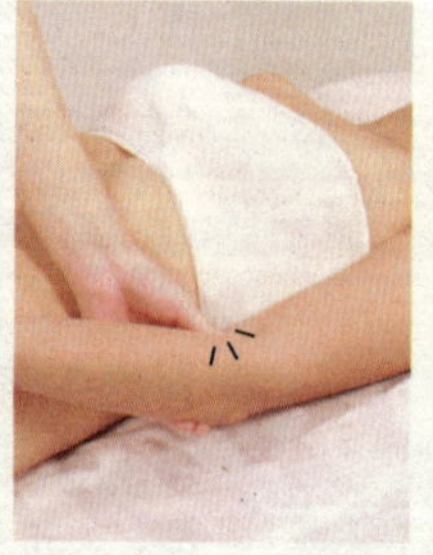

3 按揉尺泽

将拇指放在尺泽（如上左图）上，适当用力揉按1分钟，以酸胀为佳，双手交替进行，如上右图。

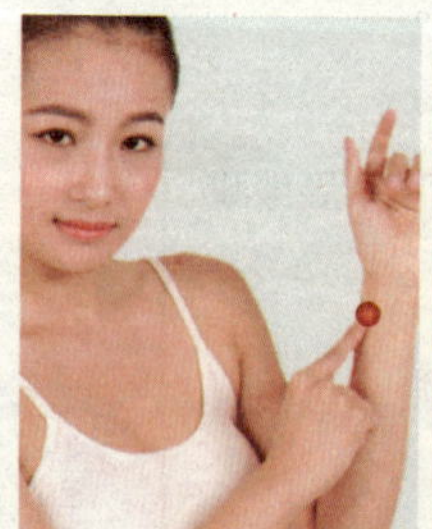
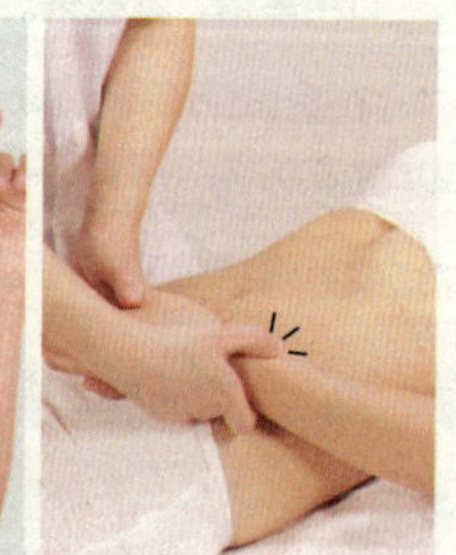

4 按揉列缺

将拇指指腹置于列缺（如上左图）上，揉按1分钟，以潮红为佳，如上右图。

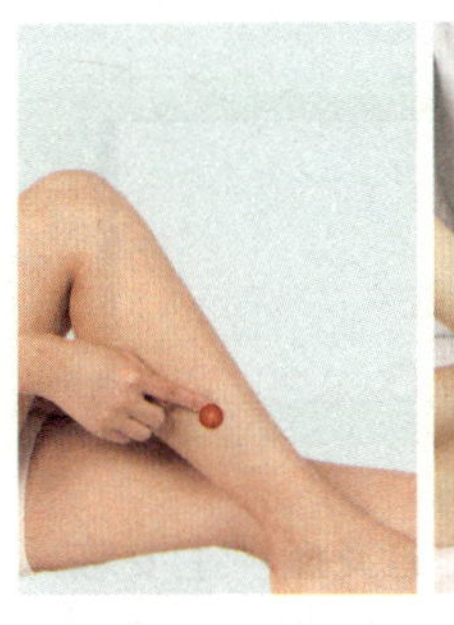
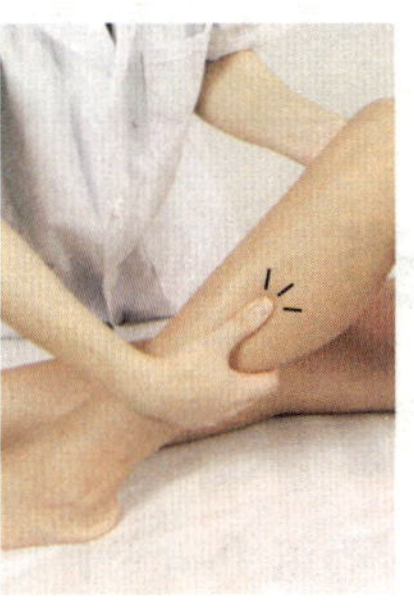

5 按揉丰隆

将拇指放于丰隆（如上左图）上，其余四指半握附于小腿部，揉按3～5分钟，以局部有酸痛感为宜，如上右图。

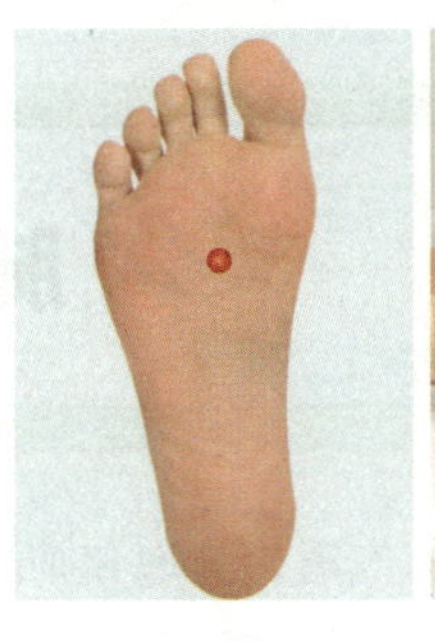
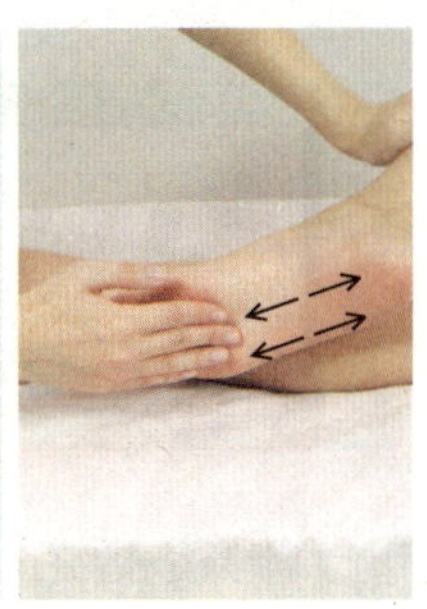

6 推擦涌泉

四指并拢按在涌泉（如上左图），反复推擦1分钟，以足心发热为佳，双脚交替进行，如上右图。

随证加穴

中医辨证分型

①风寒袭肺

痰清白或黏，胸满腹胀，咳嗽声重，肢体酸楚。

②风热犯肺

痰黄或绿，黏稠脓性或带血，胸满气短，大便干，小便黄。

③痰湿蕴肺

病程较长，咳声重浊，痰多黏稠，痰色稀白或灰暗，伴胸闷、腹胀、食少、大便溏稀、疲倦。

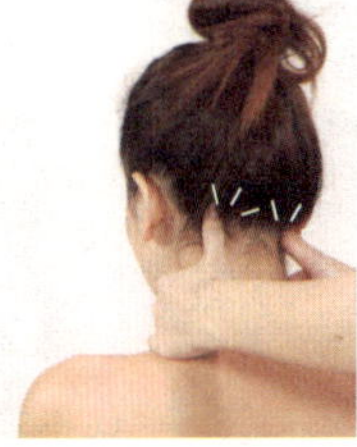

风寒袭肺——风池、风府

按揉风池、风府（如下图）各2～3分钟，以透热为度，如左图。

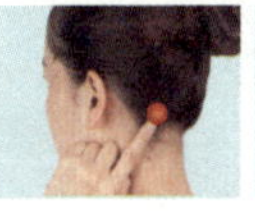
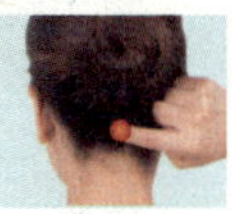

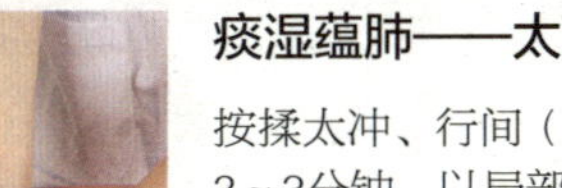

风热犯肺——大椎、曲池

按揉大椎、曲池（如下图）各2～3分钟，以局部酸胀为度，如左图。

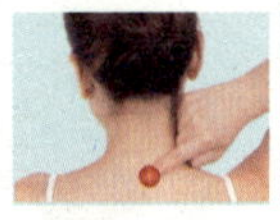
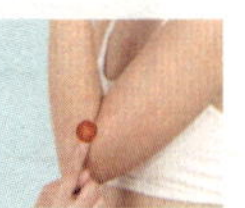

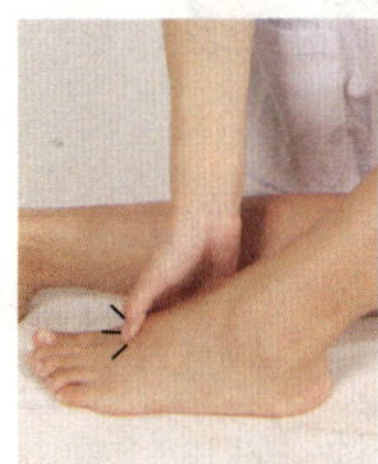

痰湿蕴肺——太冲、行间

按揉太冲、行间（如下图）各2～3分钟，以局部酸胀为度，如左图。

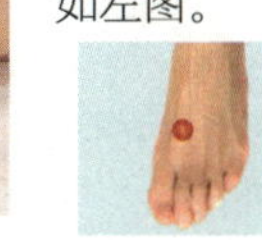
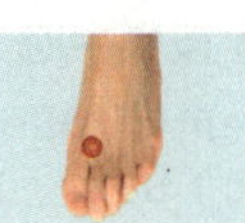

肺炎

肺炎是指终末气道、肺泡和肺间质等组织病变引发的炎症。主要临床表现为寒战、高热、咳嗽、咳痰，深呼吸和咳嗽时，有少量或大量的痰。部分患者伴有胸痛或呼吸困难；病情严重者可并发肺水肿、败血症、感染性休克、支气管扩张等疾病。本病起病急，自然病程通常为7～10天。

基础推拿手法

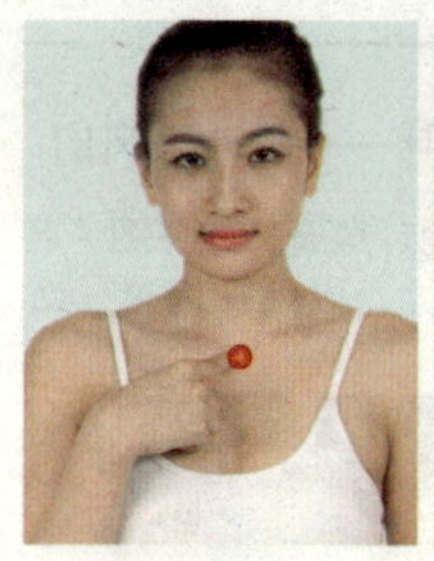
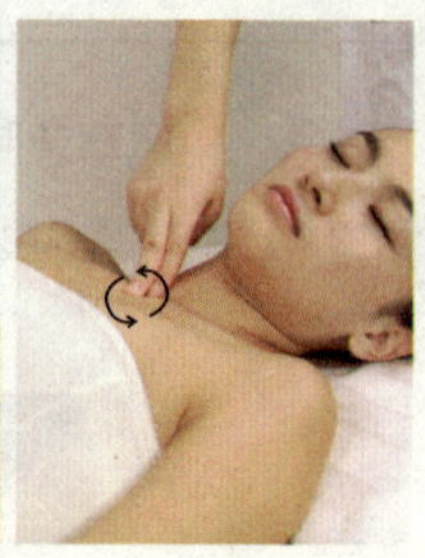

1 按揉天突

将食指、中指并拢，其余三指弯曲握拳，用指腹环形按揉天突（如上左图）50次，力度轻柔，如上右图。

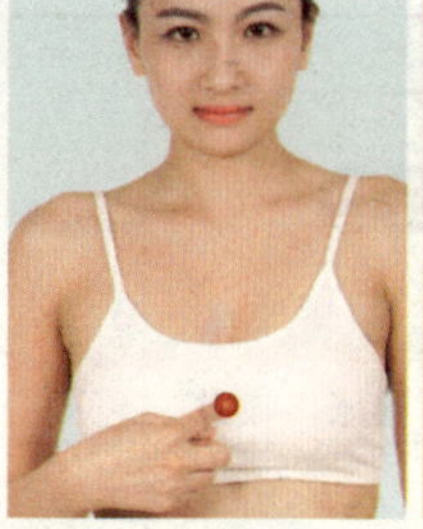
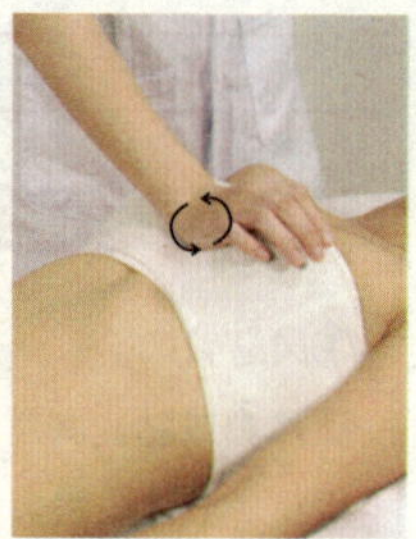

2 按揉膻中

用大鱼际或掌根贴于膻中（如上左图），逆时针揉按3～5分钟，以有胀麻感为宜，如上右图。

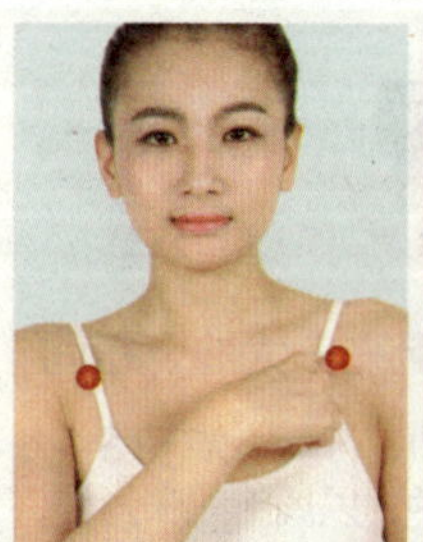
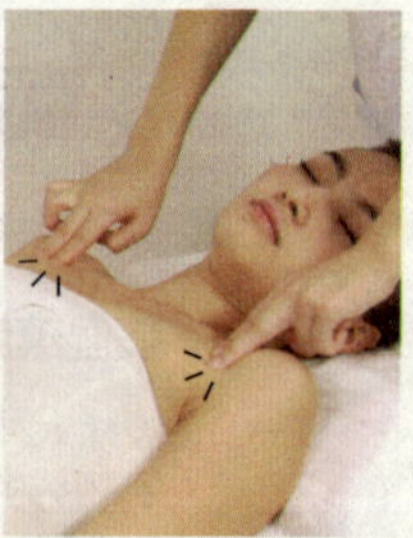
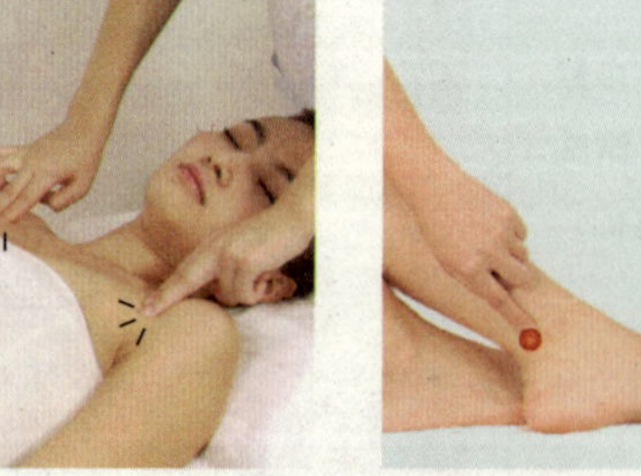

3 按揉中府

先用食指和中指指腹点按中府（如上左图）100次，再向外按揉2～3分钟，如上右图。

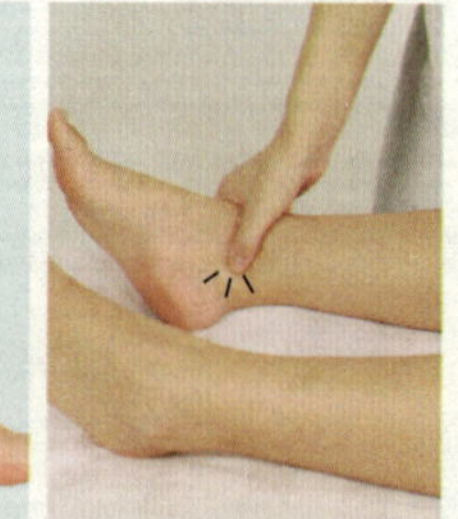
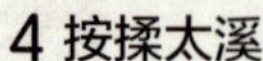

4 按揉太溪

用拇指指腹按揉太溪（如上左图）1～2分钟，以局部酸胀为度，如上右图。

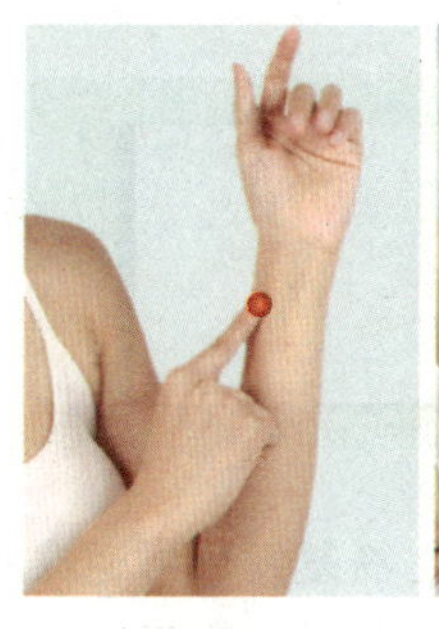
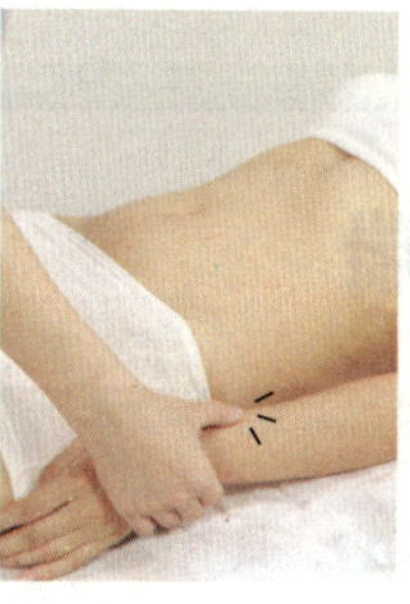

5 点按列缺

用拇指指腹点按列缺（如上左图）30～60次，以酸胀为度，如上右图。

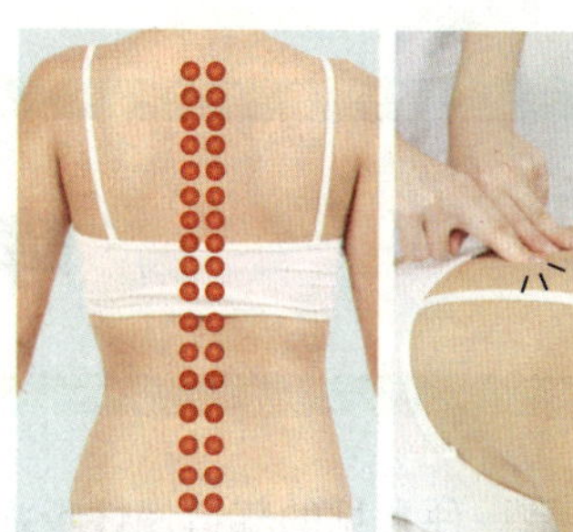

6 点按夹脊

食指、中指并拢，以指腹点按夹脊（如上左图）3～5分钟，如上右图。

随证加穴

中医辨证分型

①表证期

恶寒发热，咳嗽，咳白色黏痰，痰量由少渐多，胸痛，呼吸不畅，口干鼻燥。

②成痈期

高热寒战，烦躁，咳嗽剧烈，咳黄绿色浊痰，心胸胀满。

③溃脓期

咳大量脓痰，或如米粥，或痰血相兼，腥臭异常，胸中烦满而痛，身热，面赤，口渴。

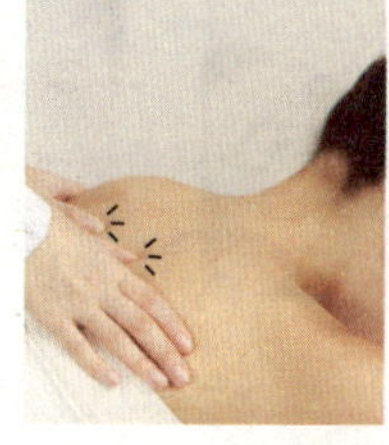

表证期——肺俞、大椎

点按肺俞、大椎（如下图）各3～5分钟，以局部透热为度，如左图。

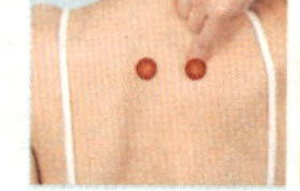

成痈期——肩井、太渊

提拿肩井（如下左图）30～60次；点按太渊（如下右图）30～60次，以酸胀为度，如左图。

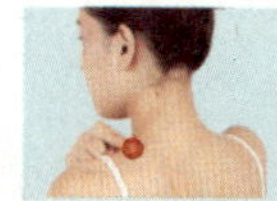
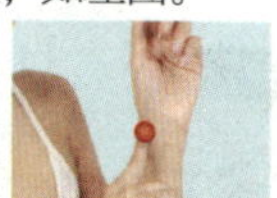

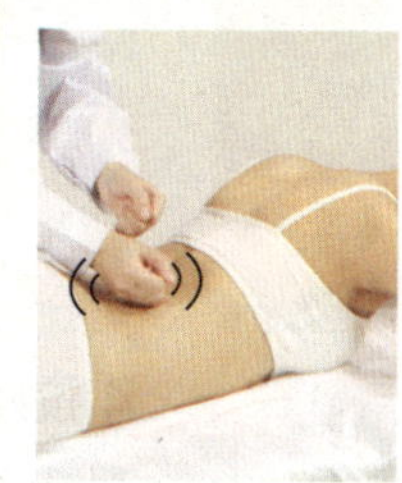

溃脓期——命门、内关

握空拳，对准腰部命门（如下左图）叩击20次，力度轻；按内关（如下右图）2～3分钟，如左图。

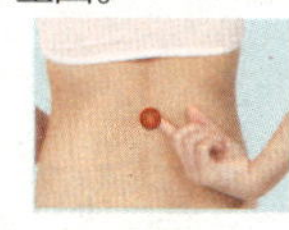
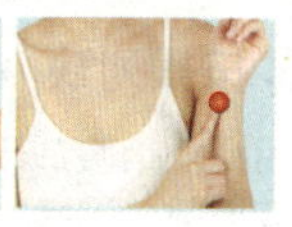

哮喘

哮喘是一种常见的气道慢性炎症疾病，具有多变性、易复发、可逆性气流阻塞和支气管痉挛等特征。常常表现为喘息、气促、咳嗽、胸闷等症状突然发生。这些症状经常在患者接触烟雾、香水、油漆、灰尘、宠物、花粉等刺激性气体或变应原之后发作。按摩相应穴位可以增强体质，减少哮喘发作的频率。

基础推拿手法

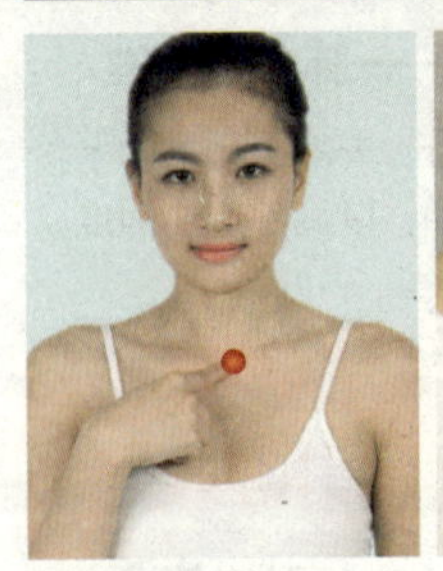
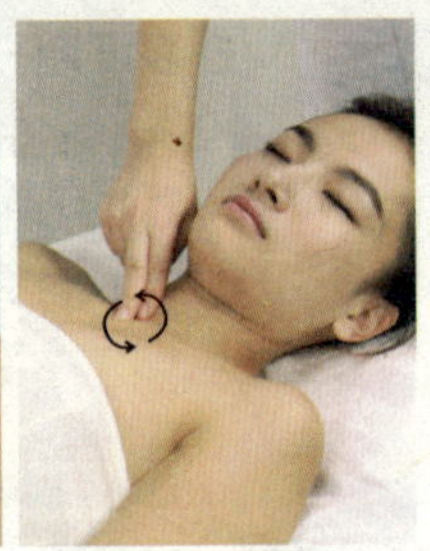
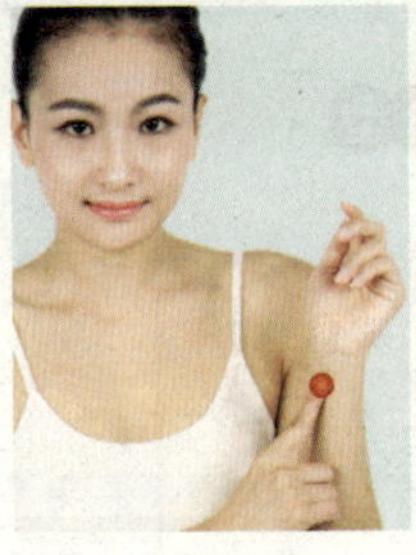
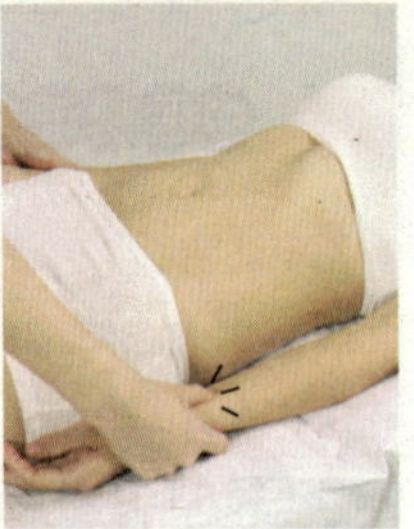

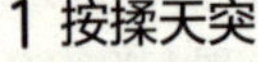

1 按揉天突

将食指与中指并拢，放于天突（如上左图）处，逆时针按揉50次，如上右图。

2 按揉内关

用拇指指腹揉按内关（如上左图）3～5分钟，以局部酸痛为佳，如上右图。

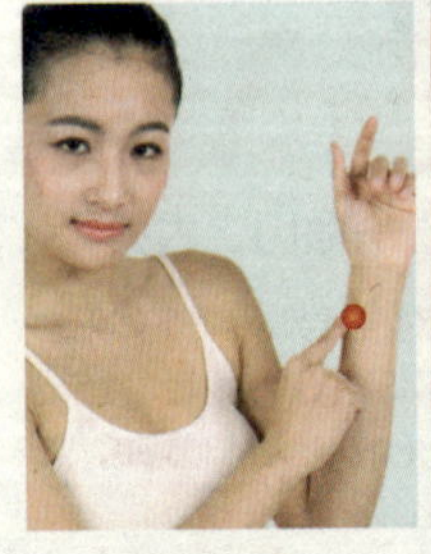
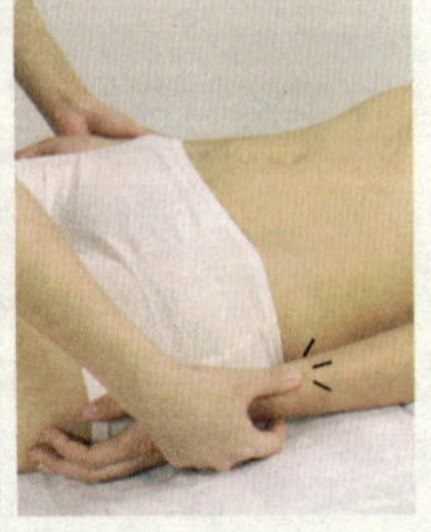

3 按揉列缺

用拇指指腹放于列缺（如上左图）处，力度稍重，按揉3～5分钟，如上右图。

4 按揉天宗

用拇指指腹按揉天宗（如上左图）2～3分钟，以局部酸胀为度，如上右图。

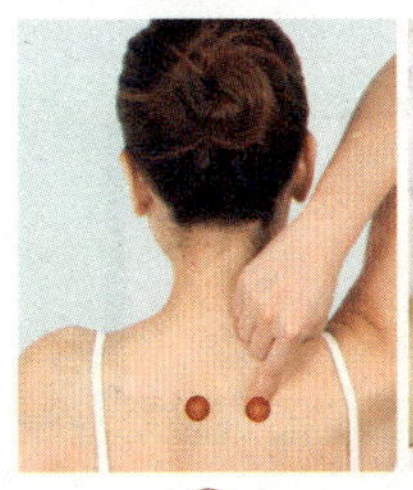
①

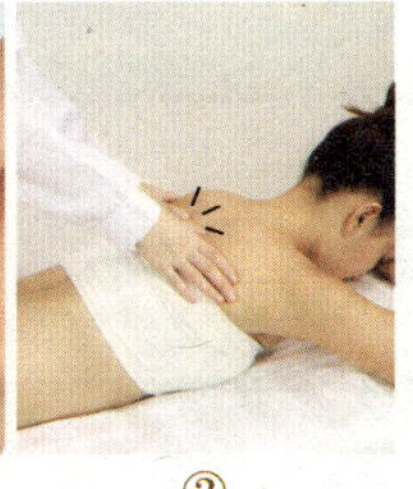
②

5 按揉肺俞

用拇指指腹按揉肺俞（如左①图）2～3分钟，以局部酸胀为度，如左②图。

TIPS

在肺炎、哮喘病人的肺俞处，常常有圆形结节或者压痛。

随证加穴

中医辨证分型

①风寒外袭

喉中哮鸣如水鸡声，痰多色白，痰质稀薄或多泡沫。

②痰热阻肺

喉中痰鸣如吼，呼吸气粗，痰色黄或白，痰质黏稠，口渴，便秘。

③肺气虚

喉中痰鸣，喘促气短，痰稀，疲倦乏力。

④肾气虚

气息短促、呼多吸少，稍一活动哮喘就加重，伴耳鸣、腰膝酸软。

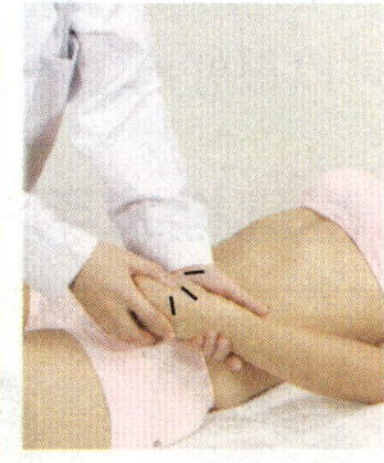

风寒外袭——合谷、风门

按揉合谷、风门（如下图）各2～3分钟，以酸胀为度，如左图。

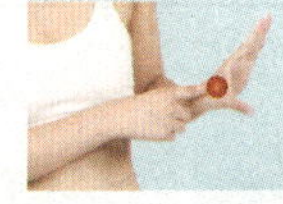
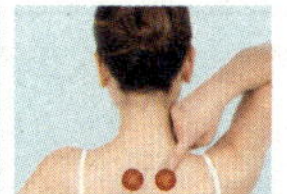

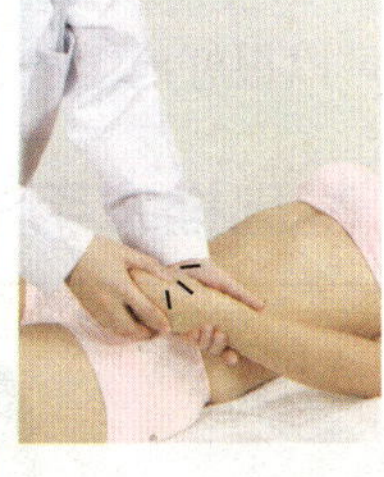

痰热阻肺——丰隆、曲池

按揉丰隆、曲池（如下图）各2～3分钟，以酸胀为度，如左图。

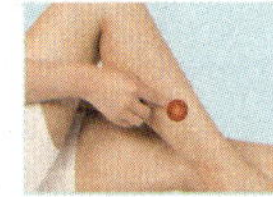
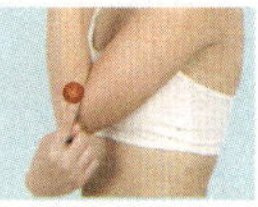

肺气虚——气海、膻中

摩揉气海、膻中（如下图）各2～3分钟，以透热为度，如左图。

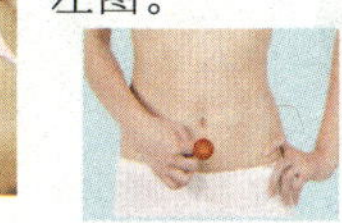
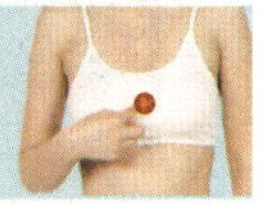

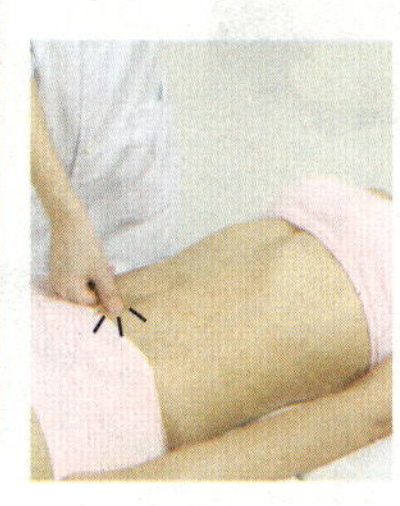

肾气虚——阴谷、关元

按揉阴谷、关元（如下图）各2～3分钟，以酸胀为度，如左图。

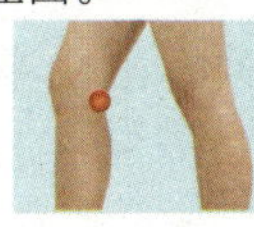
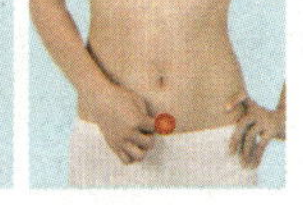

鼻炎

鼻炎是病毒、细菌、变应原、各种理化因子以及某些全身性疾病引起的鼻腔黏膜的炎症，分为急性、慢性和过敏性鼻炎；表现为鼻流腥臭浊涕、鼻塞、嗅觉减退等。中医认为鼻炎与肺、肝、脾有关，由风邪、湿邪或热邪导致。按摩局部穴位可以很好地缓解鼻炎症状，让您呼吸通畅。

基础推拿手法

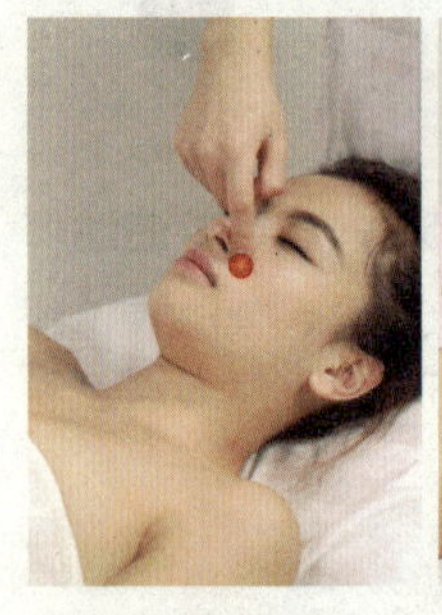
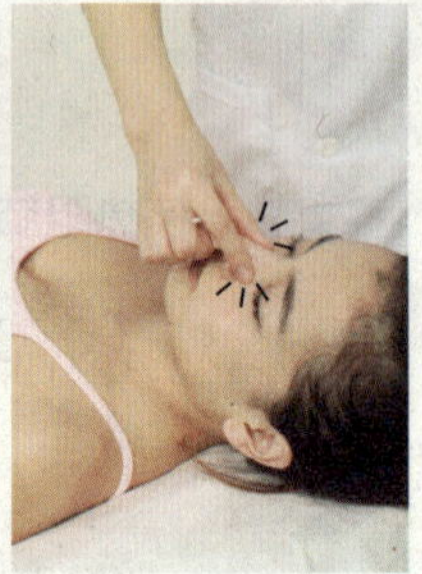

1 揉捏鼻部

用手指在鼻部两侧（如上左图）自上而下反复揉捏5分钟，如上右图。

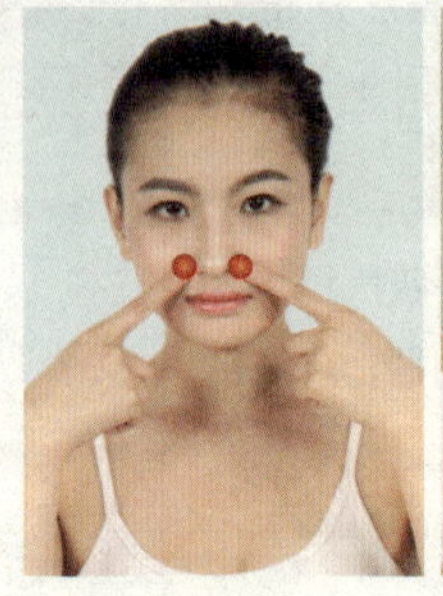
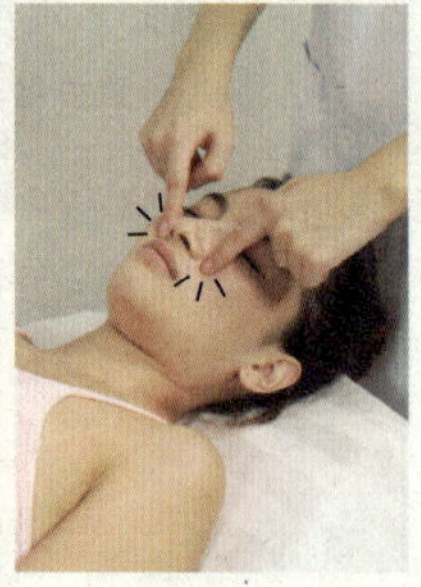

2 点揉迎香

轻轻点按迎香（如上左图），并以顺时针方向回旋按摩1分钟，如上右图。

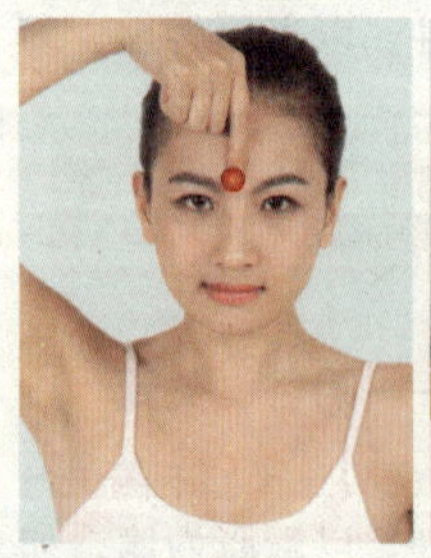
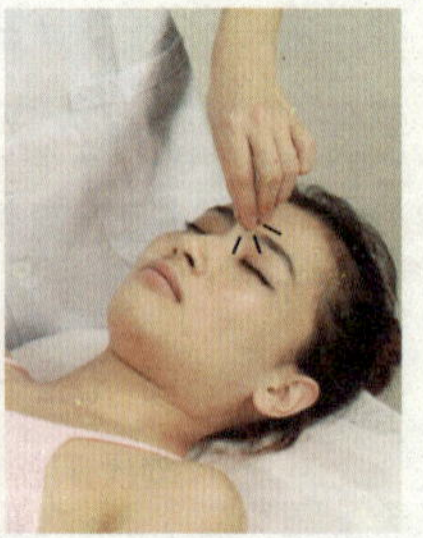

3 捏印堂

用拇指和食、中两指相对，挟提印堂（如上左图），双手交替捻动，向前推进50次，如上右图。

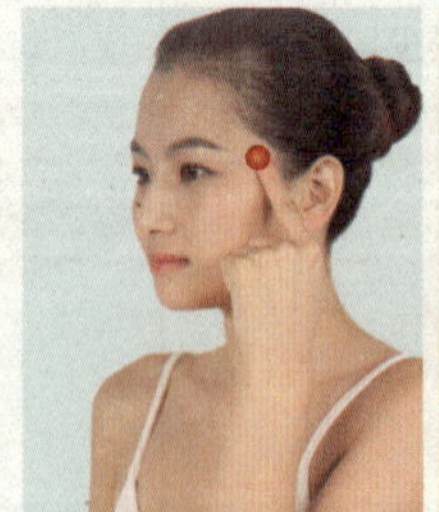
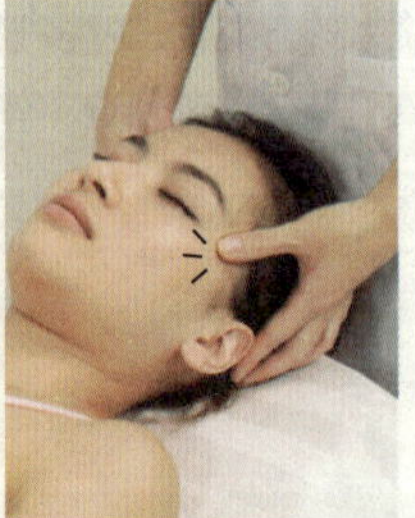

4 按揉太阳

用双手拇指指腹按揉两侧太阳（如上左图）1分钟，力度稍重，如上右图。

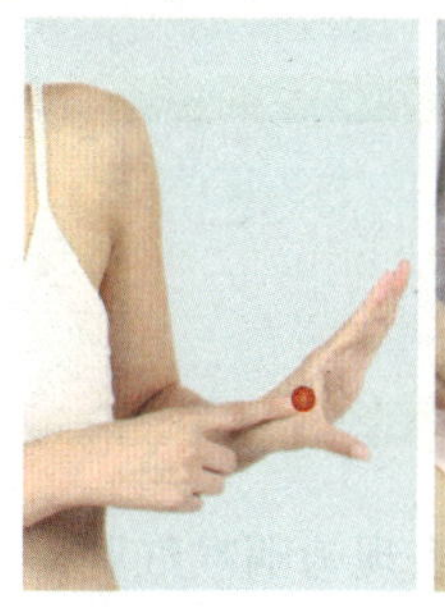

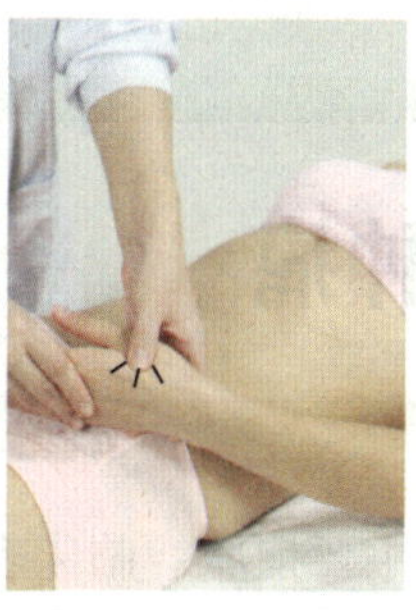

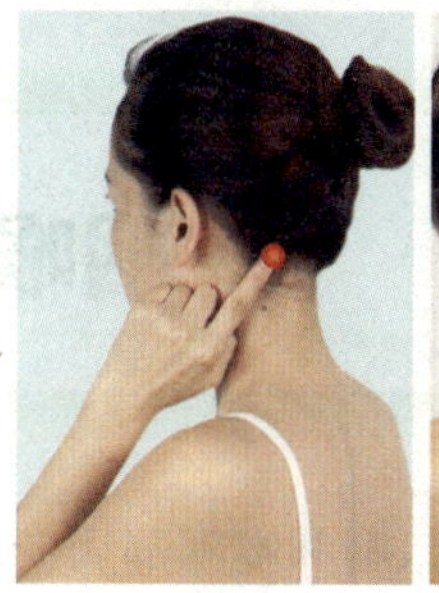

5 按揉合谷

用拇指指腹按揉合谷（如上左图），先左后右，各1～3分钟，以潮红发热为度，如上右图。

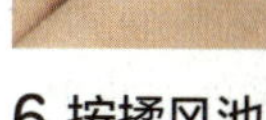

6 按揉风池

用拇指指腹按压在风池（如上左图）上，从内向外按揉1分钟，如上右图。

随证加穴

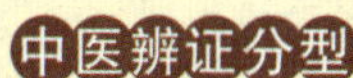

中医辨证分型

①肺经风热

鼻部不适，黄白黏涕量多，反复阵发鼻塞。

②肝胆郁热

鼻涕黄浊黏稠，鼻塞较重，伴眉心部疼痛。

③脾经湿热

鼻涕黄浊带有臭味，嗅觉减退，伴头痛脑涨。

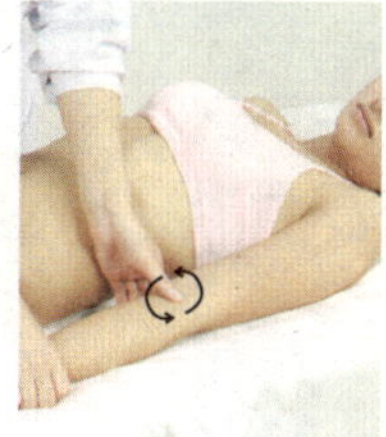

肺经风热——尺泽、少商

按揉尺泽、少商（如下图）各1～3分钟，以潮红发热为度，如左图。

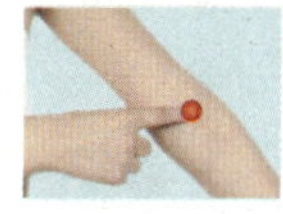

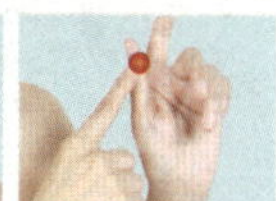

肝胆郁热——行间、侠溪

点按行间、侠溪（如下图）各40～60次，以酸胀为度，如左图。

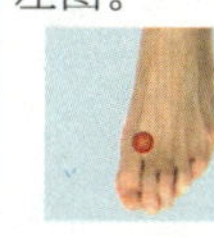

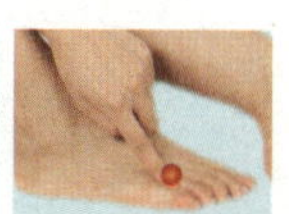

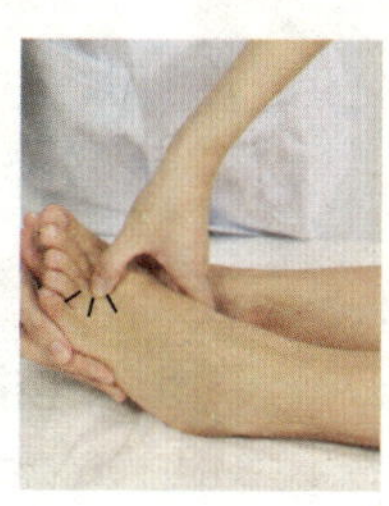

脾经湿热——内庭、阴陵泉

按揉内庭、阴陵泉（如下图）各2～3分钟，以酸胀为度，如左图。

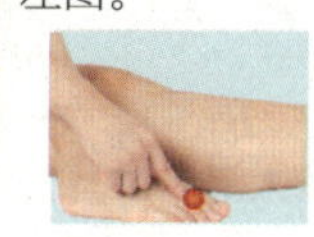

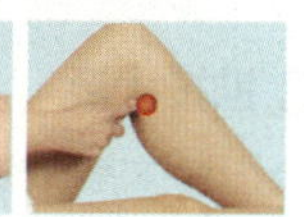

咽喉肿痛

咽喉肿痛是口咽和喉咽部病变的主要症状。临床表现为咽喉红肿疼痛，吞咽不适为主症，多伴有发热、咳嗽等上呼吸道感染症状，及食欲缺乏等全身症状，在中医学中属于“喉痹”等范畴。按摩特定穴位可以清热解毒、消炎止痛。

基础推拿手法

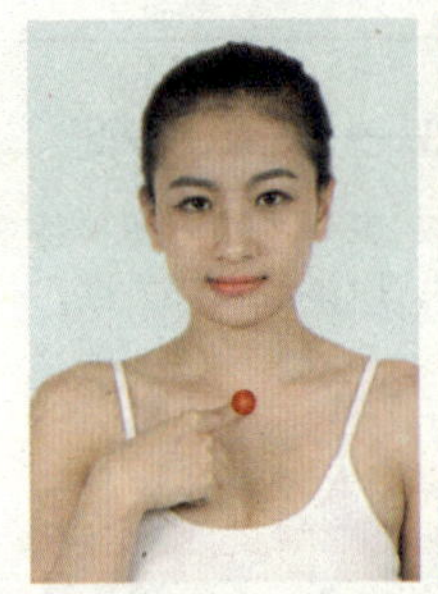
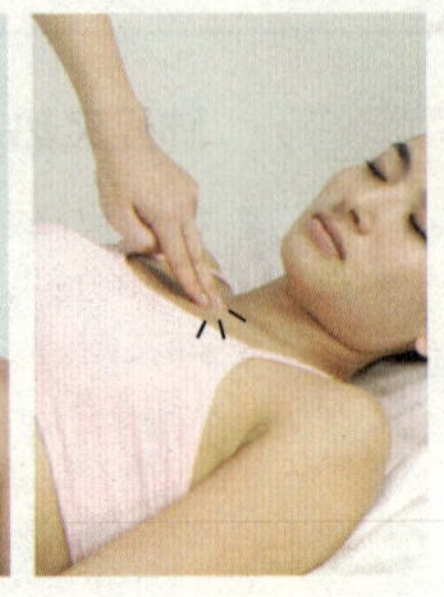

1 按揉天突

将食指、中指并拢，用两指指腹持续按揉天突（如上左图）3~5分钟，如上右图。

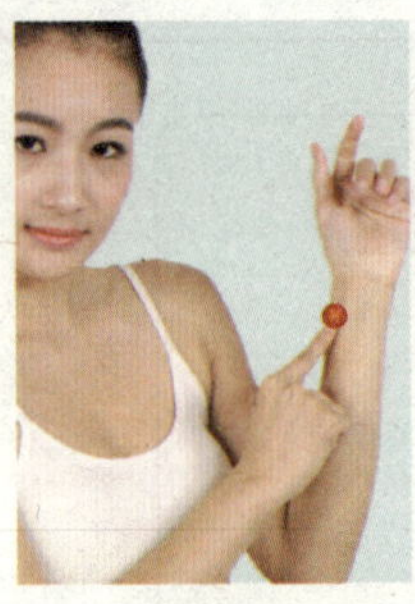
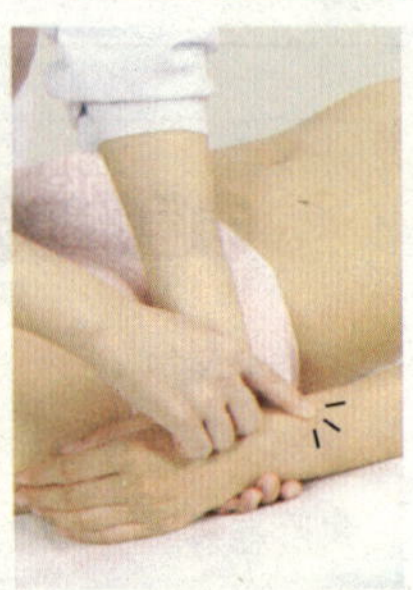

2 按揉列缺

用食指指腹按揉列缺（如上左图）1~3分钟，以局部酸胀为度，如上右图。

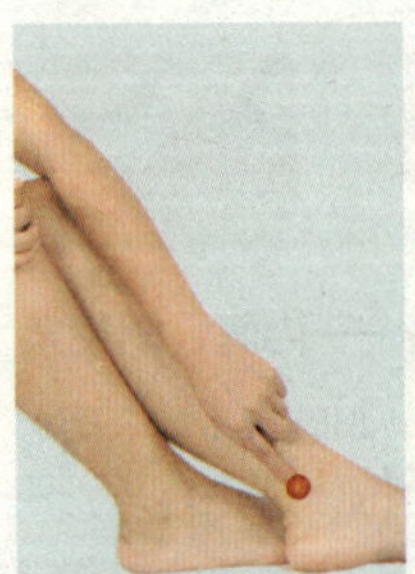
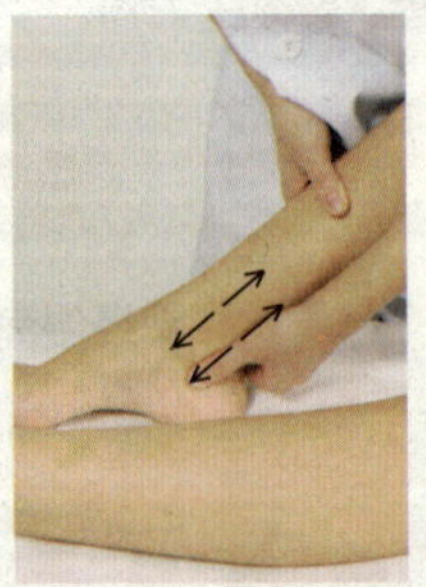

3 推按太溪

用拇指往返推按太溪（如上左图）1~3分钟，以局部酸胀为度，如上右图。

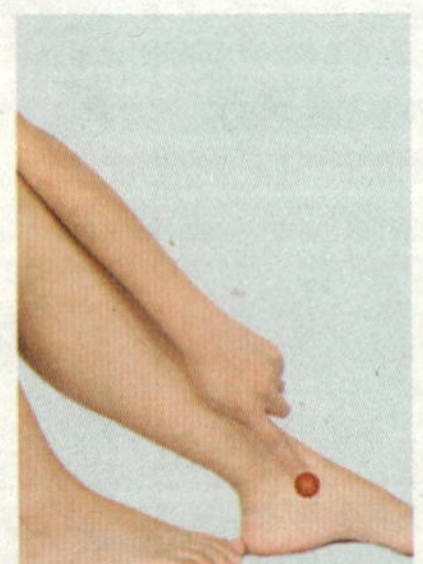
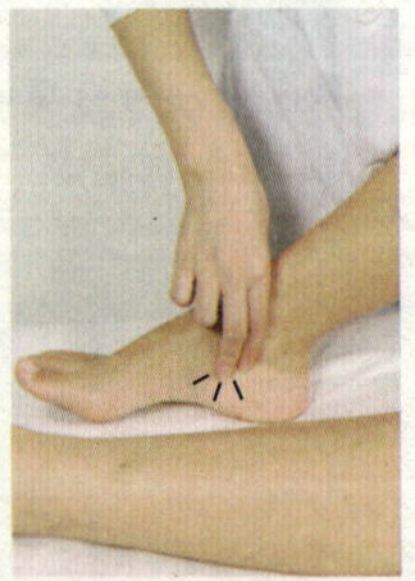

4 按揉照海

将食指、中指并拢，用两指指腹按揉照海（如上左图）2~3分钟，如上右图。

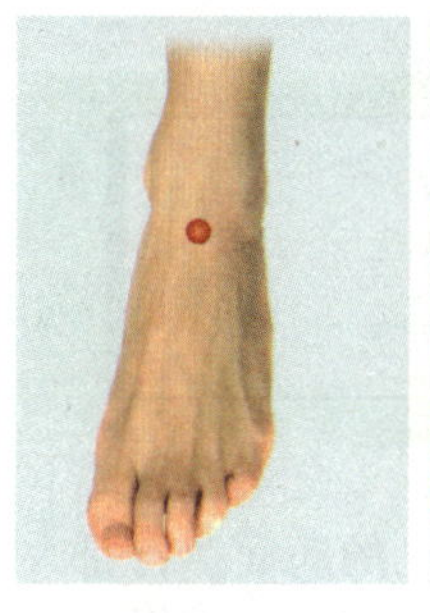

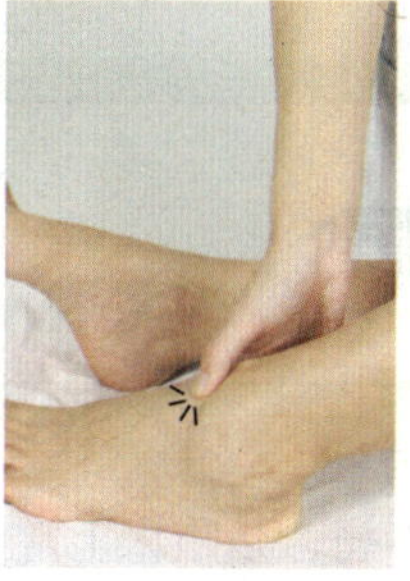

5 按揉解溪

用拇指指腹按揉解溪（如上左图）60～100次，力度可稍重，以局部酸痛为度，如上右图。

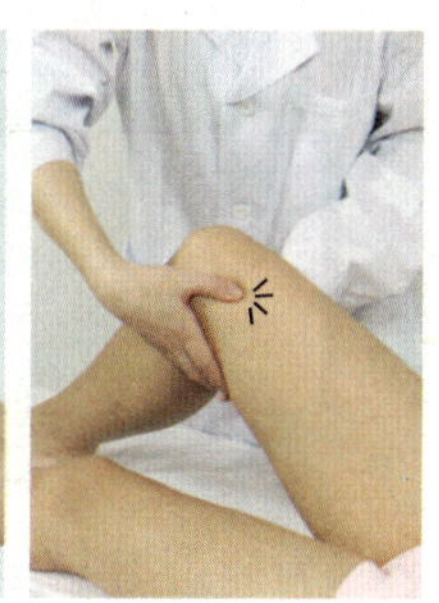

6 按揉血海

用手指指腹垂直按揉血海（如上左图）1～3分钟，以局部酸胀为度，如上右图。

随证加穴

中医辨证分型

①风热外侵

咽部微红肿，干燥灼热感，微痛，或痒咳，吞咽不利，可伴有发热、微恶寒、头痛，咳嗽痰黄。

②风寒袭肺

咽部微痛或痒，黏膜淡红不肿，吞咽不顺，伴恶寒微热，无汗，鼻流清涕，咳嗽痰清稀。

③肺胃热盛

咽部红肿疼痛较剧，吞咽困难，痰多而黄，不易咯出，发热，口干，头痛，大便干结，小便黄。

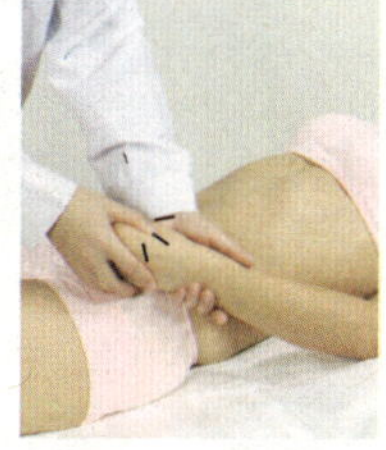

风热外侵——合谷、曲池

按揉合谷、曲池（如下图）各2～3分钟，以局部酸胀为度，如左图。

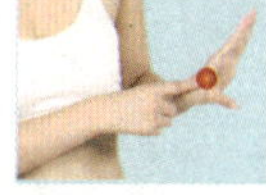

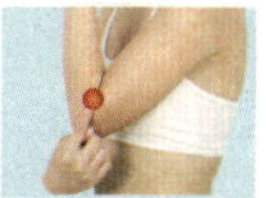

风寒袭肺——大椎、肺俞

按揉大椎、肺俞（如下图）各2～3分钟，以透热为度，如左图。

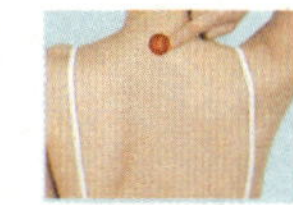

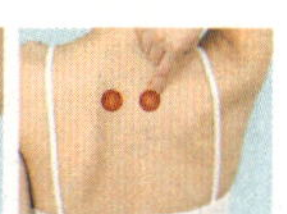

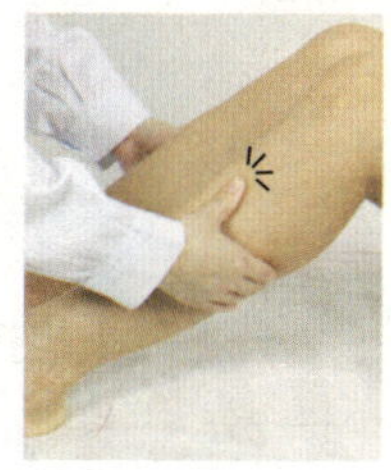

肺胃热盛——少商、足三里

点按少商、足三里（如下图）各2～3分钟，以局部酸胀为度，如左图。

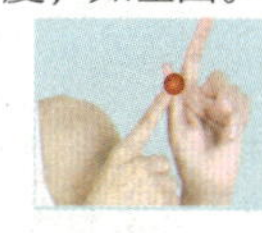

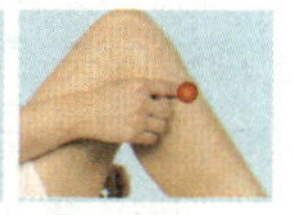

胃痛

胃痛是指上腹胃脘部近心窝处的疼痛，是临床上常见的病症。胃是人体内重要的消化器官之一。引起胃痛的疾病有很多，有一些还是非常严重的疾病，常见的有急、慢性胃炎，胃、十二指肠溃疡，胃黏膜脱垂，胃下垂，胰腺炎，胆囊炎及胆石症等。中医认为，本病是由气机阻滞或胃腑失养导致。

基础推拿手法

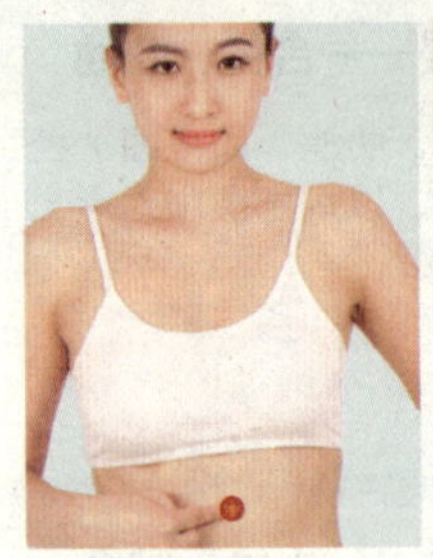
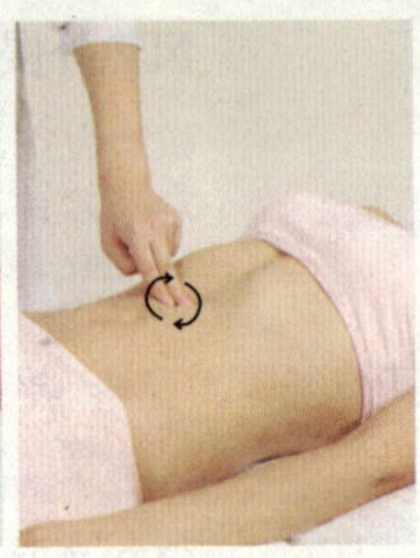

1 按揉中脘

食指与中指并拢，指腹放于中脘（如上左图）上，顺时针按揉2分钟，如上右图。

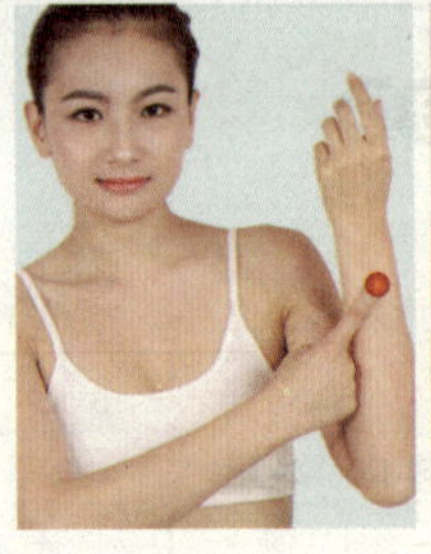
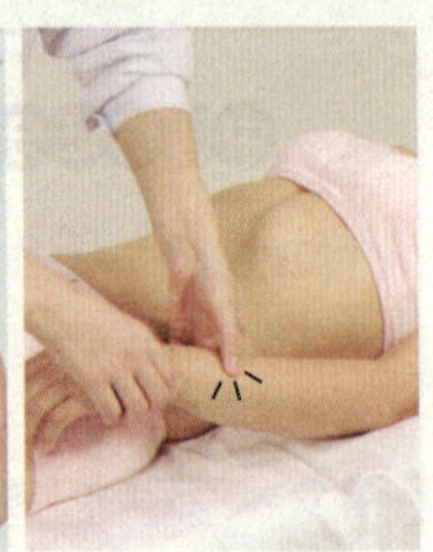

2 点按外关

将拇指指腹放在外关（如上左图）上，点按1～2分钟，有酸胀感即可，如上右图。

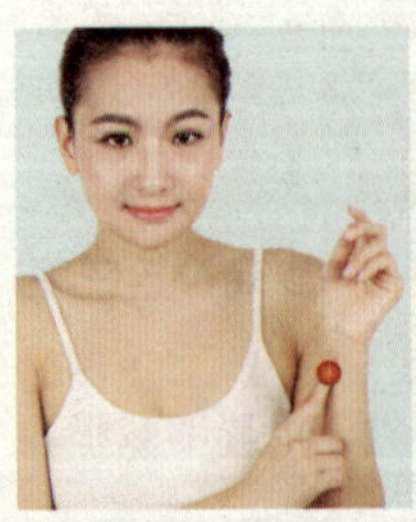
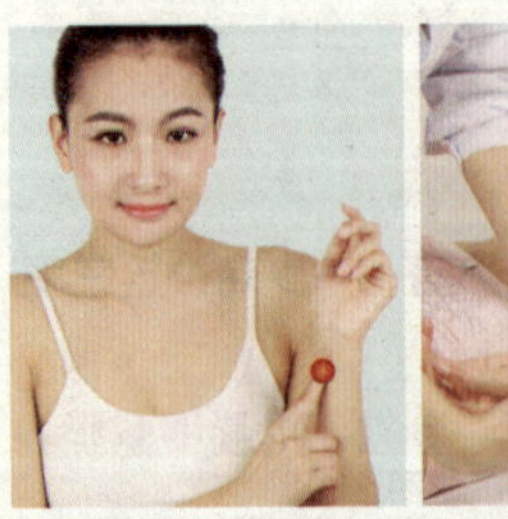
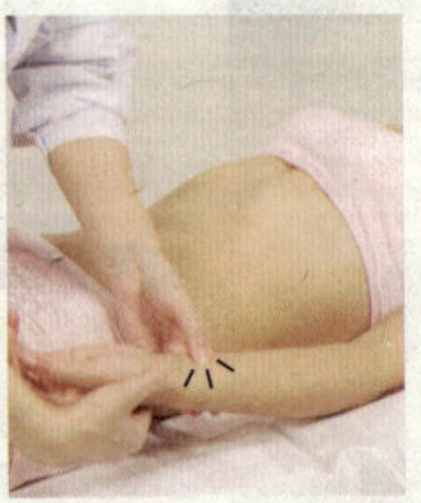
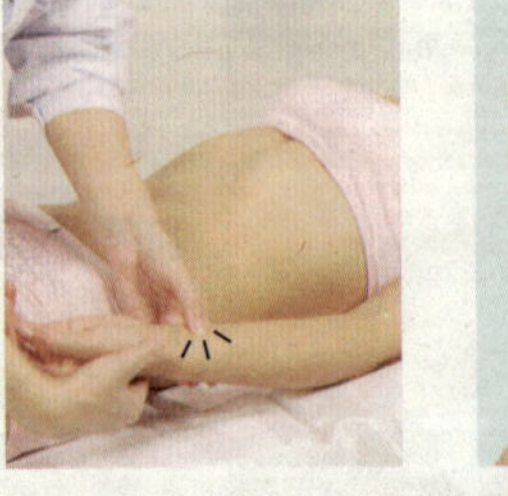

3 点按内关

用拇指指腹点按内关（如上左图）1～2分钟，力度由轻到重，如上右图。

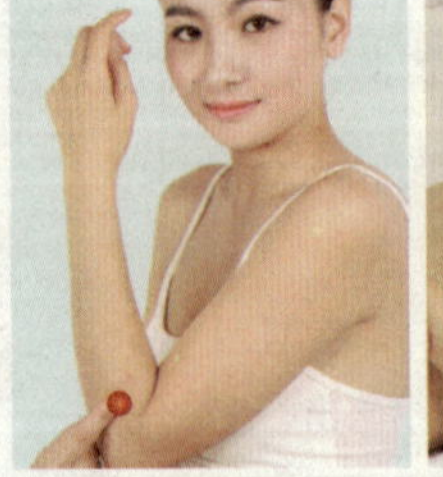
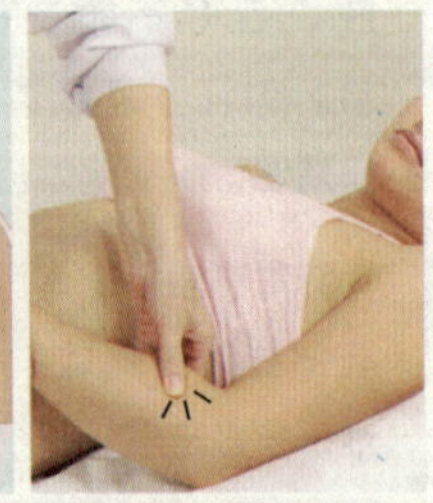

4 掐按手三里

将拇指、食指、中指相对成钳形，掐按手三里（如上左图）3分钟，有酸胀感即可，如上右图。

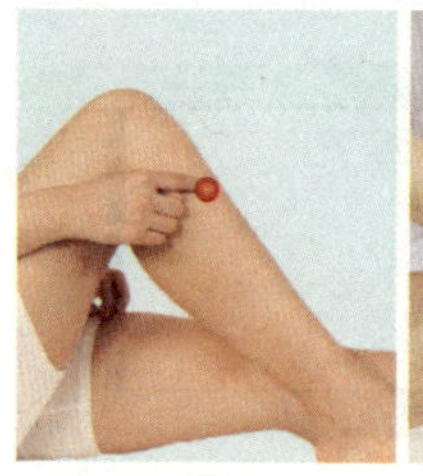
①

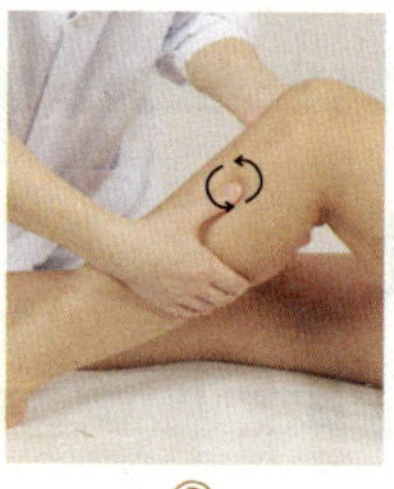
②

5 按揉足三里

用拇指指腹放于足三里（如左①图）上，微用力按揉3分钟，以有酸胀感为度，如左②图。

TIPS

歌曰“肚腹三里留”，即凡胃肠疾病，如腹痛、腹胀、泄泻等，都可取用足三里治疗。

随证加穴

中医辨证分型

①寒邪客胃

胃脘疼痛剧烈，畏寒喜暖，局部热敷痛减，口不渴或喜热饮。

②饮食停滞

胃脘胀闷，甚则疼痛，打嗝反酸，呕吐不消化食物，吐后痛减，或大便不爽。

③肝气犯胃

胃脘胀满，阵发胀痛，痛及两胁，打嗝嗳气，大便不畅。

④脾胃虚寒

胃部隐隐作痛，吐清水，喜暖喜按，手足不温，大便溏薄。

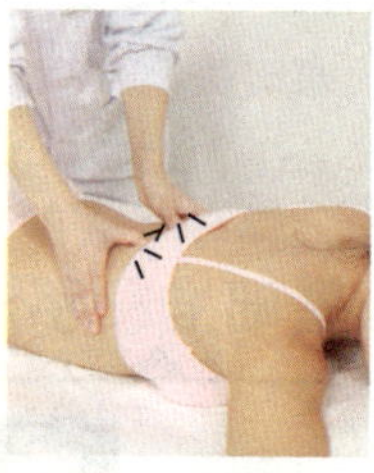

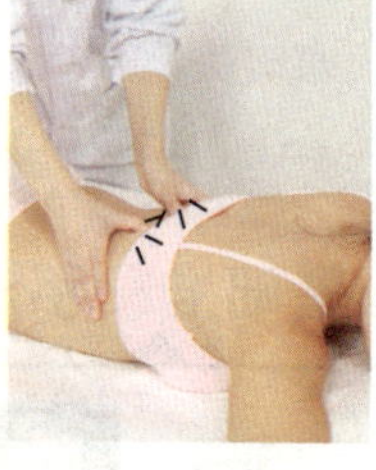

寒邪客胃——脾俞、胃俞

点按脾俞、胃俞（如下图）各2～3分钟，以局部酸胀为度，如左图。

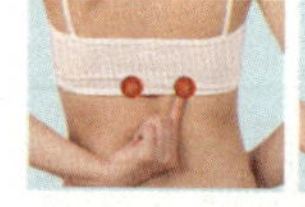

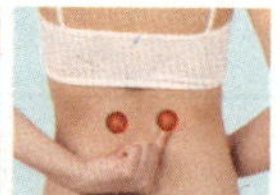

饮食停滞——天枢、大肠俞

按揉天枢、大肠俞（如下图）各2～3分钟，以局部酸胀为度，如左图。

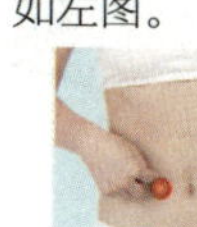

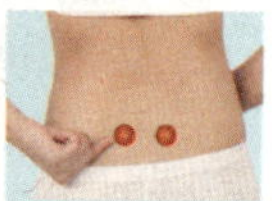

肝气犯胃——章门、期门

按揉两侧章门、期门（如下图）各2～3分钟，以局部酸胀为度，如左图。

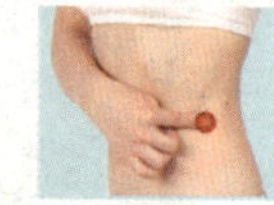

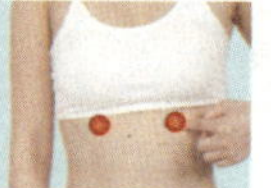

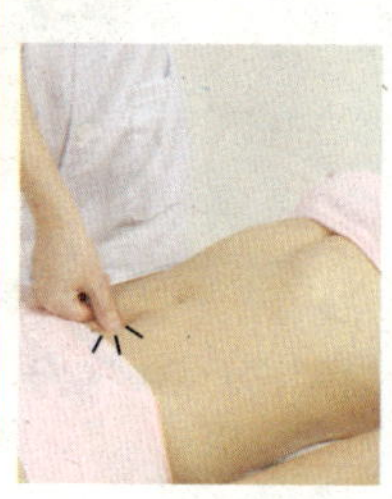

脾胃虚寒——气海、关元

用一指禅法推揉气海、关元（如下图）各2～3分钟，以局部酸胀为度，如左图。

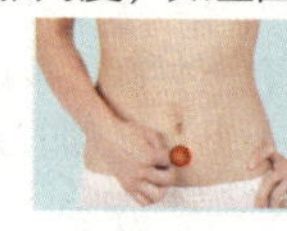

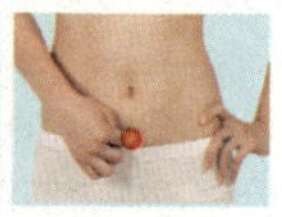

呕吐

呕吐是临床常见病证，既可单独为患，亦见于多种疾病，是机体的一种防御反射症状。该症可分为3个阶段，即恶心、干呕和呕吐，恶心常为呕吐的前驱症状，表现为上腹部的特殊不适感，常伴有头晕、流涎。呕吐常有诱因，如饮食不节，情志不遂，寒暖失宜，以及闻及不良气味等因素，皆可诱发呕吐，或使呕吐加重。中医学认为本病症的机制为胃失和降，胃气上逆。

基础推拿手法

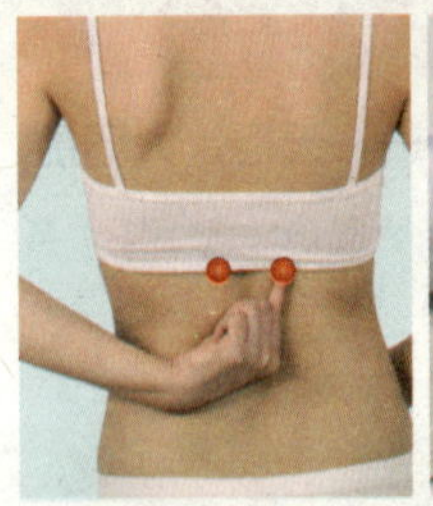

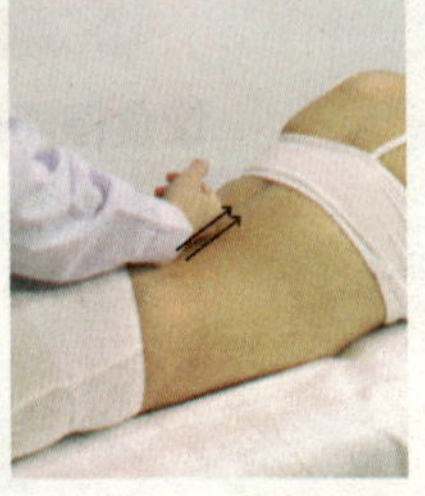

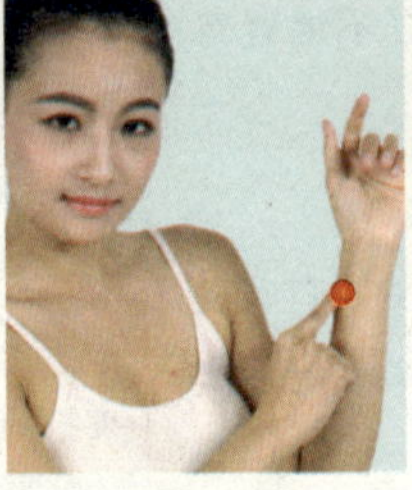

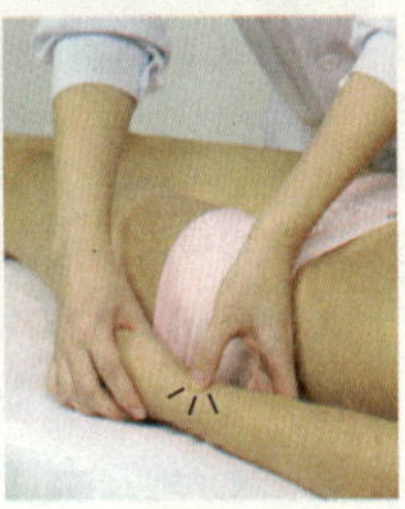

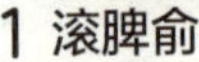

1 滚脾俞

双手握拳，将拳背第二、三掌指关节放在脾俞（如上左图）上，滚法按摩1分钟，如上右图。

2 按揉列缺

用拇指指尖揉按列缺（如上左图）3分钟，力度适中，如上右图。

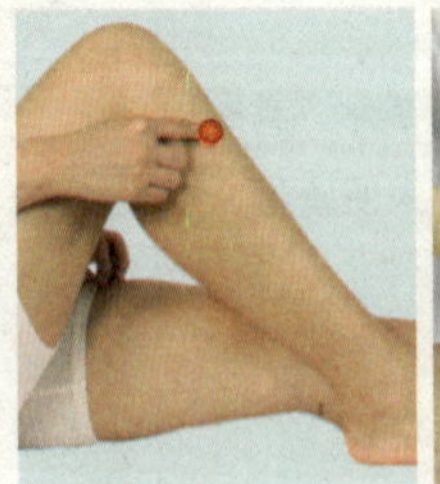

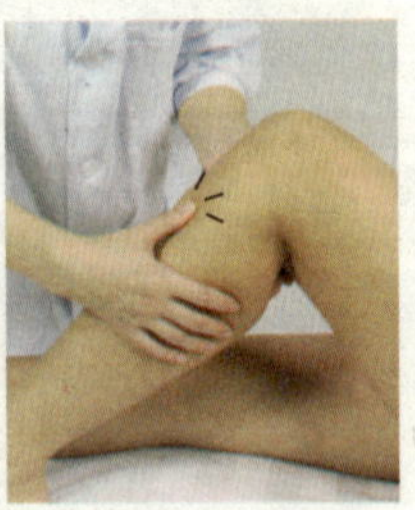

3 按揉中脘

食指、中指、无名指并拢，手指指尖放于中脘（如上左图）上，以顺时针方向按揉2分钟，如上右图。

4 按揉足三里

将拇指指尖放于足三里（如上左图）上，微用力按揉3分钟，如上右图。

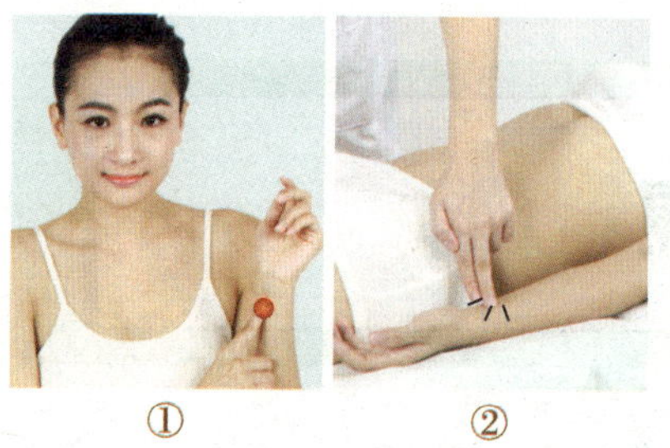
① ②

5 按揉内关

用食指、中指指腹按揉内关（如左①图）1～2分钟，力度由轻渐重，如左②图。

TIPS

内关具有宁心安神、理气止痛的功效，晕车的时候掐按内关，能及时缓解不适。

随证加穴

中医辨证分型

①寒邪客胃

呕吐清水，时作时止，饭后很长时间后仍见呕吐，伴大便不成形。

②热邪内蕴

呕吐物酸苦热臭，食入即吐，或伴发热，头身疼痛，心胸满闷。

③痰饮内阻

呕吐清水痰涎，或胃部如囊裹水，心胸满闷，食欲下降，大便不畅。

④肝气犯胃

呕吐酸水，或干呕恶心，胁肋胀痛，每因情志不遂而发作。

寒邪客胃——上脘、胃俞

按揉上脘、胃俞（如下图）各2～3分钟，以酸胀为度，如左图。

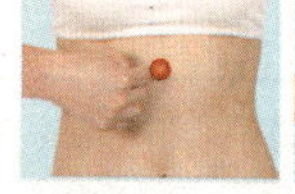
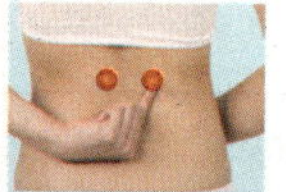

热邪内蕴——合谷、天枢

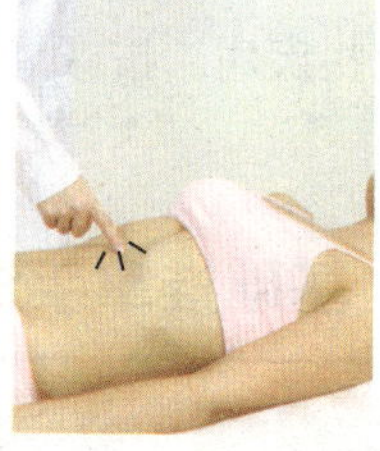

按揉合谷、天枢（如下图）各2～3分钟，以酸胀为度，如左图。

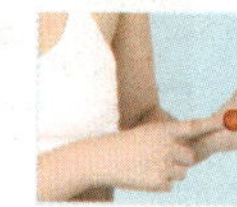
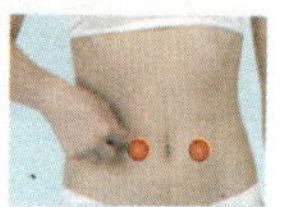

痰饮内阻——膻中、丰隆

按揉膻中、丰隆（如下图）各2～3分钟，以酸胀为度，如左图。

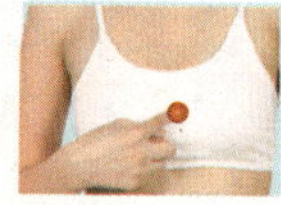
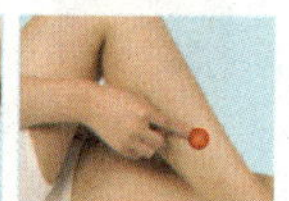

肝气犯胃——太冲、阳陵泉

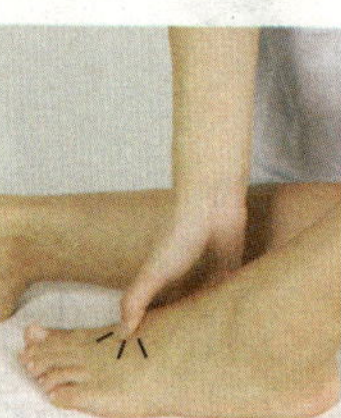

点按太冲、阳陵泉（如下图）各30～60次，以酸胀为度，如左图。

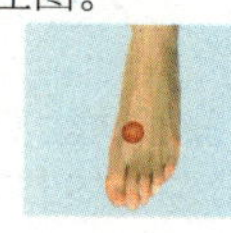
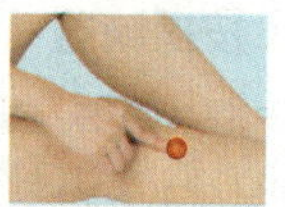

打嗝

打嗝，中医称之为呃逆，指气从胃中上逆，喉间频频作声，声音急而短促，是生理上常见的一种现象，通常由横膈膜痉挛收缩引起。呃逆的原因有多种，一般病情不重，可自行消退。呃逆频繁或持续24小时以上，称为难治性呃逆，多发生于某些疾病。按摩局部穴位可以缓解打嗝，但难治性呃逆还是应该及时就医。

基础推拿手法

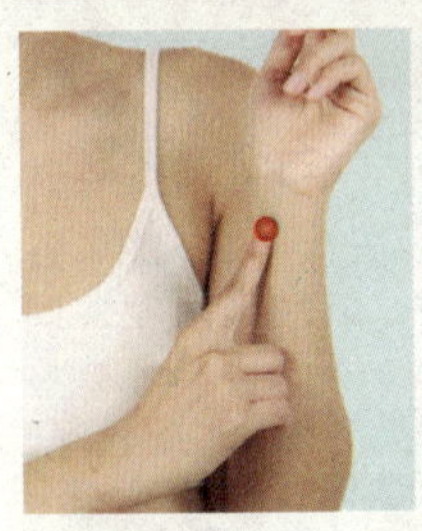

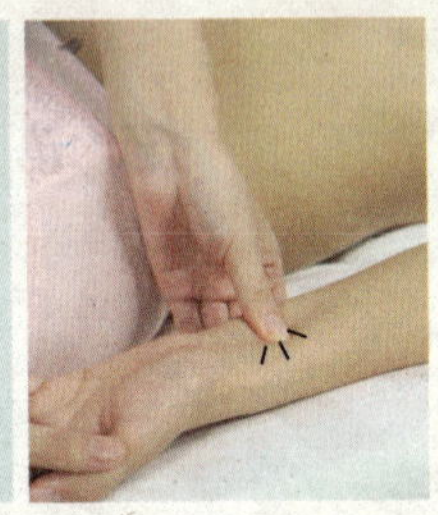

1 按压内关

用拇指指腹重力按压内关（如上左图）5～10分钟，以局部酸胀为度，如上右图。

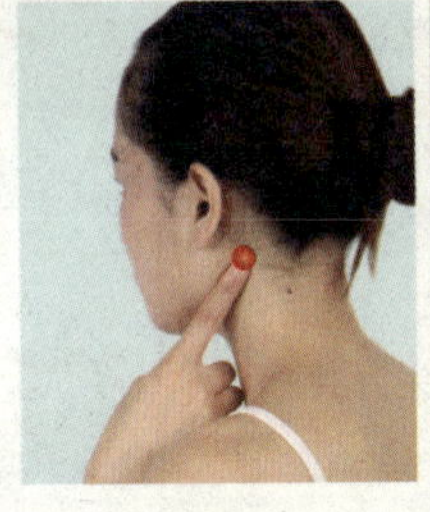

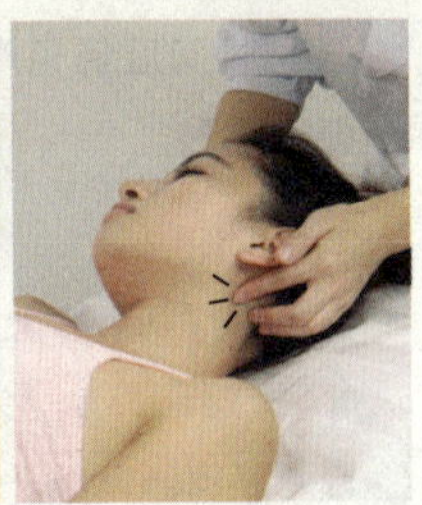

2 按压翳风

双手食指按压两侧翳风（如上左图），同时患者屏住呼吸30秒，然后深呼吸，如上右图。

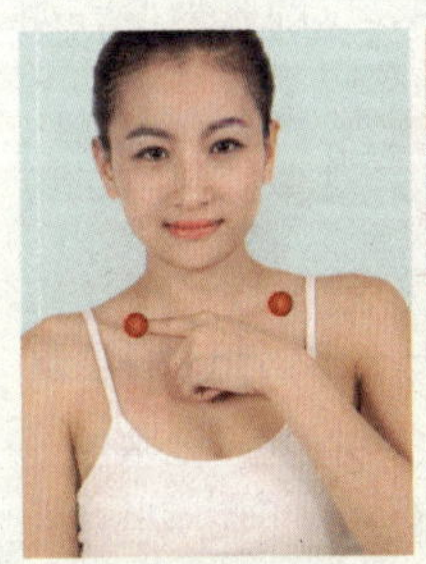

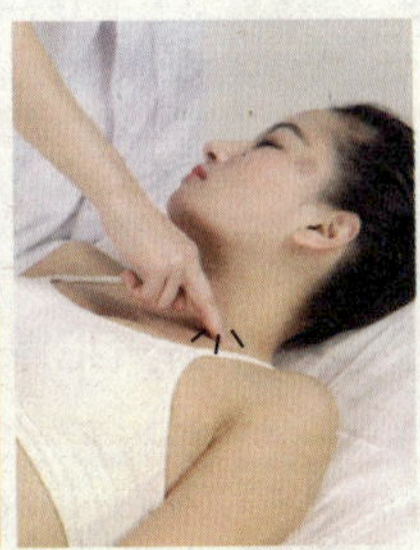

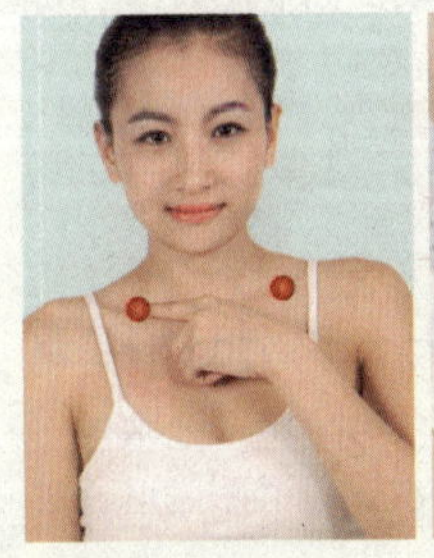

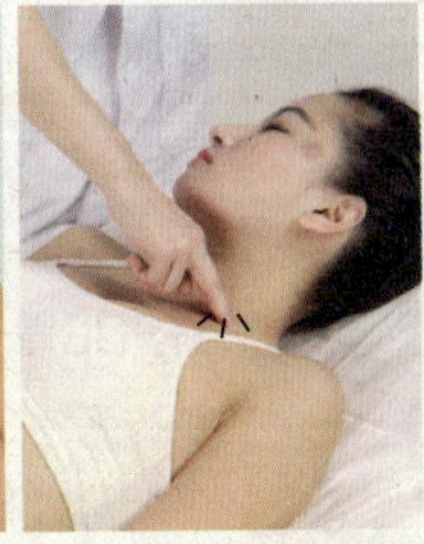

3 按揉缺盆

食指、中指并拢，放于缺盆（如上左图）上，稍用力按揉2分钟，如上右图。

4 推膻中

双手掌交叉相叠，置于膻中（如上左图）上，稍用力往返推20次，如上右图。

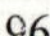

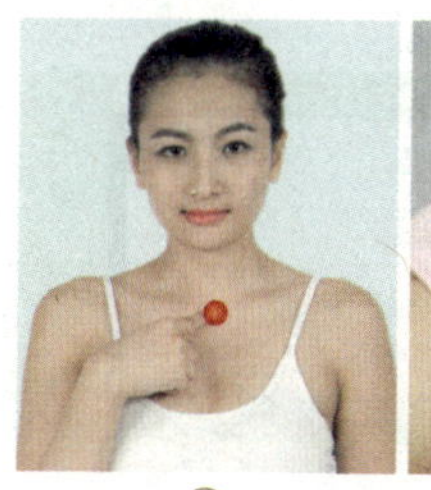

①

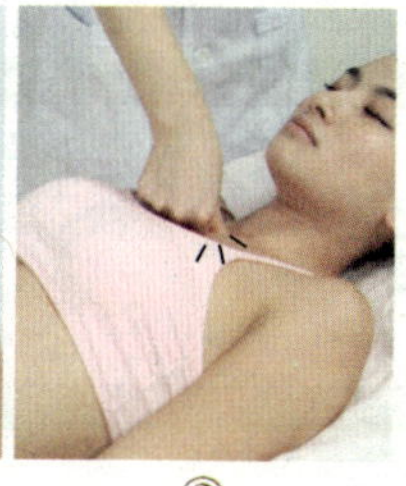

②

5 按揉天突

将拇指放于天突（如左①图）上，由轻渐重、再由重到轻地按揉1～3分钟，如左②图。

TIPS

按摩天突不能向深部气管方向用力，应沿着胸骨柄后缘向下施力。

随证加穴

中医辨证分型

①胃中寒冷

嗝声沉缓有力，膈间及胃脘不舒，得热则减，遇寒加重，食欲缺乏。

②胃中燥热

嗝声洪亮有力，口渴便秘，面赤烦躁，喜冷恶热。

③气郁痰阻

打嗝阵发，胸胁胀闷，常因情志不畅而诱发或加重，时有恶心，饮食不下。

④脾肾阳虚

嗝声低沉无力，气不得续，面色苍白，手足不温，食少困倦，腰酸乏力。

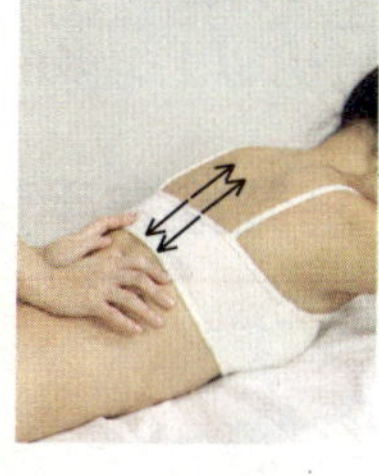

胃中寒冷——膀胱经、气海

用掌擦法擦膀胱经、气海（如下图）各2～3分钟，以透热为度，如左图。

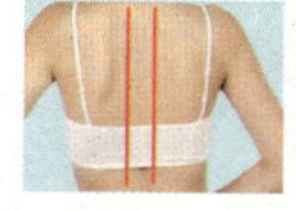

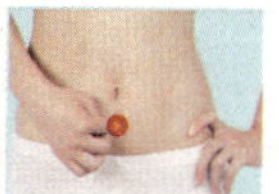

胃中燥热——足三里、天枢

按揉足三里、天枢（如下图）各2～3分钟，以局部酸胀为度，如左图。

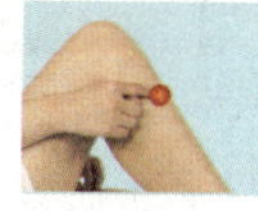

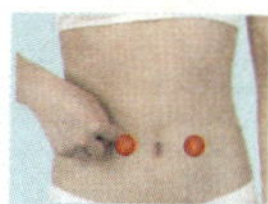

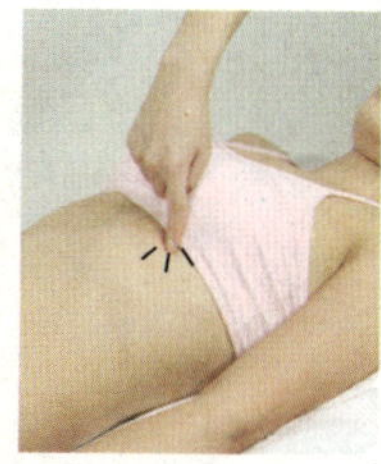

气郁痰阻——章门、期门

按揉章门、期门（如下图）各2～3分钟，以局部酸胀为度，如左图。

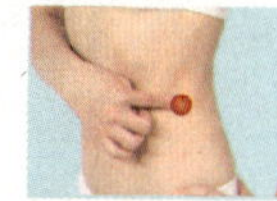

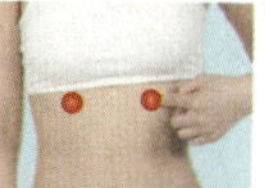

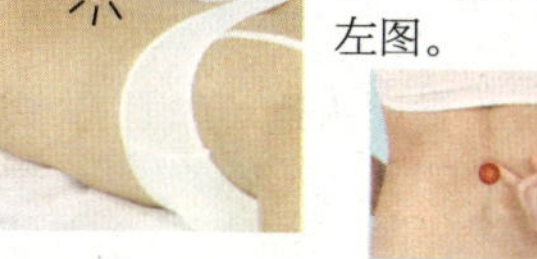

脾肾阳虚——命门、腰阳关

点按命门、腰阳关（如下图）各2～3分钟，以透热为度，如左图。

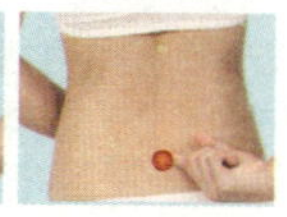

腹泻

腹泻是大肠疾病最常见的一种症状，是指排便次数明显超过日常习惯的排便次数，粪质稀薄，水分增多。正常人每天只需排便1次，且大便成形，颜色呈黄褐色。腹泻主要分为急性与慢性，急性腹泻发病期为1～2个星期，慢性腹泻发病期则在2个月以上，多由肛肠疾病引起。

基础推拿手法

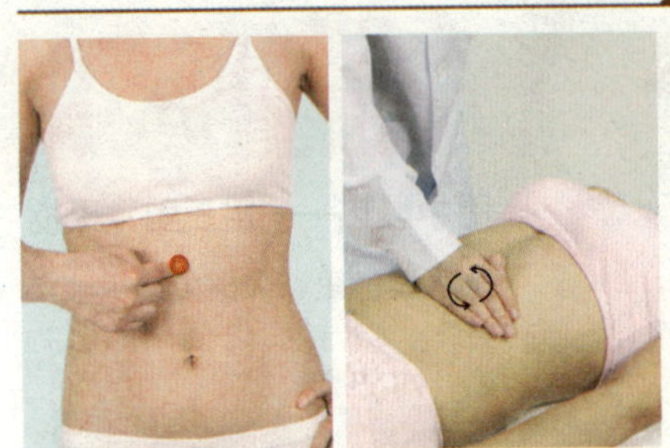

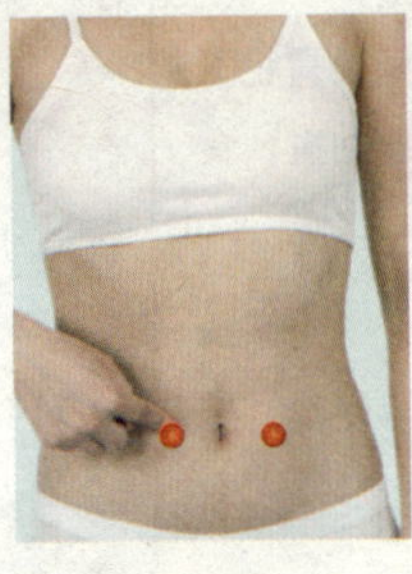

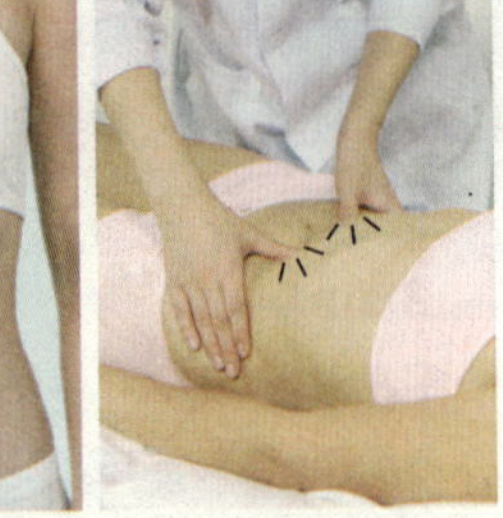

1 按揉中脘

用手掌环形按揉中脘（如上左图），先以顺时针再以逆时针方向各按揉5分钟，如上右图。

2 按揉天枢

用拇指指腹按揉天枢（如上左图）5分钟，力度均匀，以有酸胀感为度，如上右图。

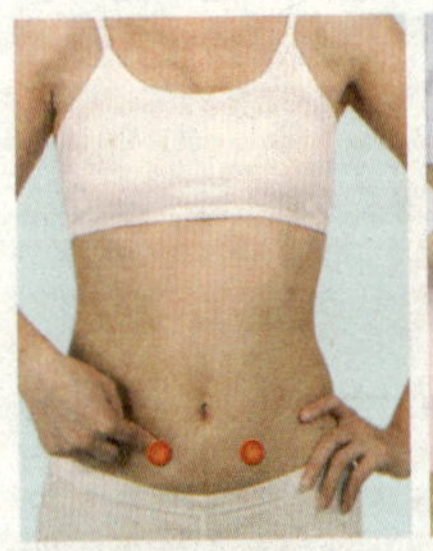

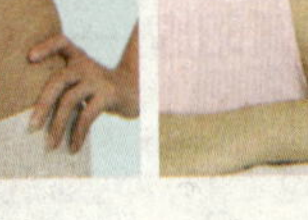

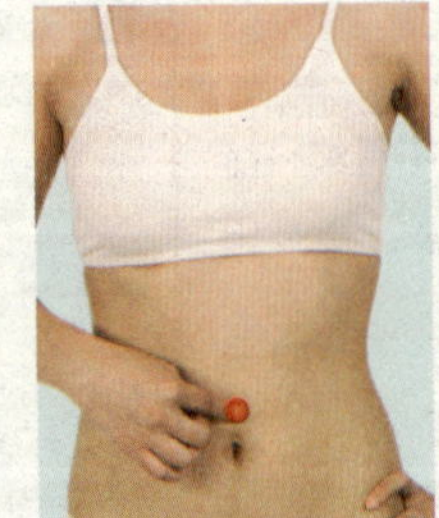

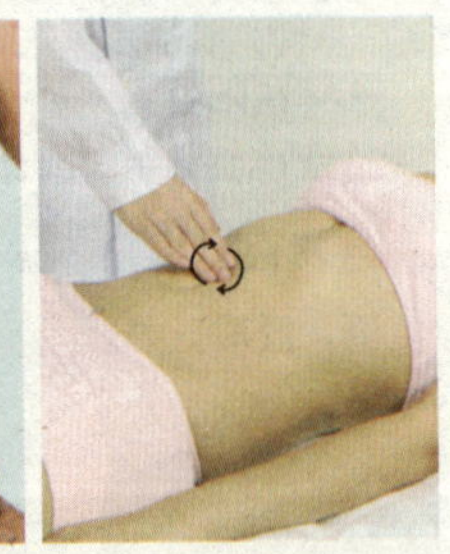

3 按揉大巨

双手食指、中指并拢，放于大巨（如上左图）上，按揉5分钟，如上右图。

4 按揉水分

食指、中指、无名指并拢，放于水分（如上左图）上，顺时针按揉1～3分钟，以潮红发热为佳，如上右图。

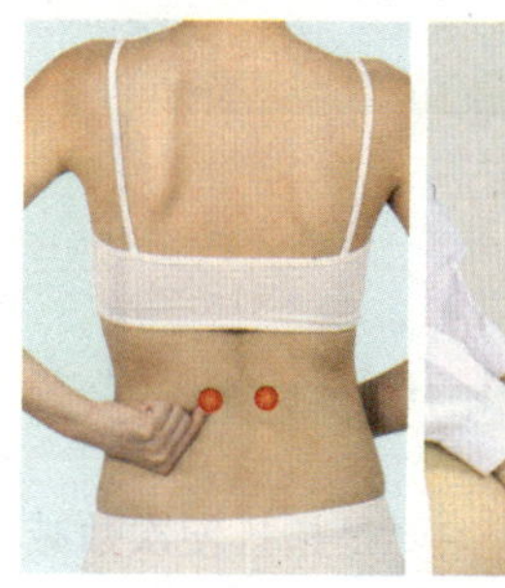
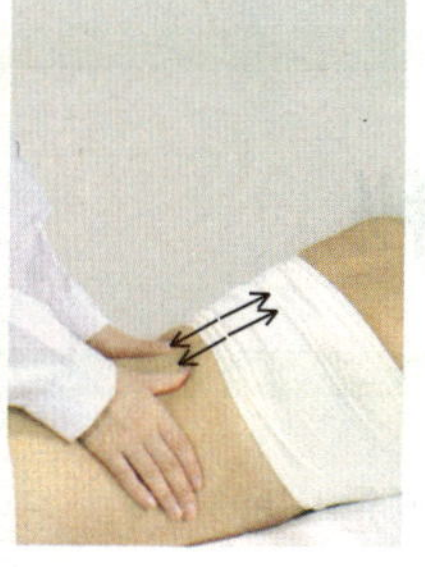

5 推按三焦俞

用拇指指腹往返推按三焦俞（如上左图）1～3分钟，至潮红发热为度，如上右图。

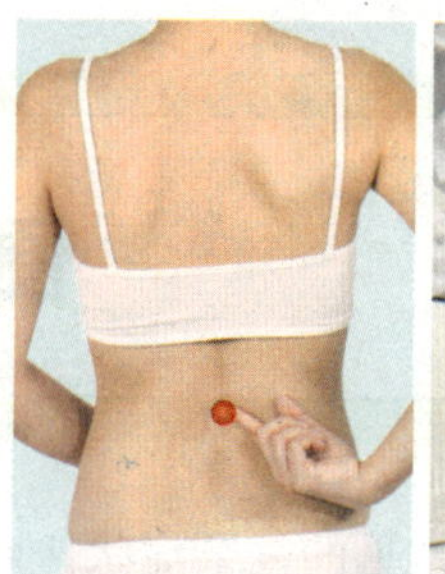
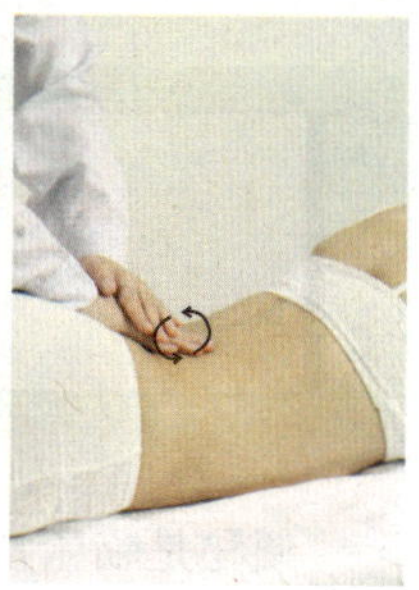

6 按揉命门

双掌按揉命门（如上左图）5分钟，按压的力量要由轻而重，持续一段时间，再慢慢放松，如上右图。

随证加穴

中医辨证分型

①脾胃虚弱

大便时溏时泻，迁延反复，伴有不消化食物，饮食减少，食后脘闷不舒，面色萎黄，神疲倦怠。

②脾肾阳虚

脐周肠鸣作痛，泻后痛减，以黎明前腹泻为特点，腰酸肢冷，腹部畏寒。

③肝气乘脾

泄泻每因精神因素、情绪波动而诱发，平时可有腹痛肠鸣，胸胁胀闷。

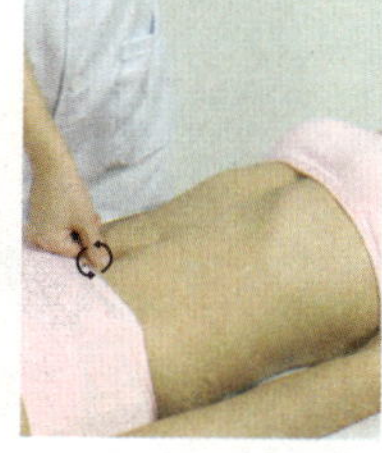

脾胃虚弱——气海、关元

按揉气海、关元（如下图）各2～3分钟，以酸胀为度，如左图。

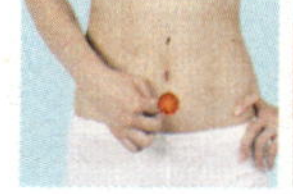
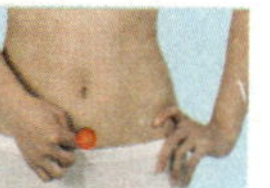

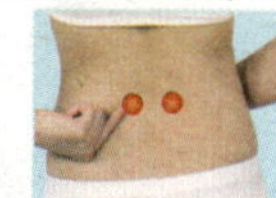
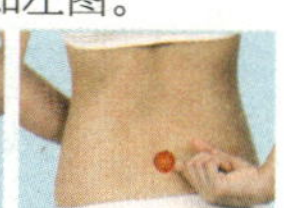

脾肾阳虚——肾俞、腰阳关

用掌擦法横擦肾俞、腰阳关（如下图）各1～2分钟，以局部透热为度，如左图。

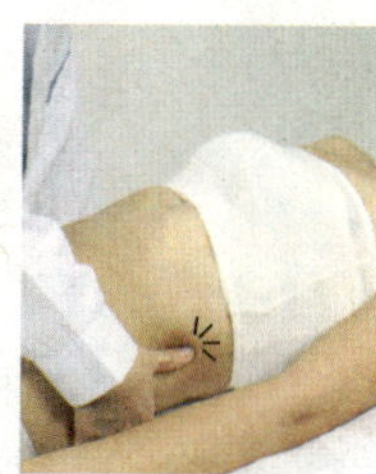

肝气乘脾——章门、期门

按揉章门、期门（如下图）各2～3分钟，以酸胀为度，如左图。

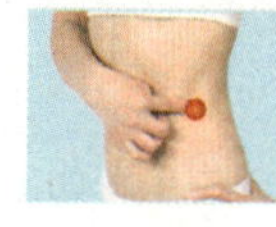
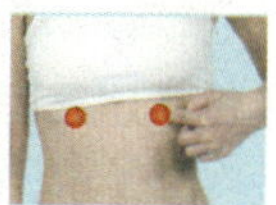

便秘

便秘是临床常见的复杂症状，而不是一种疾病，主要是指排便次数减少、便量减少干结、排便费力等。功能性便秘的原因有：饮食不当，如饮水过少或进食含纤维素的食物过少；生活压力过大，精神紧张；滥用泻药，对药物产生依赖；结肠运动功能紊乱；年老体虚，排便无力等。

基础推拿手法

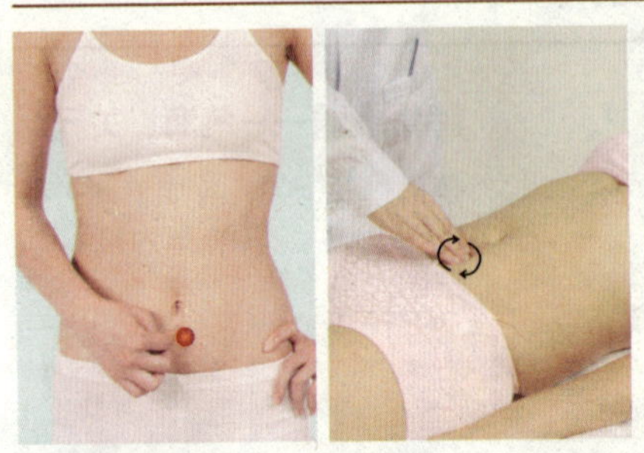

1 按揉气海

食指、中指、无名指三指并拢，放于气海（如上左图）上，以顺时针方向按揉5分钟，如上右图。

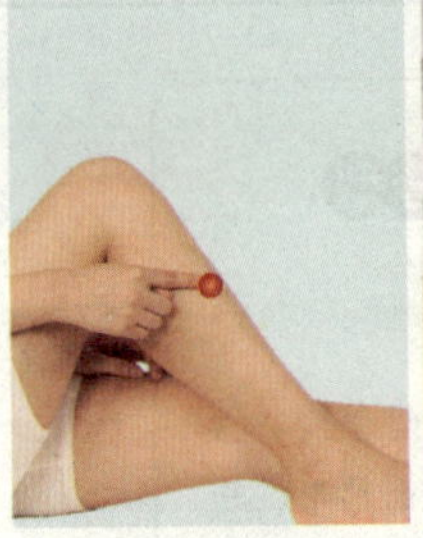

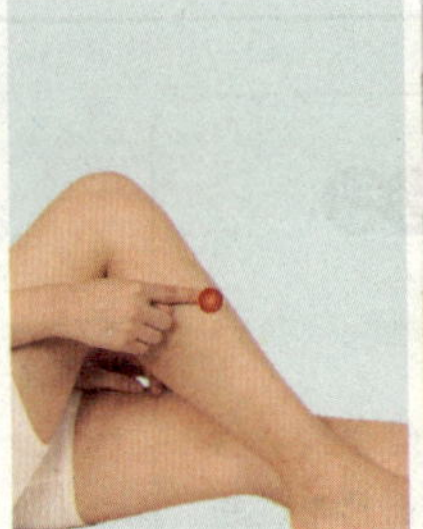

2 按揉上巨虚

用大拇指指尖放于上巨虚（如上左图）上，微用力压揉，以局部有酸胀痛为度，如上右图。

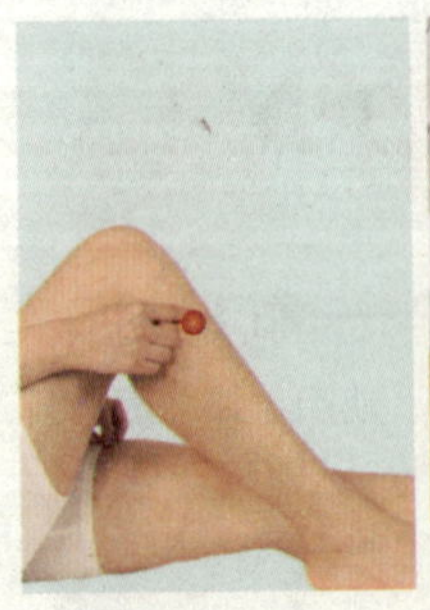

3 按揉足三里

用拇指指尖放于足三里（如上左图）上，微用力压揉3分钟，如上右图。

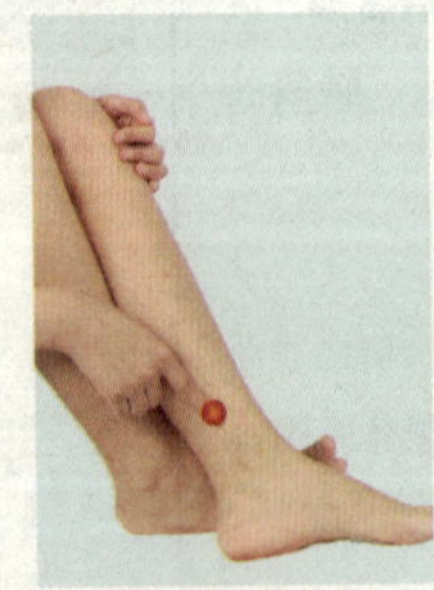

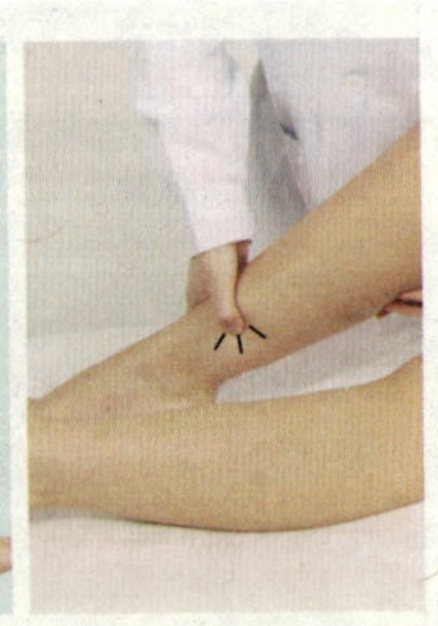

4 按揉三阴交

用拇指指尖放于三阴交（如上左图）上，微用力压揉3～5分钟，如上右图。

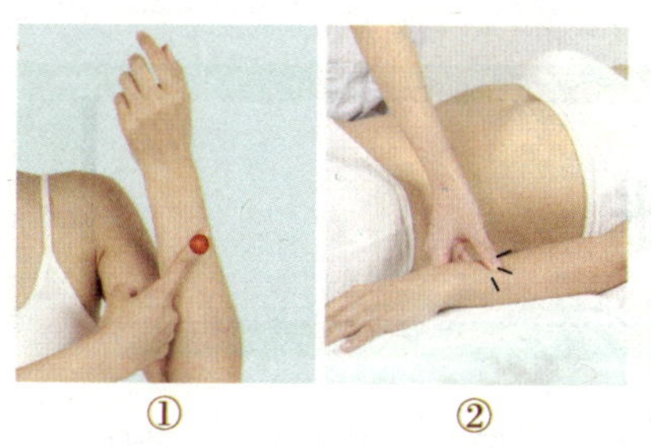
①　②

5 按压支沟

用拇指指尖按压支沟（如左①图）5分钟，每天3次，如左②图。

TIPS

治疗习惯性便秘，可于每天早晨排便前用拇指按摩支沟，力度由轻到重，按揉约10分钟。

随证加穴

中医辨证分型

①胃肠燥热

大便干结，小便短赤，面红身热或微热，心烦口渴。

②气机郁滞

大便秘结，有便意却排出困难，腹部和两胁胀满，食欲下降。

③气血亏虚

大便不畅，用力才能排出，大便不干结，便后出汗；或大便秘结，面无血色，头晕目眩，心悸，唇舌色淡。

④阴寒凝结

大便艰涩，难以排出，小便清长，四肢觉冷，喜热恶寒或腹中冷痛，腰脊酸冷。

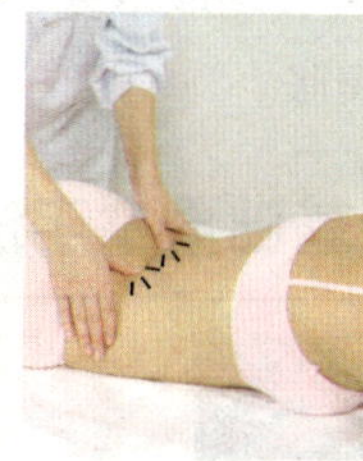

胃肠燥热——膈俞、大肠俞

沿膀胱经方向往返推膈俞、大肠俞（如下图）各2～3分钟，以透热为度，如左图。

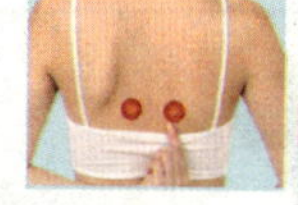
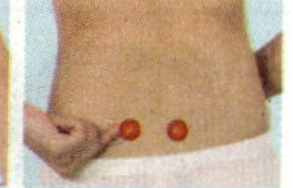

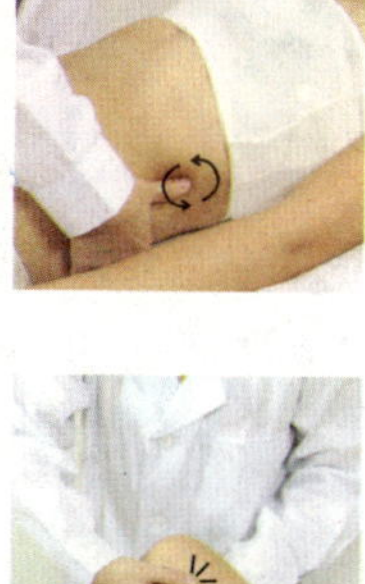

气机郁滞——章门、期门

按揉章门、期门（如下图）各2～3分钟，以酸胀为度，不宜刺激太重，如左图。

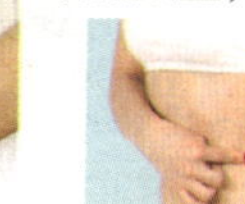
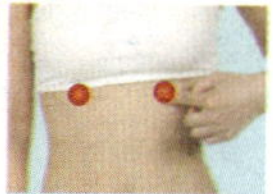

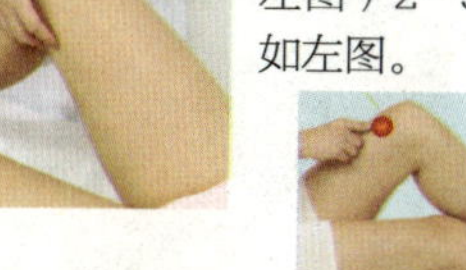

气血亏虚——血海、八髎

横推八髎（如下右图）2～3分钟，以透热为度；揉血海（如下左图）2～3分钟，以酸胀为度，如左图。

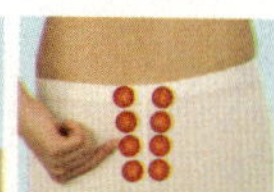

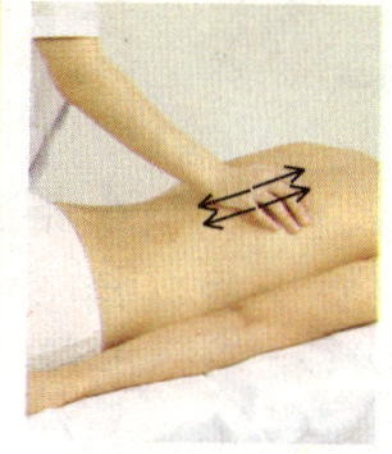

阴寒凝结——肾俞、督脉

往返推按肾俞与督脉（如下图）1~3分钟，以透热为度，如左图。

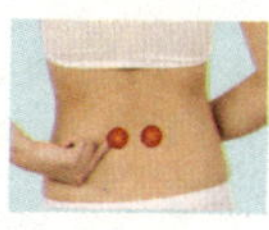
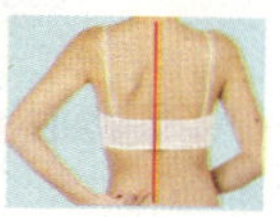

腹胀

腹胀是一种常见的消化系统症状，主要见于胃肠道胀气，各种原因所致的腹水、腹腔肿瘤等。正常人胃肠道内可有少量气体，约150毫升，当咽入胃内空气过多，或因消化吸收功能不良，胃肠道内产气过多，又不能从肛门排出体外时，则可导致腹胀。

基础推拿手法

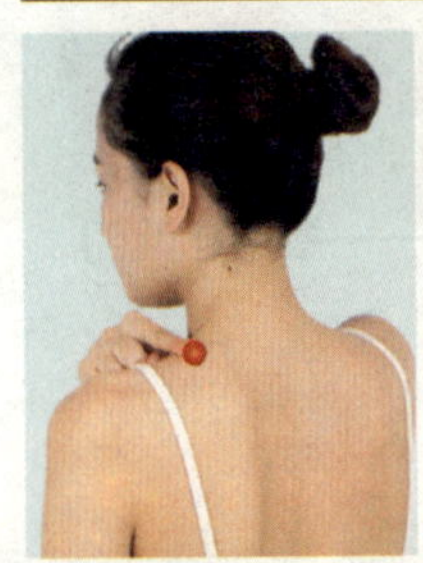
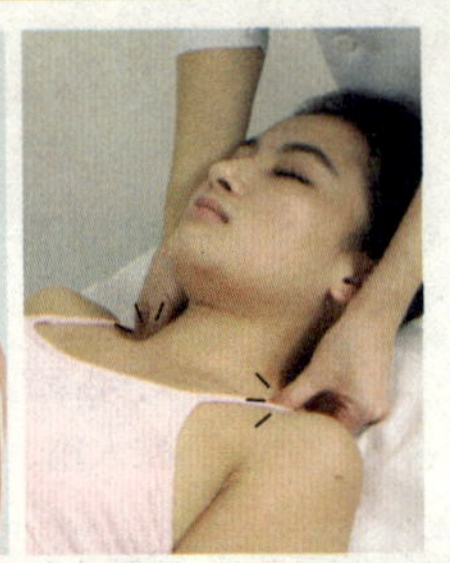

1 拿肩井

将拇指与食、中指相对成钳形用力拿捏肩井（如上左图），反复收放拿捏数十次，如上右图。

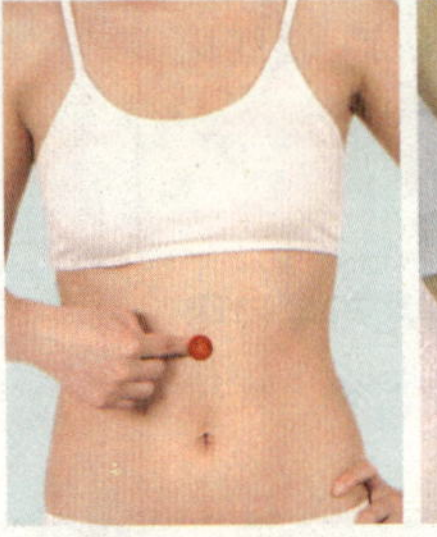
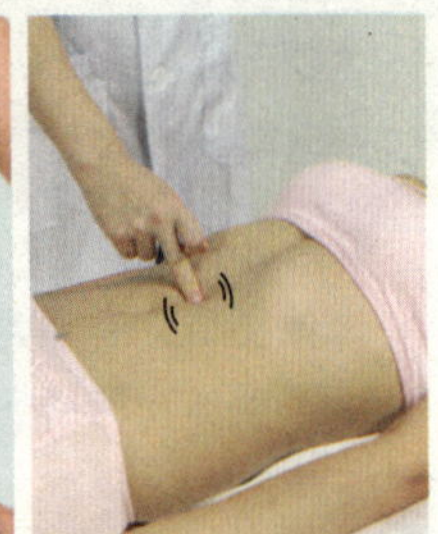

2 振颤建里

用中指用力按压建里（如上左图），并同时用上臂发力进行振动，约半分钟，如上右图。

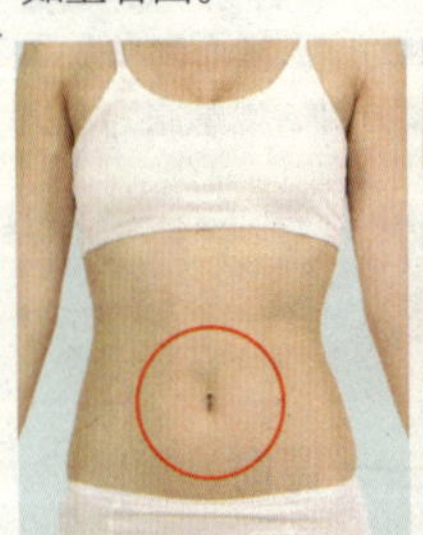
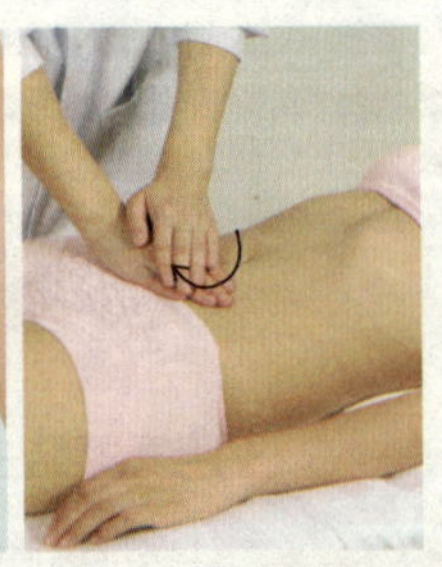

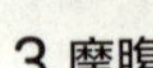

3 摩腹

双手掌重叠，以神阙为圆心（如上左图），沿顺时针方向摩动，约2分钟，如上右图。

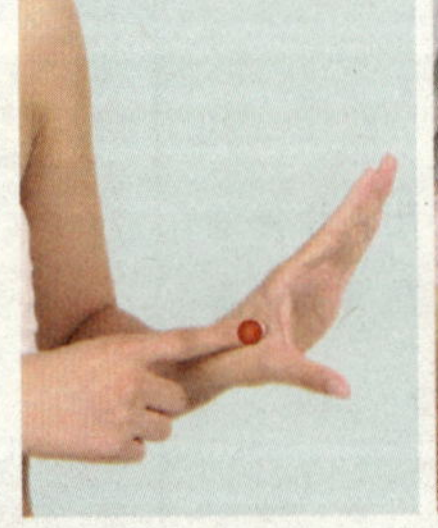
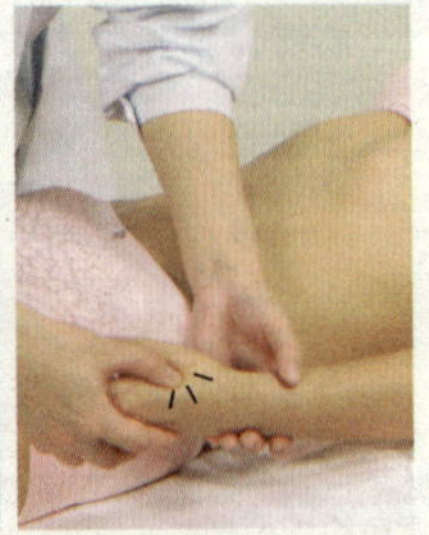

4 捏按合谷

用拇指掐按合谷（如上左图），用力捏按数十次，力度由浅到深，如上右图。

痔疮

痔疮又称痔核，是肛肠科最常见的疾病。临床上分为3种类型：位于齿状线以上的为内痔，在肛门齿状线外的为外痔，二者混合存在的称混合痔。外痔感染发炎或形成血栓外痔时，会导致局部肿痛。内痔主要表现为便后带血，重者有不同程度贫血。中医学认为本病多由饮食不节、大肠湿热所致。

基础推拿手法

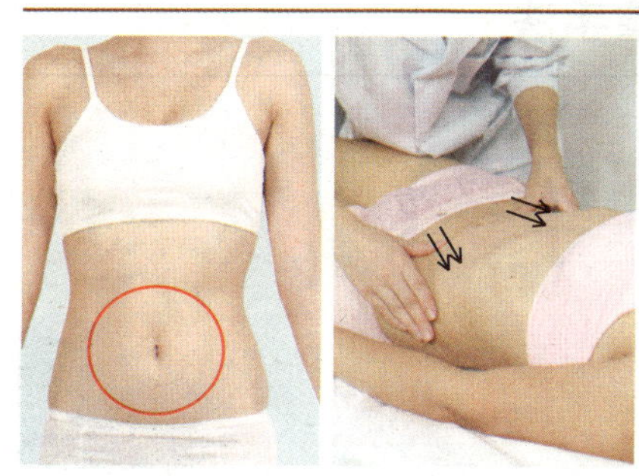

1 推腹部

取仰卧位，搓热双掌，由下至上、由里至外分推腹部（如上左图）10次，如上右图。

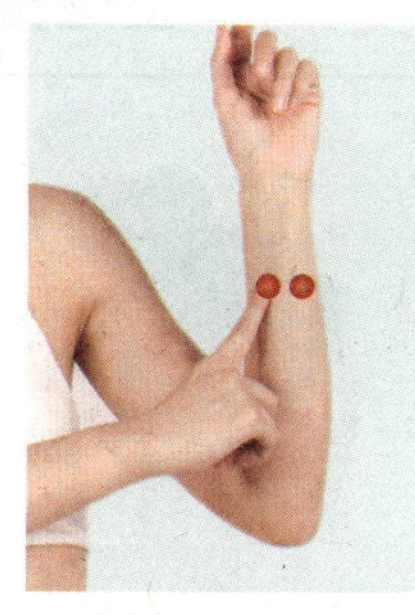

2 按揉二白

用拇指指腹按揉二白（如上左图）1～2分钟，力度由轻渐重，如上右图。

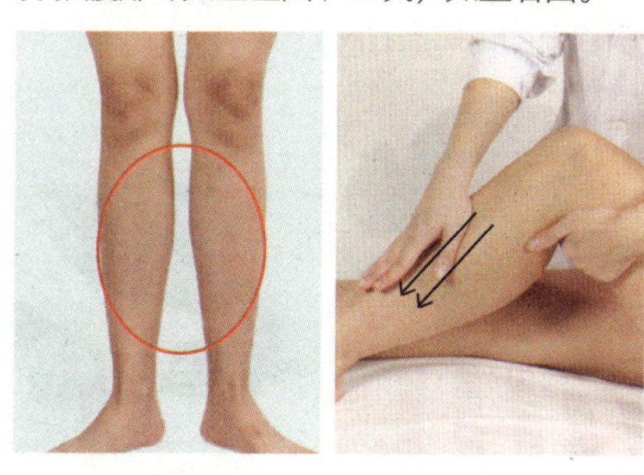

3 推双下肢

双手掌心按压在小腿（如上左图）上，由上至下推5次，双腿交替进行，如上右图。

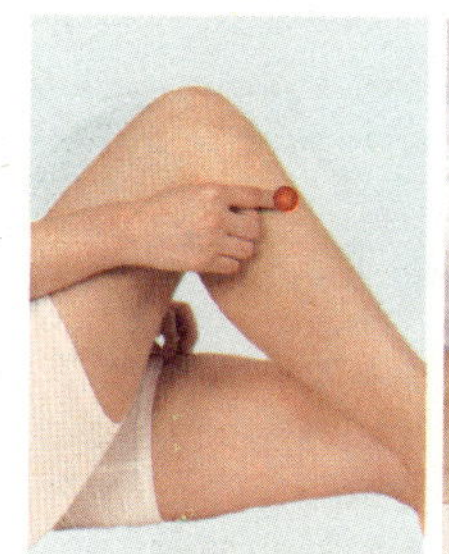

4 点按足三里

用拇指指腹用力向下按压足三里（如上左图），有节律地一按一松，左右各3分钟，如上右图。

眩晕

眩晕是以头晕目眩、视物旋转为主要表现的一种自觉症状，或伴有恶心、呕吐、汗出等症状，轻者平卧闭目片刻即可缓解；重者旋转起伏不定，恶心呕吐，以致难于站立。眩晕常见于西医学的美尼尔综合征、颈椎病、贫血以及高血压病、脑血管病等疾病。中医学认为本病与忧郁恼怒、嗜食厚味、劳伤过度和气血虚弱有关。

基础推拿手法

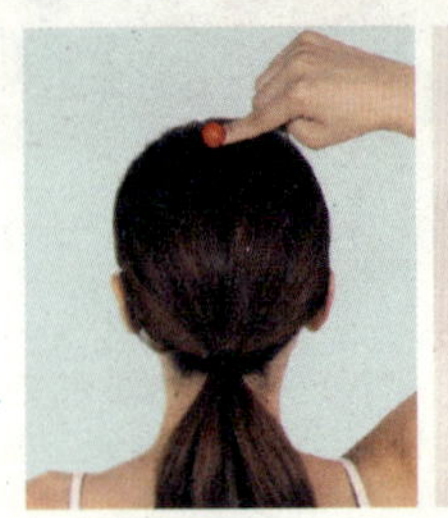
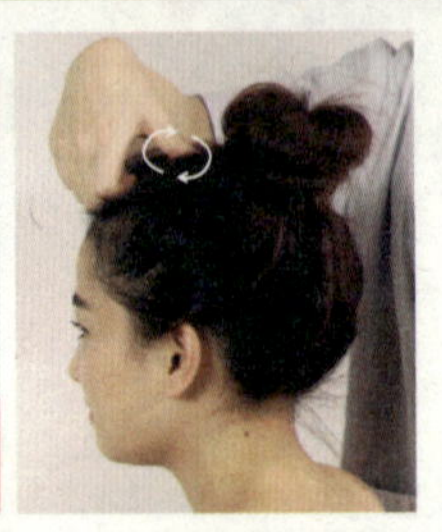

1 按揉百会

将拇指放于百会（如上左图）上，以顺时针方向按揉1～2分钟，以局部有酸胀感为度，如上右图。

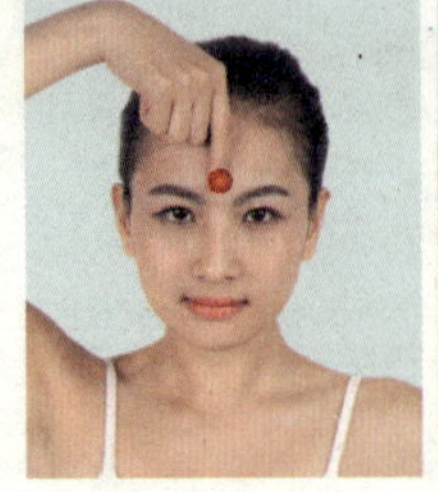
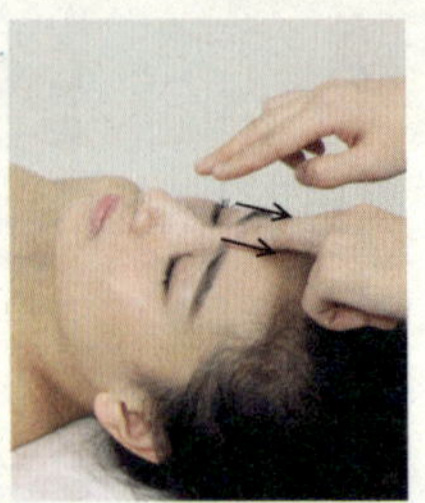

2 推揉印堂

食指与中指并拢，从鼻梁向额头方向推揉印堂（如上左图）1～2分钟，以局部有酸胀感为度，如上右图。

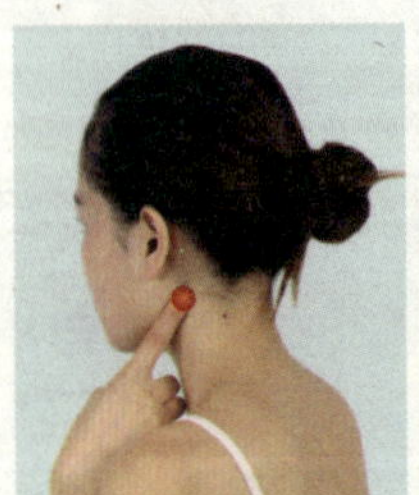
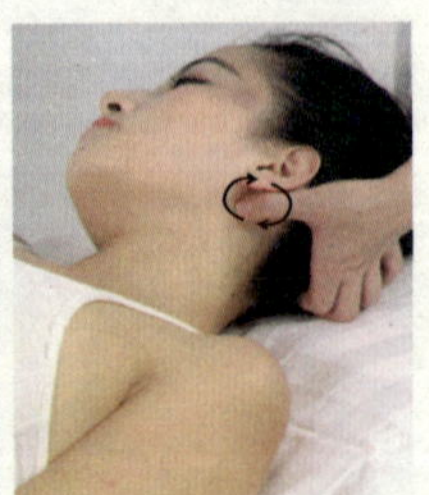

3 按揉翳风

将拇指放于翳风（如上左图）上，沿顺时针方向按揉1～2分钟，以局部酸胀为度，如上右图。

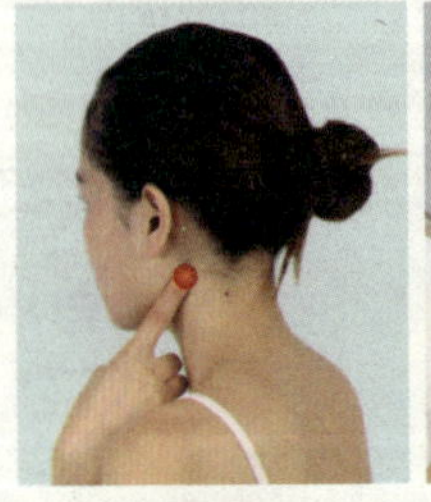
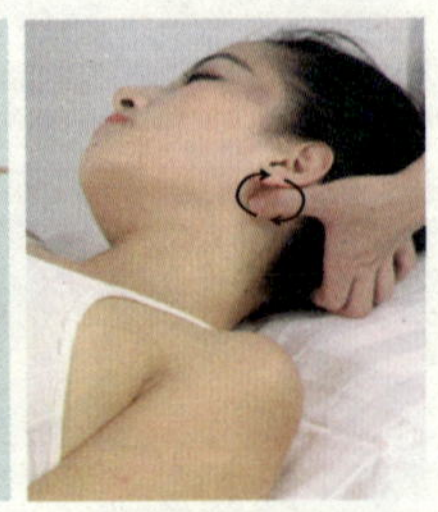

4 按揉头窍阴

将拇指放于头窍阴（如上左图）上，先按压30次，再沿顺时针方向按揉3～5分钟，如上右图。

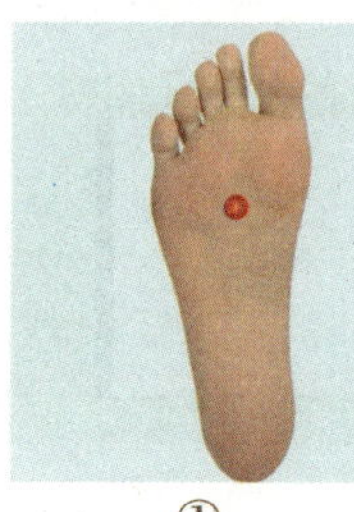
①

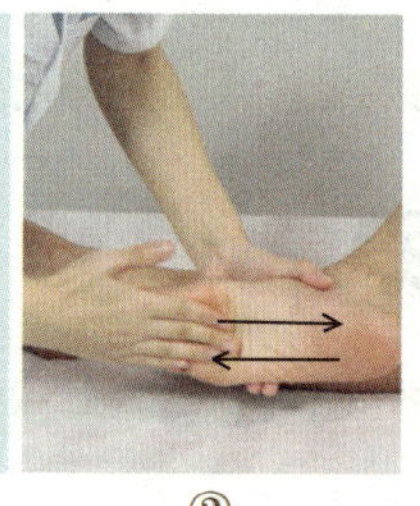
②

5 搓涌泉

用手掌来回搓涌泉（如左①图）30次，双脚交替进行，如左②图。

TIPS

涌泉是肾经经气的起始部位，脑部的充养需要肾精气的充足，因此刺激涌泉可以充养脑髓、疏通脑络、开窍醒神。

随证加穴

中医辨证分型

①肝阳上亢

眩晕兼见面红耳赤，目涨耳鸣，烦躁易怒。

②痰湿中阻

视物旋转，头重如裹，时常恶心反胃。

③气血虚弱

头晕目眩，面色苍白或萎黄，倦怠乏力。

④肾精不足

眩晕发作持续时间长，失眠健忘，耳鸣，腰膝酸软。

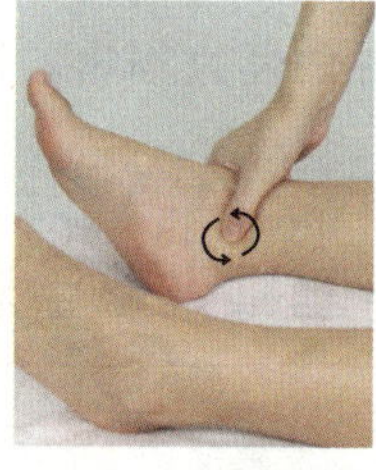

肝阳上亢——太溪、行间

按揉太溪、行间（如下图）各2～3分钟，以酸胀为度，如左图。

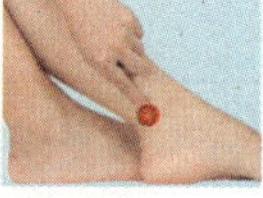
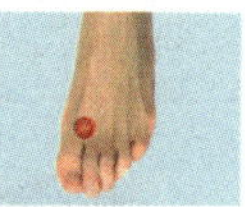

痰湿中阻——中脘、丰隆

按揉中脘、丰隆（如下图）各2～3分钟，以酸胀为度，如左图。

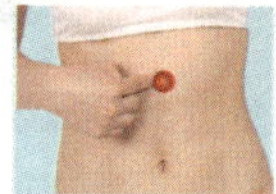
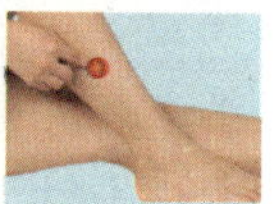

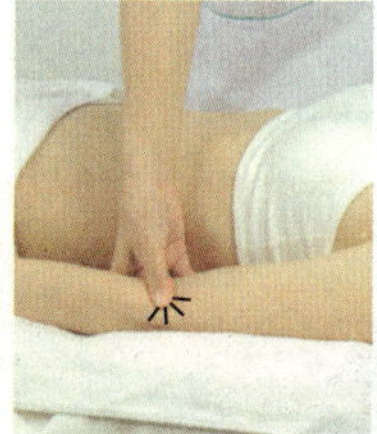

气血虚弱——曲池、足三里

按揉曲池、足三里（如下图）各2～3分钟，以酸胀为度，如左图。

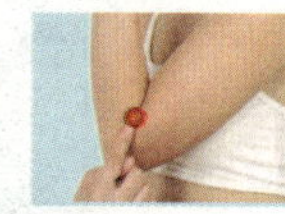
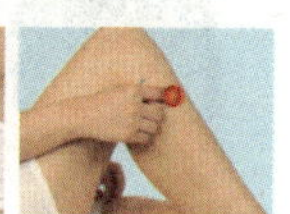

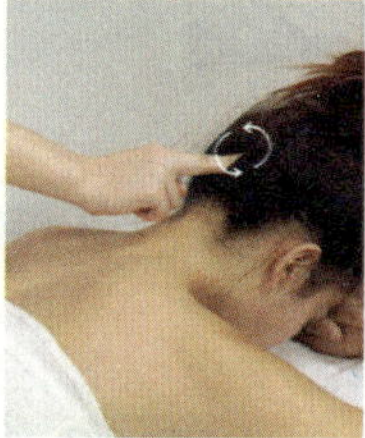

肾精不足——风府、天柱

点按风府、天柱（如下图）各40～60次，以酸胀为度，如左图。

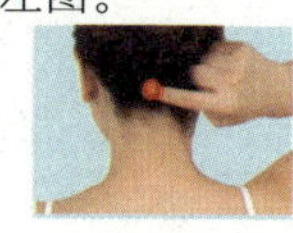
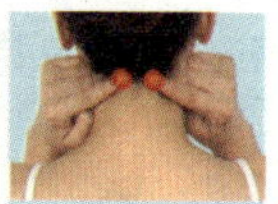

失眠

失眠是指入睡困难、容易惊醒或醒后睡不着，中医又称“不寐”。睡眠不足会打乱人体的生物钟，继之引发疲劳及全身不适，使人无精打采、反应迟缓、头痛、记忆力减退。长期失眠会对身心造成严重的折磨，重则导致精神疾病和实质性的器官损害。通过按摩可以舒缓神经，改善睡眠。

基础推拿手法

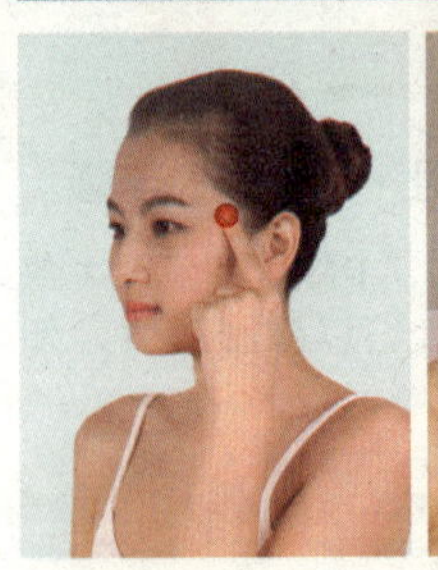
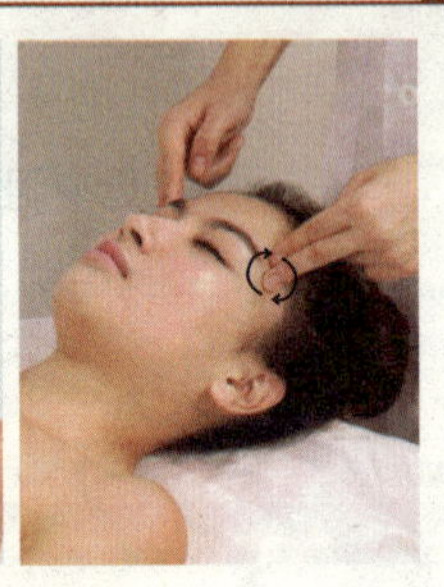

1 按揉太阳

食指、中指并拢，用两指按揉太阳（如上左图）30次，力度可稍重，如上右图。

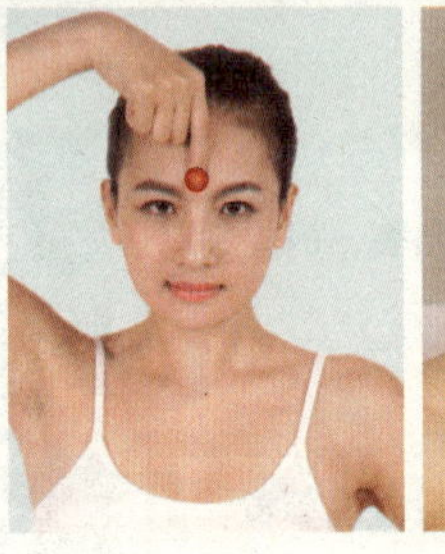
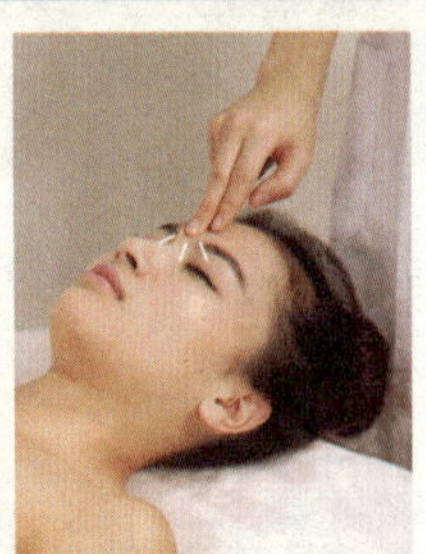

2 点按印堂

食指、中指并拢，点按印堂（如上左图）30次，力度以局部酸胀为度，如上右图。

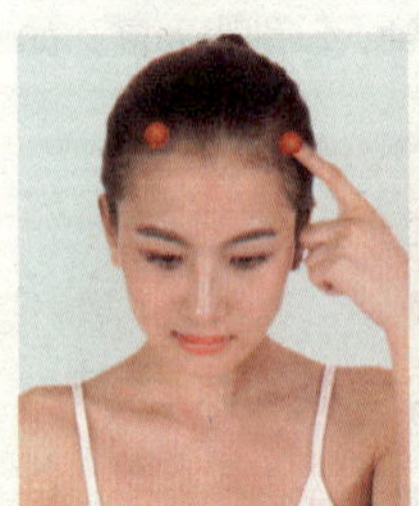
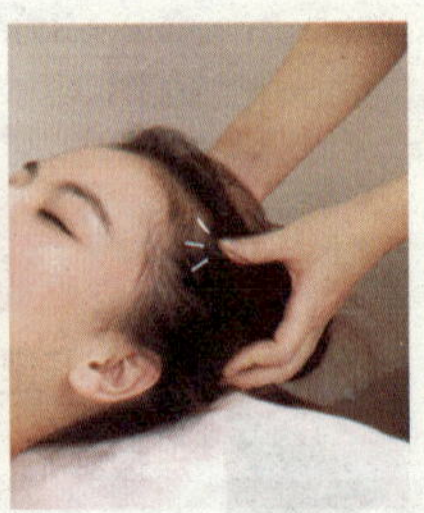
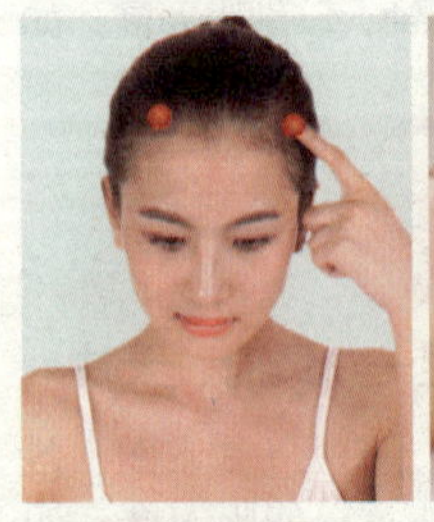
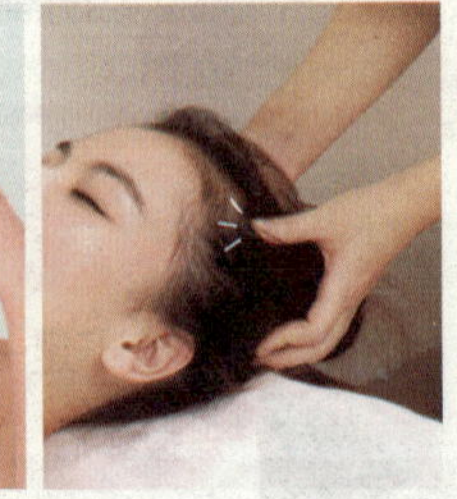

3 按揉头维

将拇指放于头维（如上左图）上，其余四指附于同侧脑部，按揉1～2分钟，如上右图。

4 推擦涌泉

四指并拢按在涌泉（如上左图），反复推擦1分钟，以足心发热为佳，双脚交替进行，如上右图。

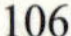

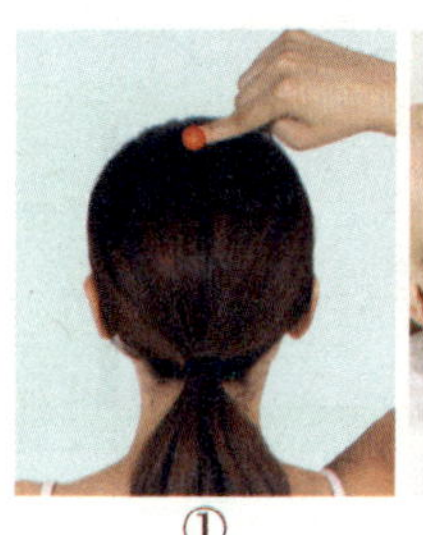
①

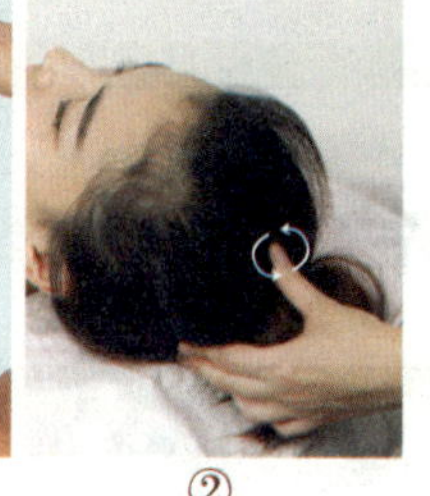
②

5 按揉百会

将拇指指腹放于百会（如左①图）上，适当用力按揉1分钟，如左②图。

TIPS

百会居于人体最高点，与天相隔最近，具有提升阳气、充髓填精、熄风安神的作用。

随证加穴

中医辨证分型

①心脾两虚

多梦易醒，心悸健忘，身疲力乏，饮食无味，面无血色。

②阴虚火旺

心烦失眠，头晕耳鸣，口干，手足心热。

③痰热内扰

失眠，胸闷头重，心烦口苦，目眩。

④肝郁化火

失眠，性情急躁易怒，不思饮食，口渴喜饮，目赤口苦，小便黄，便秘。

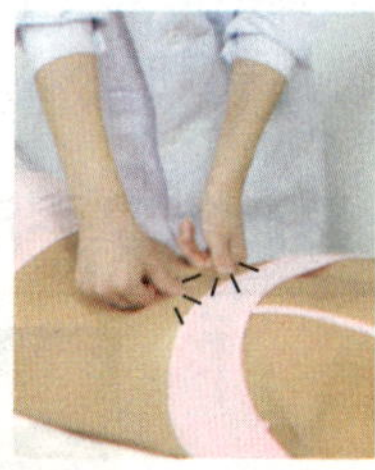

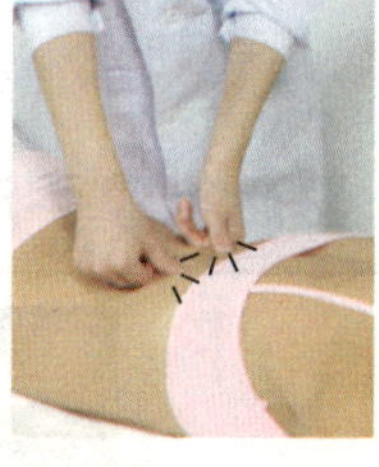

心脾两虚——心俞、胃俞

按揉心俞、胃俞（如下图）各2～3分钟，以透热为度，如左图。

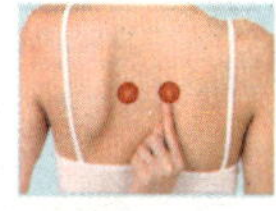

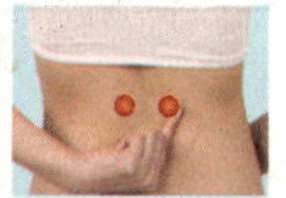

阴虚火旺——肾俞、命门

横擦肾俞、命门（如下图）各1～2分钟，以透热为度，如左图。

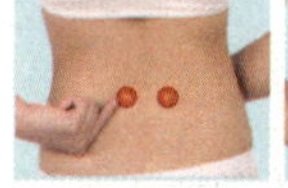

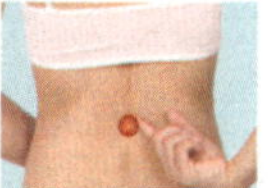

痰热内扰——足三里、丰隆

按揉足三里、丰隆（如下图）各2～3分钟，以有酸胀感为度，如左图。

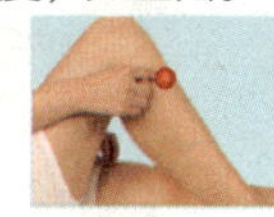

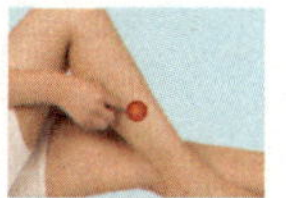

肝郁化火——肝俞、胆俞

按揉肝俞、胆俞（如下图）各2～3分钟，以透热为度，如左图。

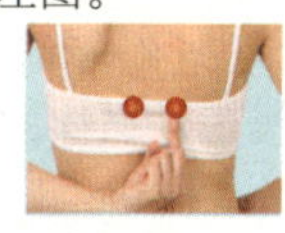

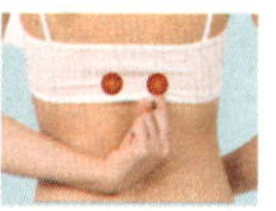

疲劳综合征

疲劳综合征即慢性疲劳综合征，典型表现为短期记忆力减退或注意力不集中、咽痛、肌肉酸痛、无红肿的关节疼痛、头痛、睡眠后精力不能恢复、体力或脑力劳动后身体感觉不适等。中医学认为本病机制主要在于劳役过度、情志内伤或反复患病，导致肝、脾、肾功能失调。

基础推拿手法

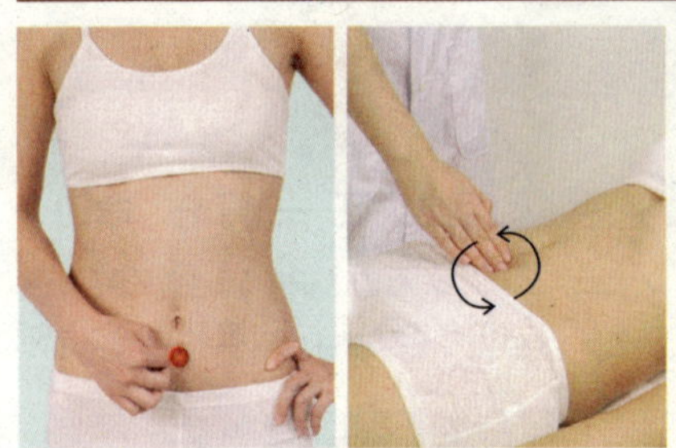

1 按揉气海

食指、中指、无名指并拢，放于气海（如上左图）上，以环形按揉5分钟，力度轻柔，如上右图。

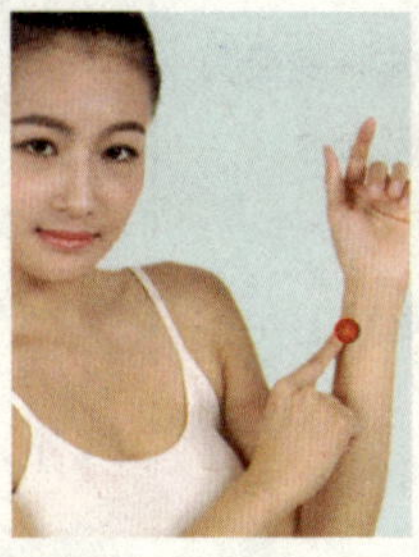

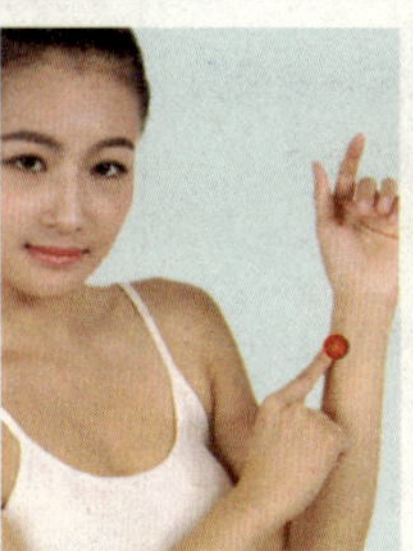

2 按揉列缺

将拇指放于列缺（如上左图）上，双手其余四指附于手臂上，按揉3分钟，力度适中，如上右图。

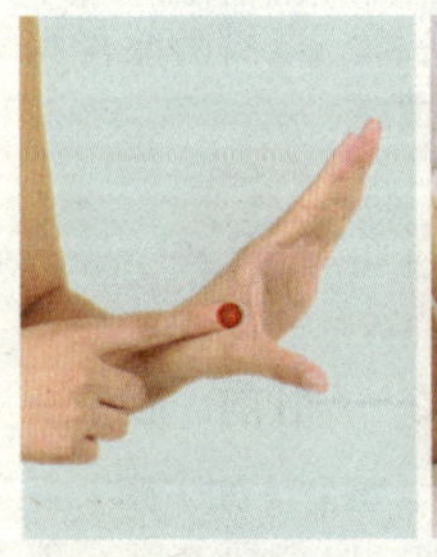

3 掐揉合谷

将拇指放于合谷（如上左图）上，食指顶于掌面，由轻渐重地掐揉3分钟，如上右图。

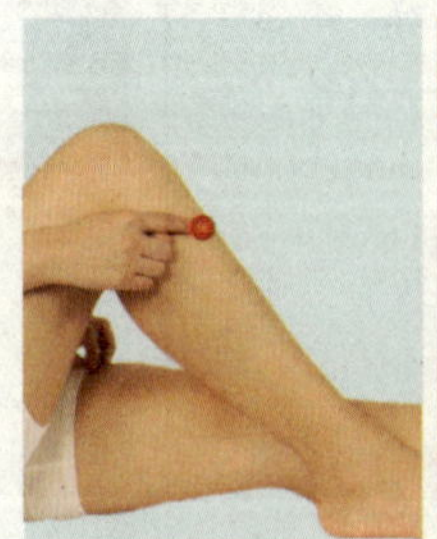

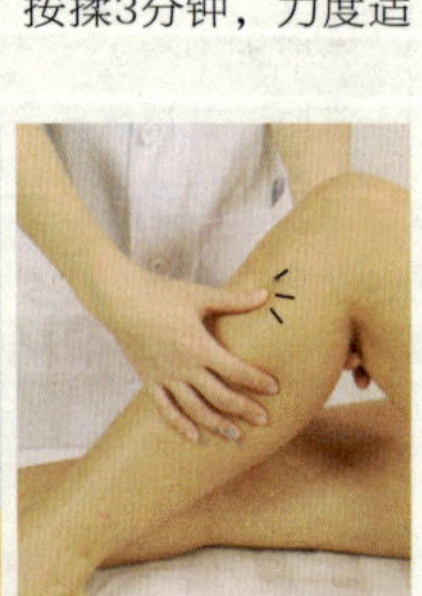

4 按揉足三里

将拇指指腹放于足三里（如上左图）上，其余四指附于腿部，由轻渐重地揉按1～2分钟，如上右图。

肥胖症

肥胖是指一定程度的明显超重与脂肪层过厚，是体内脂肪尤其是甘油三酯积聚过多导致的一种状态。肥胖严重者容易引起高血压、心血管疾病、脂肪肝、肿瘤等一系列的病变问题。本症状是由于食物摄入过量或机体代谢改变而导致体内脂肪积聚过多，造成体重过度增长。

基础推拿手法

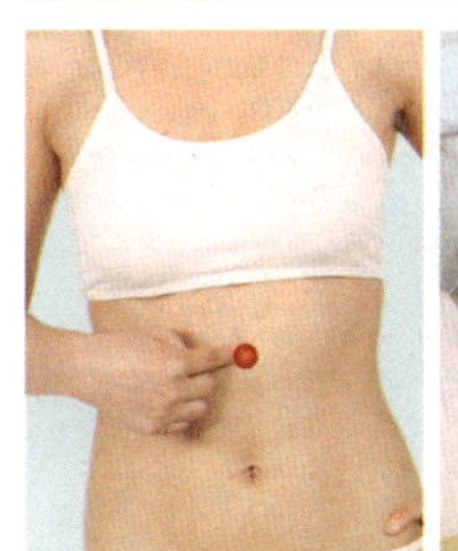
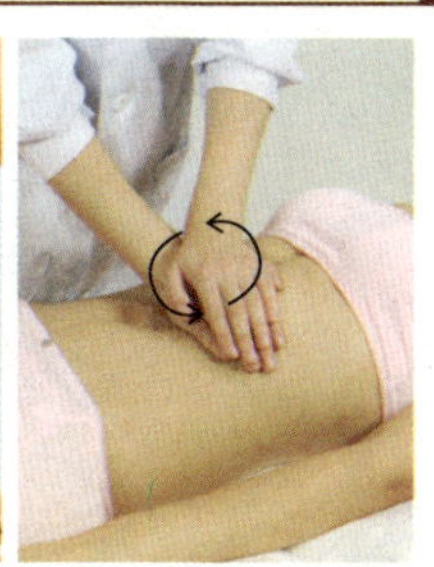

1 按揉中脘

将食指、中指、无名指并拢，以环形按揉中脘（如上左图）3～5分钟，如上右图。

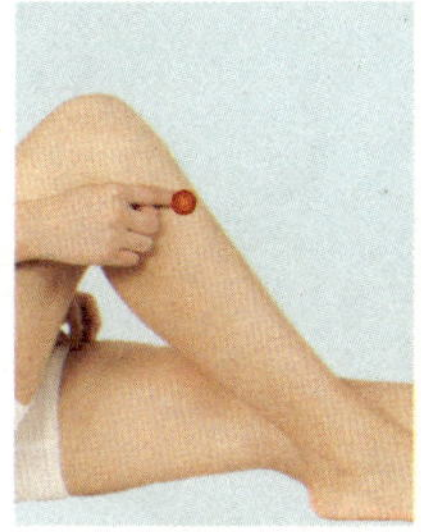
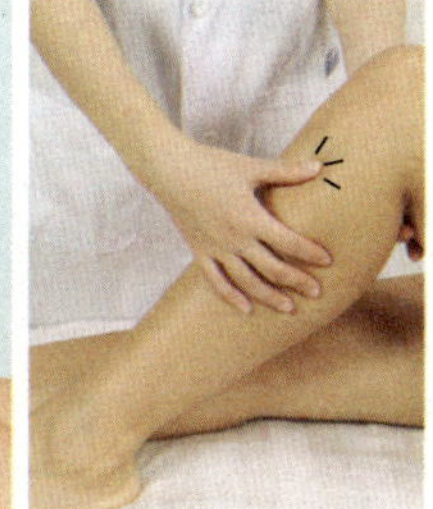

2 按揉足三里

将拇指放于足三里（如上左图）上，其余四指附于小腿腿腹，按揉3～5分钟，以局部有酸胀感为宜，如上右图。

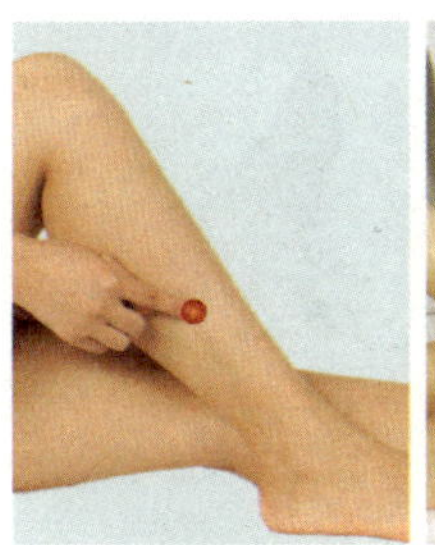
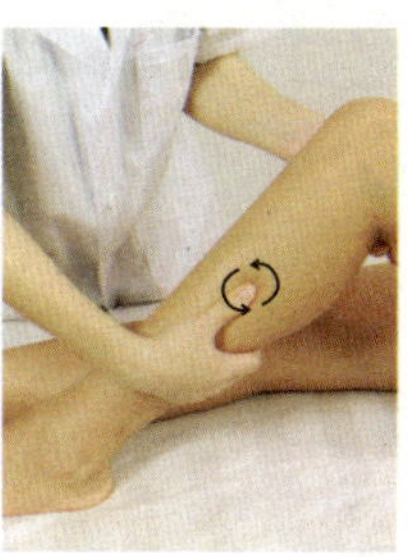

3 按揉丰隆

将拇指放于丰隆（如上左图）上，其余四指附于小腿腿腹，按揉3～5分钟，以局部有酸胀感为宜，如上右图。

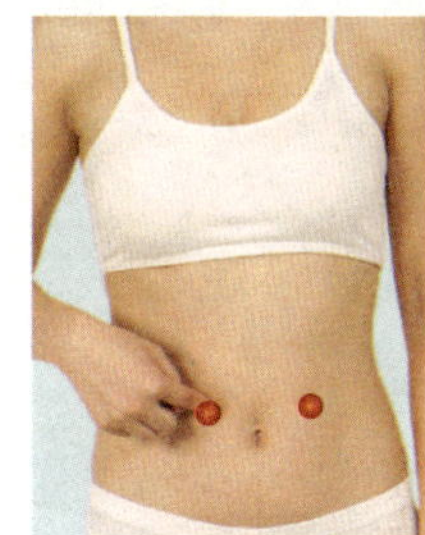
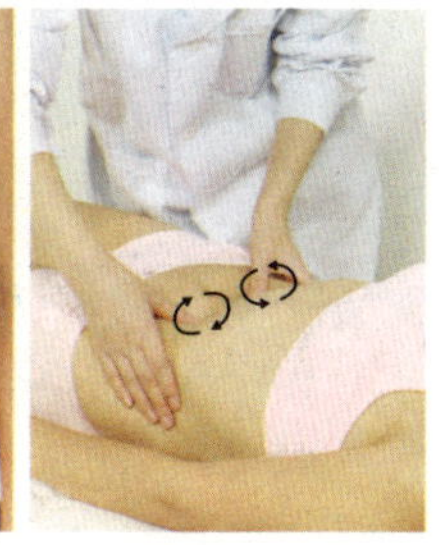

4 按揉滑肉门

将拇指指腹放在滑肉门（如上左图）上，环形按揉3～5分钟，以局部酸胀为度，如上右图。

痛风

痛风又称高尿酸血症，是由于体内嘌呤物质新陈代谢发生紊乱，导致尿酸产生过多或排出减少引起的疾病，属于关节炎的一种。尿酸过高，尿酸盐结晶沉积在关节、软骨和肾脏中，病变侵犯关节、肾脏等组织后，极易引起反复发作的炎症性疾病，如急性关节炎、痛风、尿路结石、肾绞痛等。

基础推拿手法

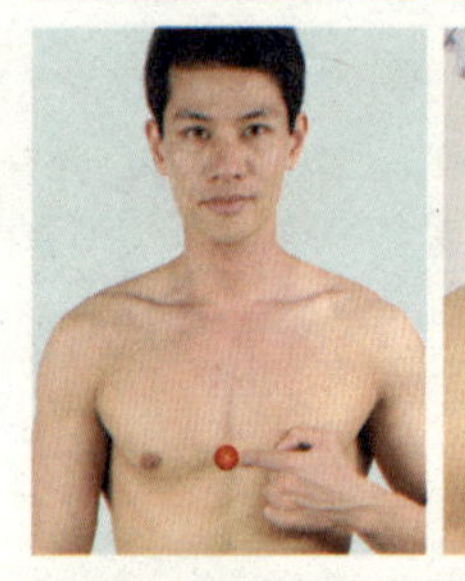
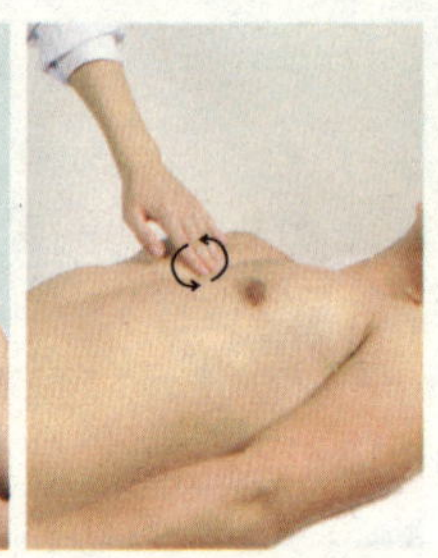

1 按揉膻中

将食指、中指、无名指并拢，指腹放于膻中（如上左图）上，以逆时针方向按揉2~3分钟，如上右图。

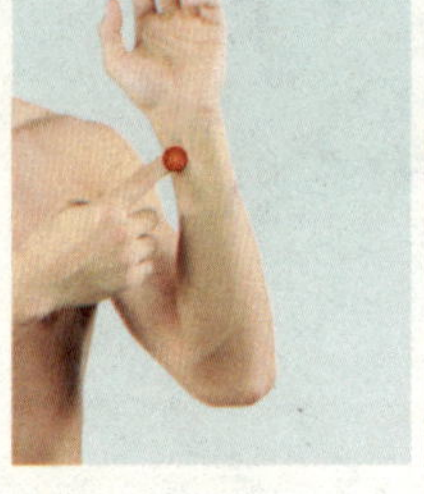
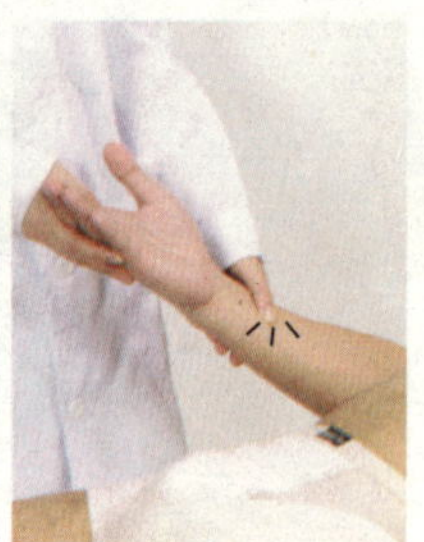

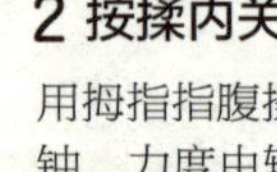

2 按揉内关

用拇指指腹揉按内关（如上左图）3~5分钟，力度由轻渐重，以有酸痛感为宜，如上右图。

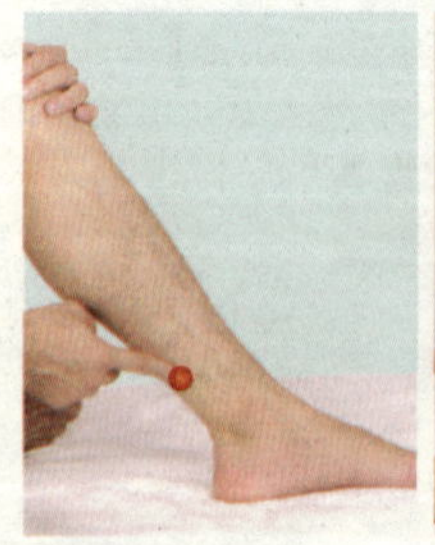
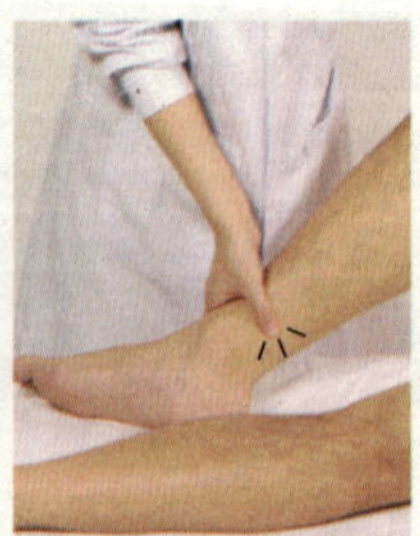

3 揉按复溜

用拇指指腹揉按复溜（如上左图）3~5分钟，力度均匀，以有酸胀感为度，如上右图。

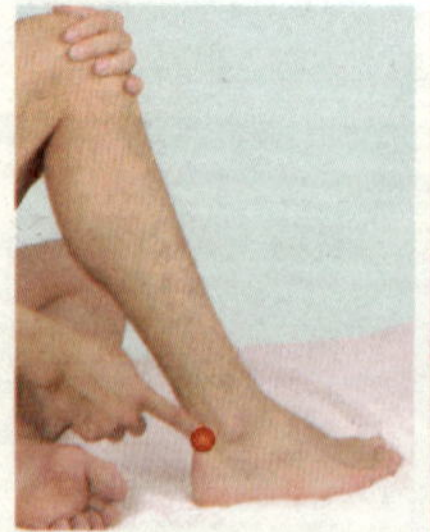
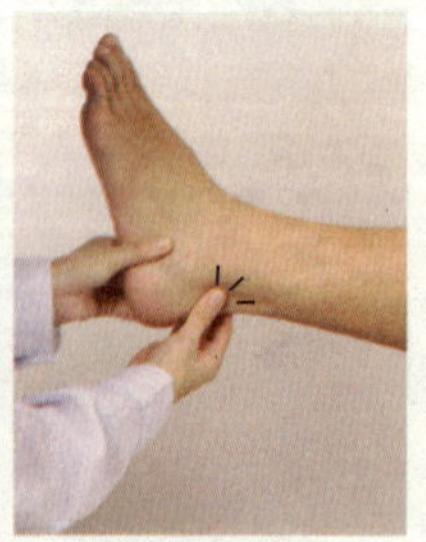

4 捏揉昆仑

用拇指、食指、中指相对成钳形捏揉昆仑（如上左图）5分钟，如上右图。

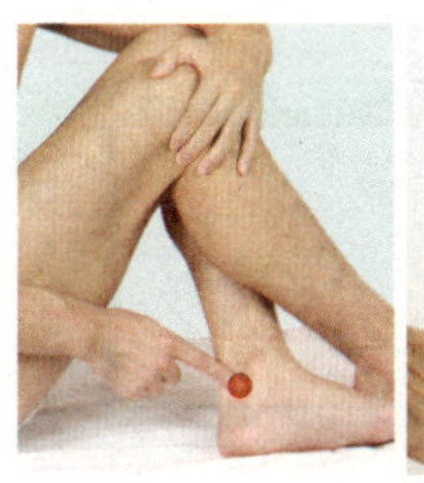
①

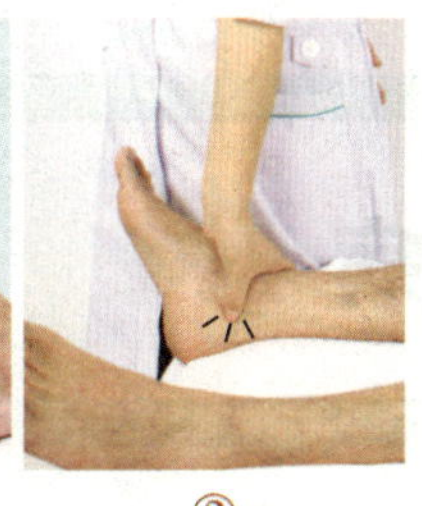
②

5 按揉太溪

用拇指指腹按揉太溪（如左①图）1～3分钟，以局部酸胀为度，如左②图。

TIPS

太溪是肾经之气由浅入深的地方，也是肾经的本原，经常按摩太溪可以促进体内毒素通过尿液排出，对痛风有很好的治疗作用。

随证加穴

中医辨证分型

①寒湿入络

关节僵硬畸形，屈伸不利，皮色黯红，畏寒肢冷。

②湿热痹阻

关节红肿热痛，得冷则舒，痛不可触；或有发热，便秘，小便黄赤。

③痰瘀互结

皮下硬结，触之不痛，皮色不变，或溃破形成瘘管。

④脾肾阳虚

气短乏力，食少便溏，恶心呕吐，腰膝酸软，畏寒肢冷，面部、下肢浮肿。

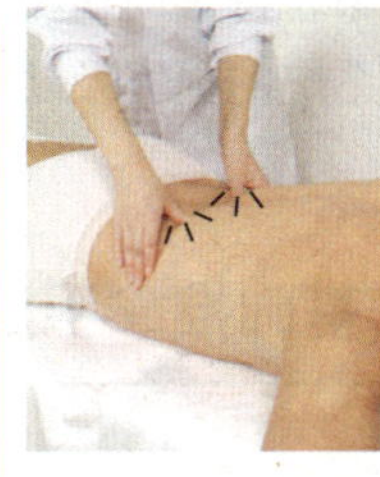
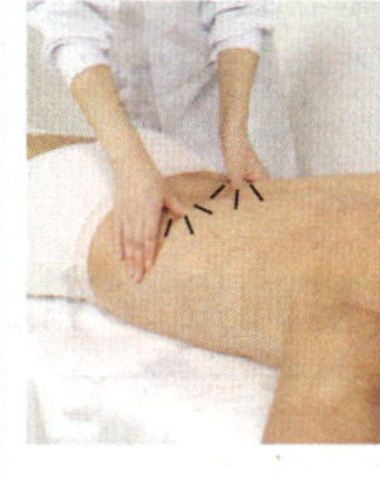

寒湿入络——肾俞、关元

按揉肾俞、关元（如下图）各2～3分钟，以局部酸胀为度，如左图。

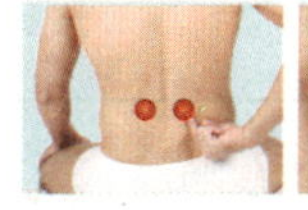
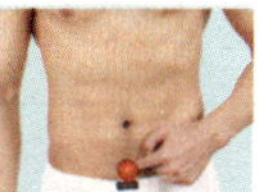

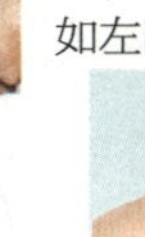

湿热痹阻——大椎、曲池

按揉大椎、曲池（如下图）各2～3分钟，以局部酸胀为度，如左图。

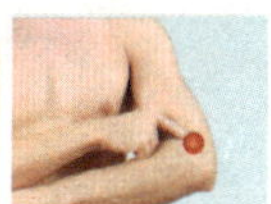

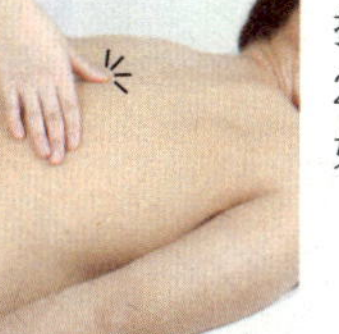

痰瘀互结——膈俞、血海

按揉膈俞、血海（如下图）各2～3分钟，以局部酸胀为度，如左图。

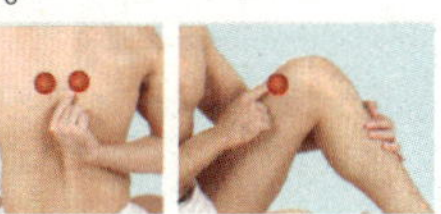

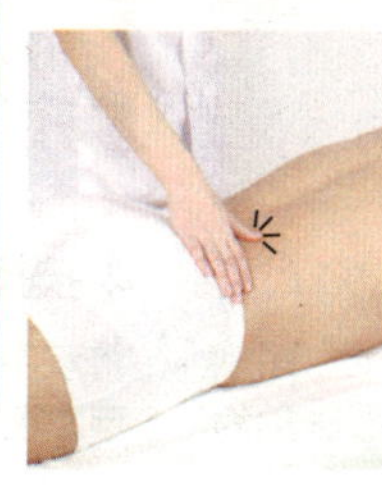

脾肾阳虚——肾俞、气海俞

按揉肾俞、气海俞（如下图）各2～3分钟，以局部酸胀为度，如左图。

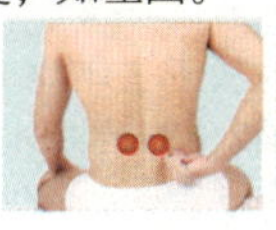
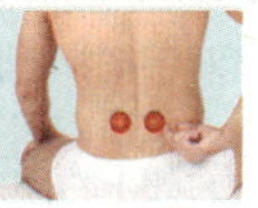

糖尿病

糖尿病是由于血中胰岛素相对不足，导致血糖过高，出现糖尿，进而引起脂肪和蛋白质代谢紊乱的内分泌代谢性疾病。临床上表现为多尿、烦渴、多饮、多食、消瘦等现象，持续高血糖与长期代谢紊乱等症状可导致眼、肾、心血管系统及神经系统的损害及功能障碍或衰竭。须注意，出现皮损或感觉异常不可推拿。

基础推拿手法

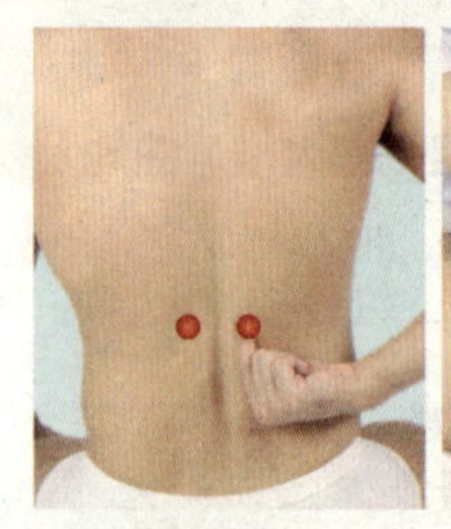
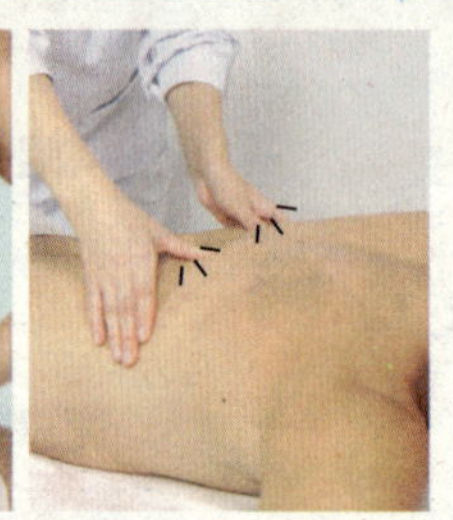

1 点揉脾俞

双手拇指指腹同时放于脾俞（如上左图）上，点揉3～5分钟，如上右图。

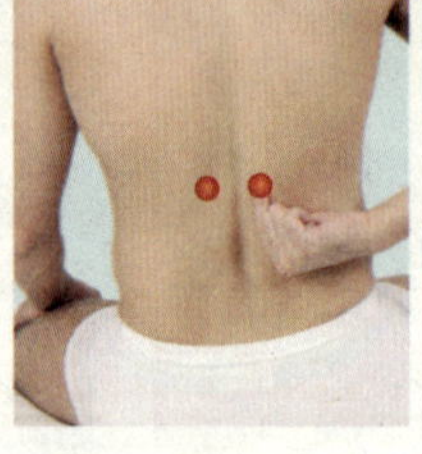
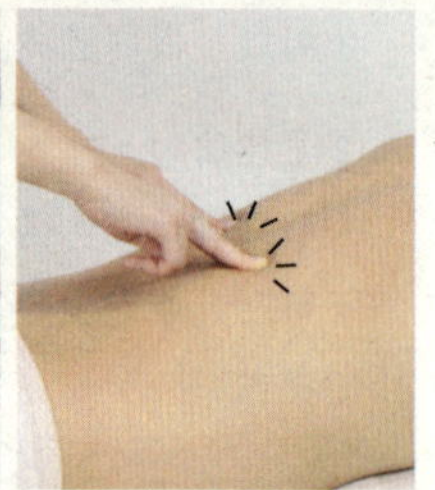

2 点揉胃俞

双手食指、中指并拢，同时点按胃俞（如上左图）2～3分钟，力度稍重，如上右图。

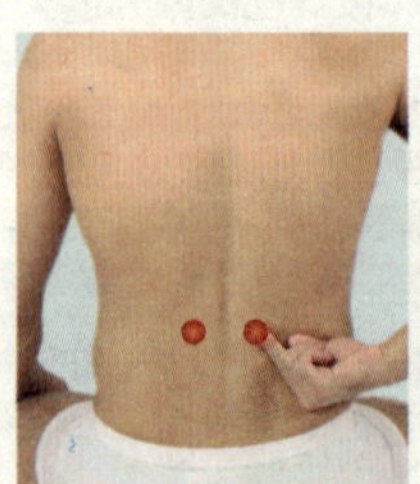
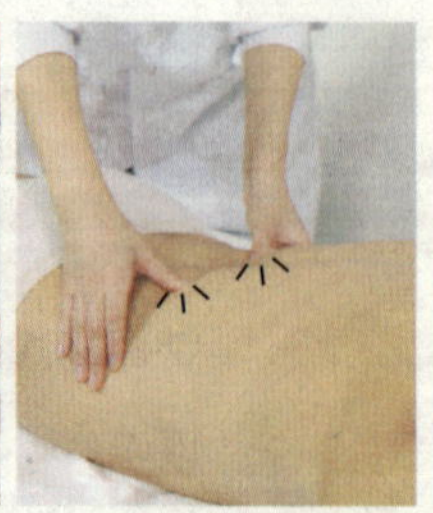

3 按揉三焦俞

将双手拇指同时放于三焦俞（如上左图）上，微用力按揉2～3分钟，以有酸胀感为宜，如上右图。

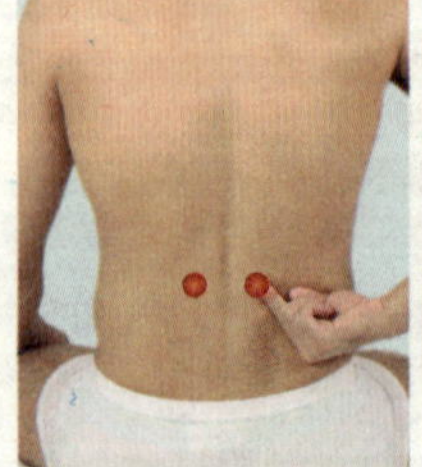
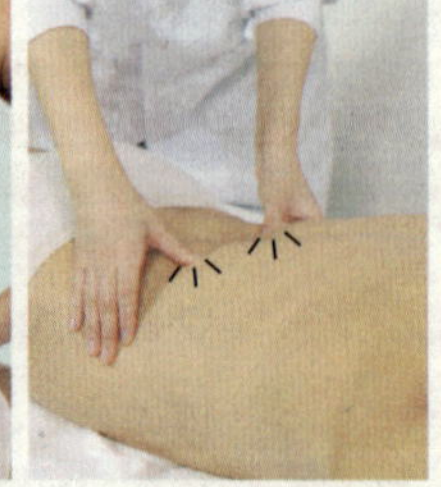

4 按揉肾俞

将双手交叠放在肾俞（如上左图）上，用手掌根部揉按1～3分钟，如上右图。

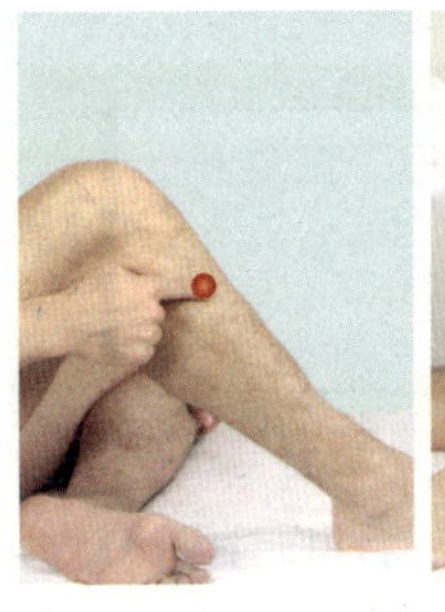
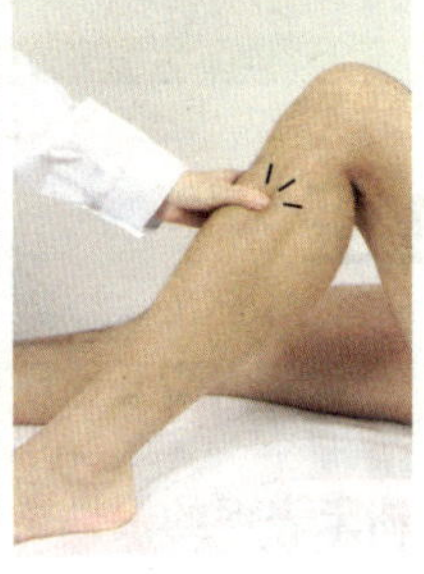
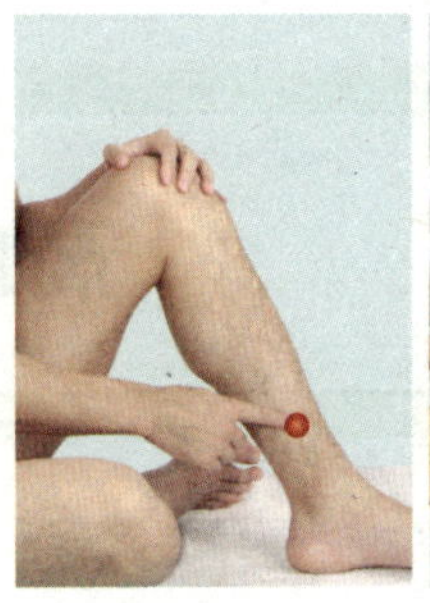
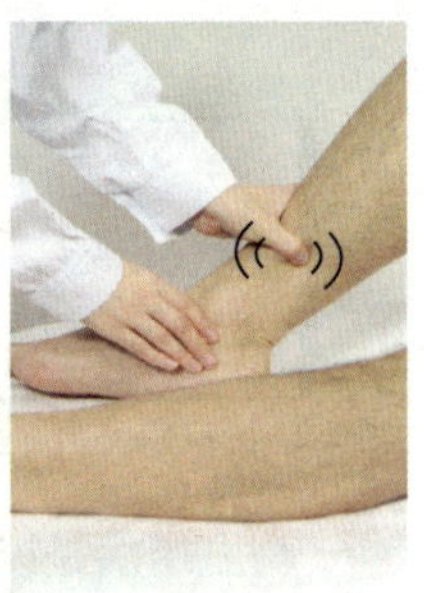

5 按揉足三里

用大拇指指腹按揉足三里（如上左图）50次，以有酸胀感为宜，如上右图。

6 点揉三阴交

用拇指指腹以点2下揉3下的频率，点揉三阴交（如上左图）2分钟，如上右图。

随证加穴

中医辨证分型

①燥热伤肺（上消）

持续口渴多饮，口干咽燥，多食易饥，小便量多，大便干结。

②胃燥津伤（中消）

多食易饥，大便秘结，口干欲饮，形体消瘦。

③肾阴亏虚（下消）

尿频量多，小便浑浊，头晕目眩，耳鸣，视物模糊，口干舌燥，失眠心烦。

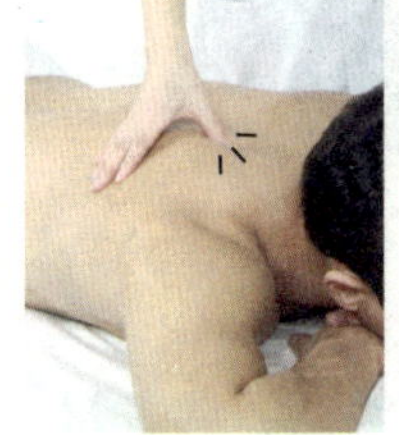

燥热伤肺——肺俞、中府

按揉肺俞、中府（如下图）各2~3分钟，以透热为度，如左图。

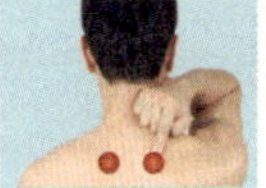
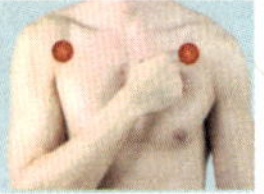

胃燥津伤——期门、章门

按揉期门、章门（如下图）各2~3分钟，以局部酸胀为度，如左图。

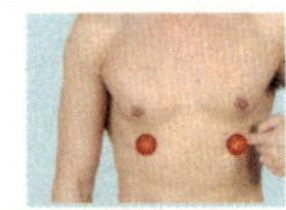
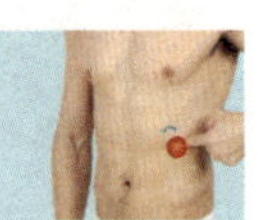

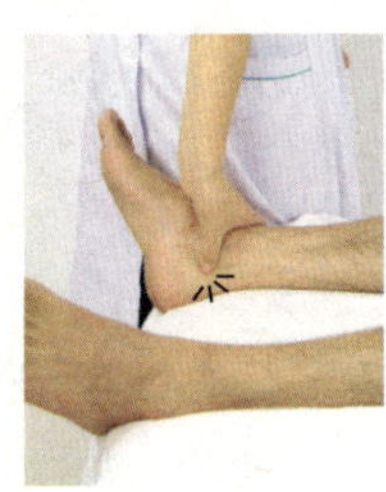

肾阴亏虚——太溪、涌泉

按揉太溪、涌泉（如下图）各2~3分钟，以局部酸胀为度，如左图。

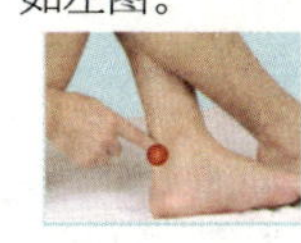
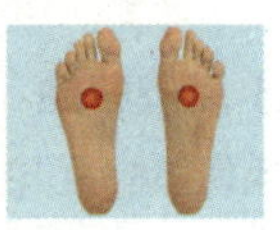

高血压

高血压病是以动脉血压升高为主要临床表现的慢性全身性血管性疾病，血压高于90/140毫米汞柱即可诊断为高血压。该病早期无明显症状，部分患者会出现头晕、头痛、心悸、失眠、耳鸣、乏力、颜面潮红或肢体麻木等不适表现。中医学认为本病多由肝阳、痰浊立论，亦有肾阴不足而致。

基础推拿手法

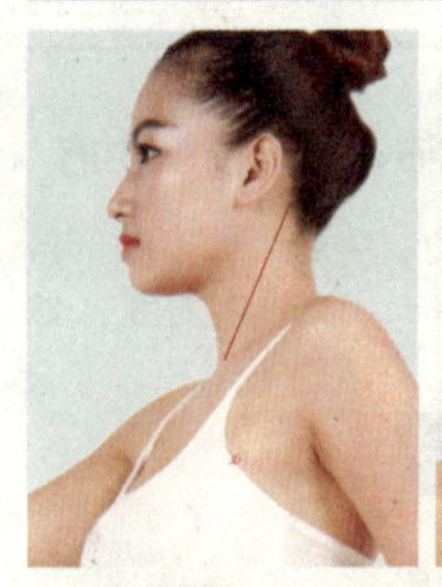
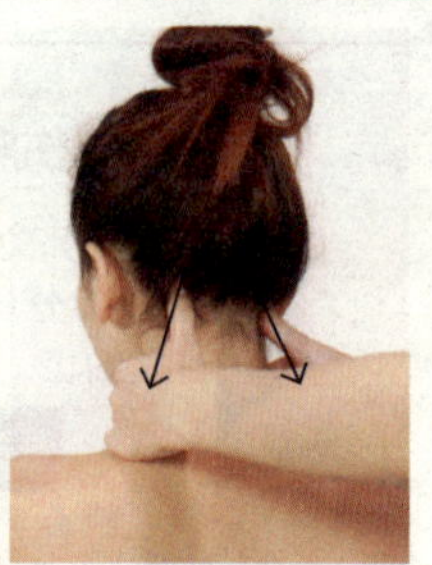

1 推桥弓

将食指、中指、无名指并拢，由上而下推按桥弓（如上左图），先左后右推按各1分钟，如上右图。

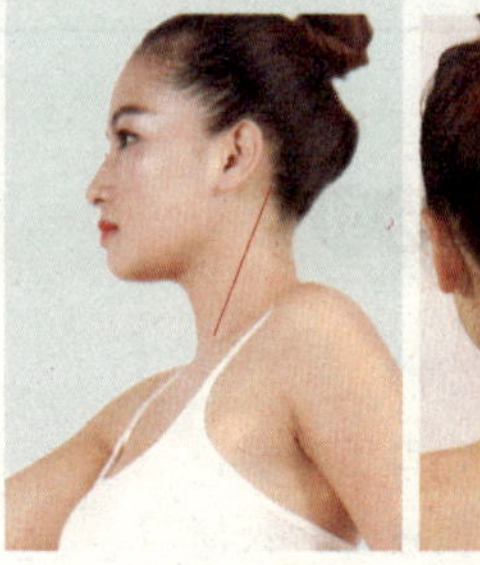
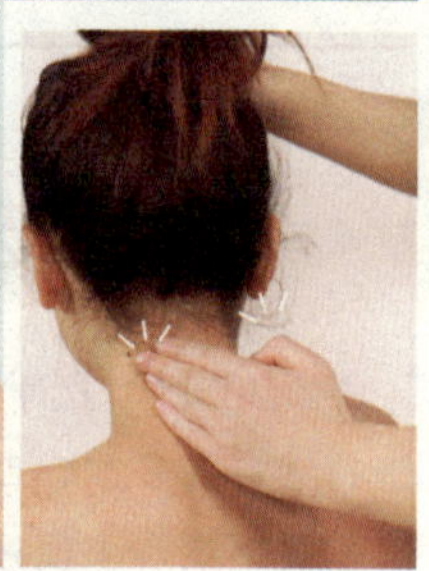

2 揉、拿桥弓

按揉、拿捏左右两侧的桥弓（如上左图）各3分钟，如上右图。

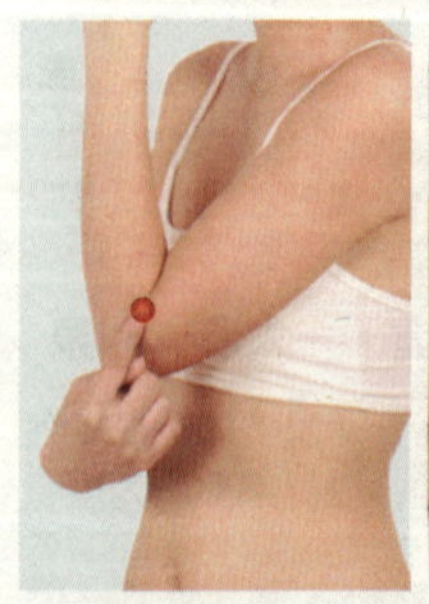
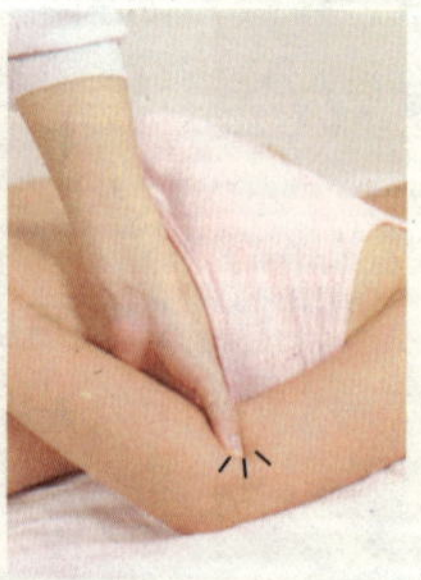

3 点按曲池

用拇指指腹点按曲池（如上左图）1～3分钟，以局部酸胀为度，如上右图。

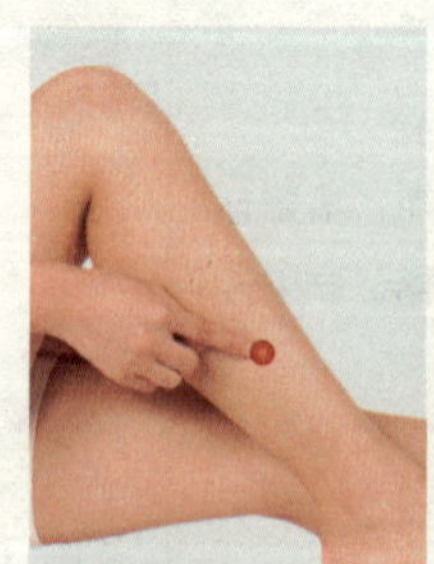
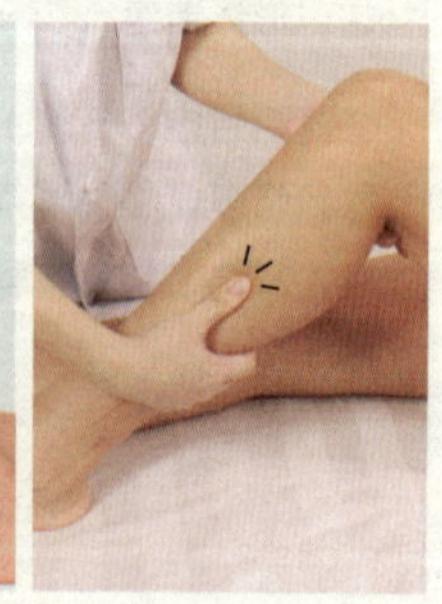

4 按揉丰隆

用拇指指腹按揉丰隆（如上左图）1～3分钟，以局部酸胀为度，如上右图。

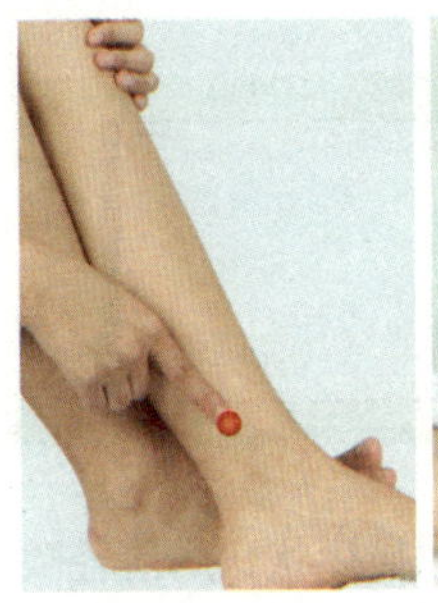
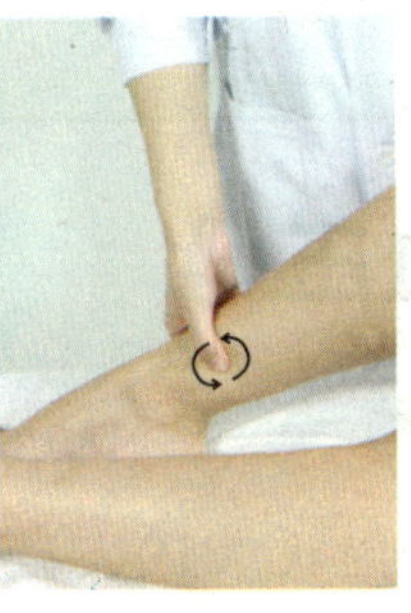
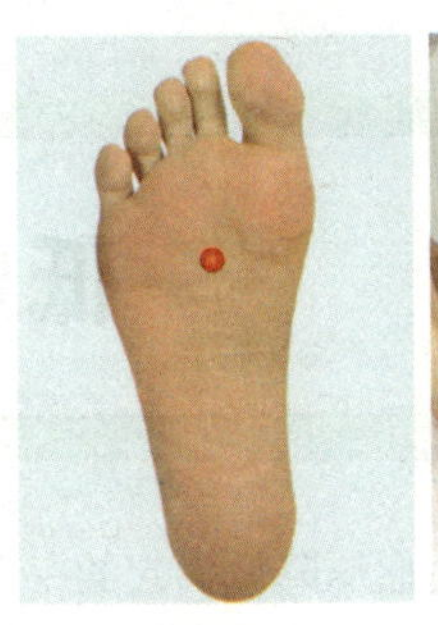
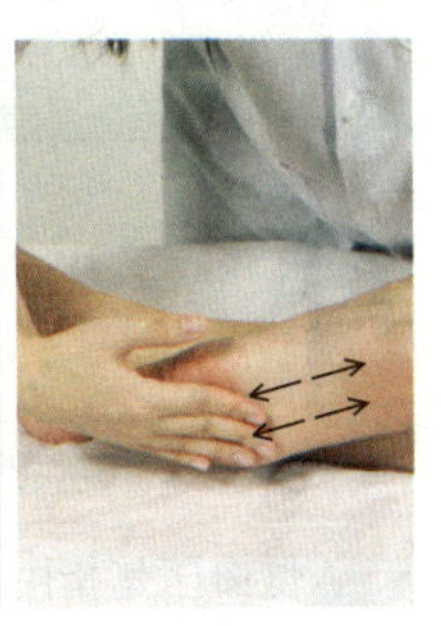

5 按揉三阴交

用拇指指腹按揉三阴交（如上左图）1～2分钟，以局部酸胀为度，如上右图。

6 搓擦涌泉

用手掌搓擦涌泉（如上左图）36次，再屈伸双脚脚趾数次，然后静坐10～15分钟，每日1次，如上右图。

随证加穴

中医辨证分型

①肝阳上亢

眩晕，头痛，面红目赤，急躁易怒，口干口苦，失眠，项强，四肢麻木等，情绪波动时诱发或加重。

②痰浊中阻

头晕目眩，视物旋转，头重如蒙，口中黏腻，恶心呕吐，食欲下降，倦怠乏力，脘腹胀满。

③肾精不足

头痛空虚，眩晕耳鸣，手足心热，腰膝酸软，心悸乏力，健忘。

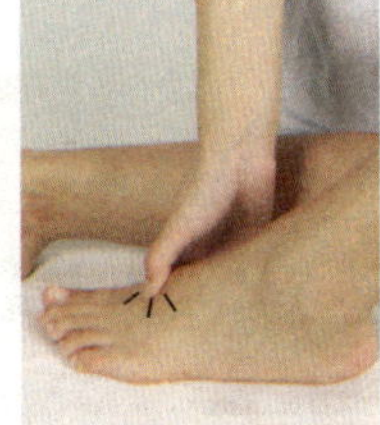

肝阳上亢——太冲、行间

点按太冲、行间（如下图）1～2分钟，如左图。

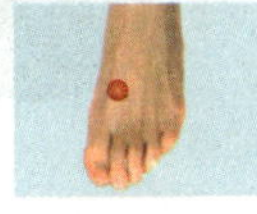
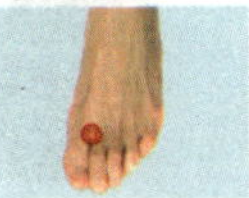

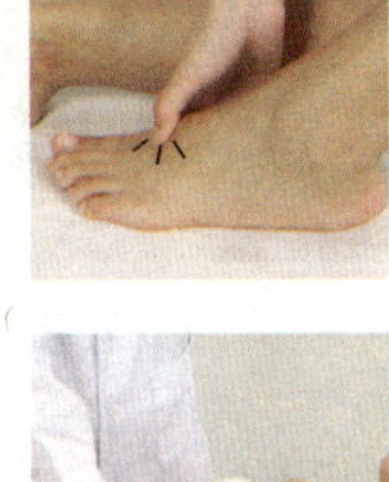

痰浊中阻——中脘、天枢

一指禅推中脘、天枢（如下图）1～2分钟，如左图。

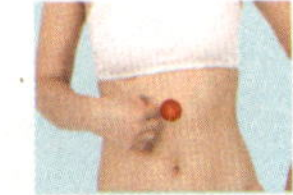
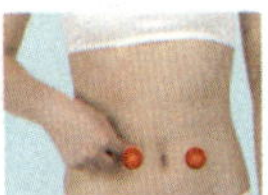

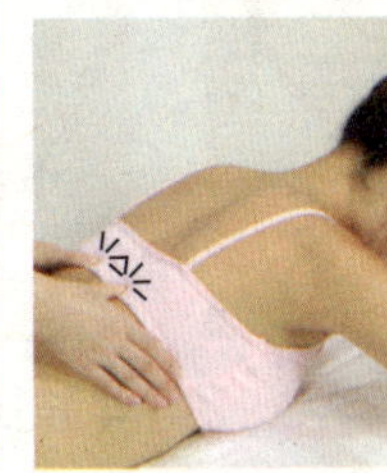

肾精不足——肝俞、肾俞

点按肝俞、肾俞（如下图）1～2分钟，如左图。

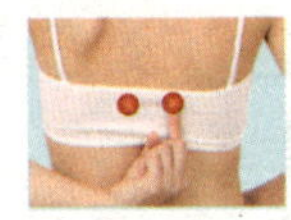
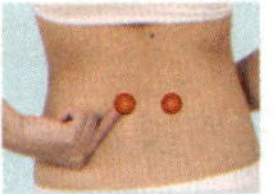

低血压

低血压是指由血压降低引起的一系列症状。部分人无明显症状，病情轻微者有头晕、头痛、食欲缺乏、疲劳、脸色苍白等症状，严重者会出现直立性眩晕、四肢冰凉、心律失常等症状。西医诊断低血压的标准为血压值小于60/90毫米汞柱。中医学认为低血压以气虚为本，涉及心、肺、脾、肾等脏器。

基础推拿手法

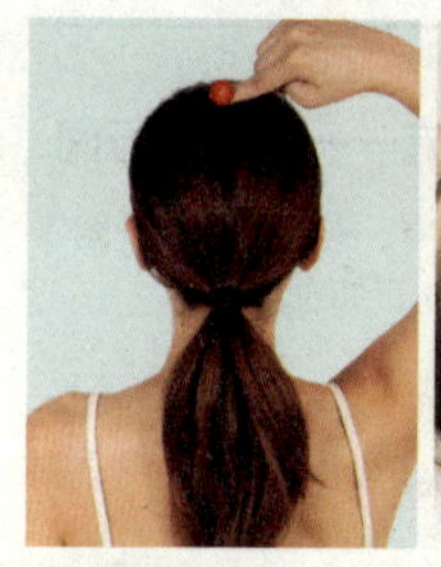

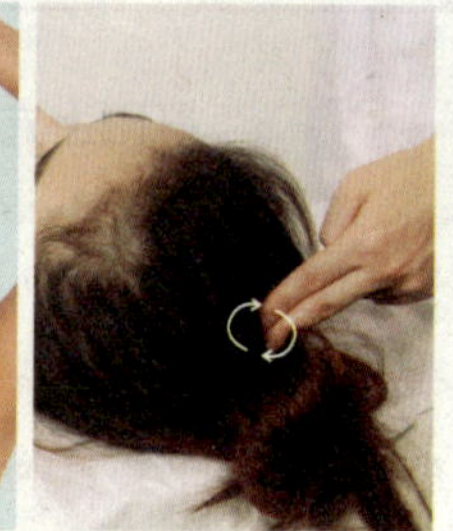

1 按揉百会

中指端轻轻按在百会（如上左图）上，先以顺时针方向，再以逆时针的方向按揉50次，如上右图。

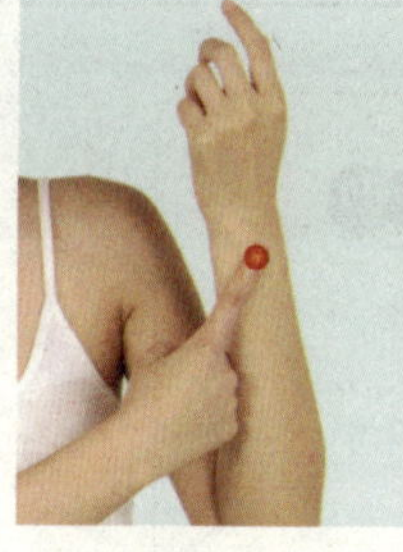

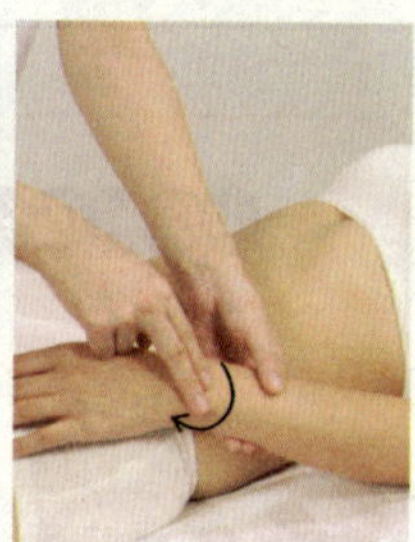

2 按揉阳池

将食指、中指并拢按在阳池（如上左图）上，以顺时针的方向按揉50～100次，力度适中，以有酸痛感为宜，如上右图。

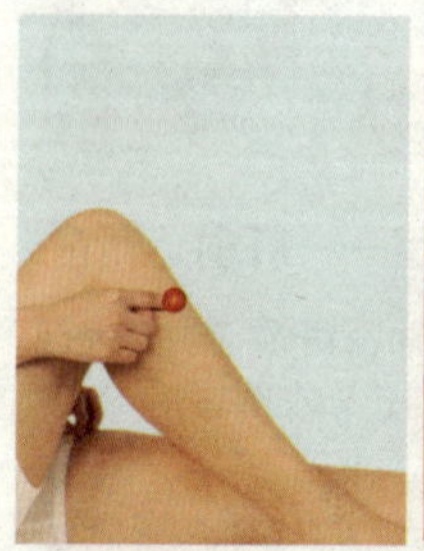

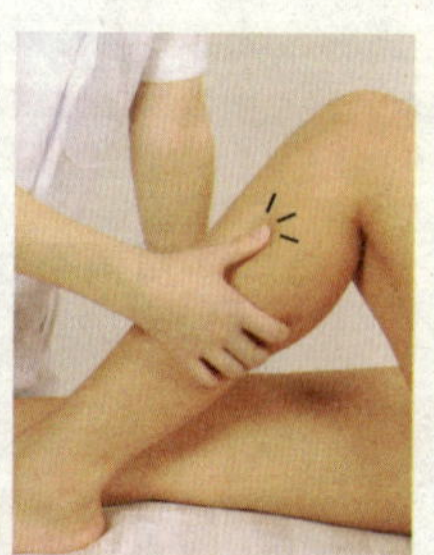

3 按揉足三里

用大拇指指腹按揉足三里（如上左图）50次，以有酸胀感为宜，如上右图。

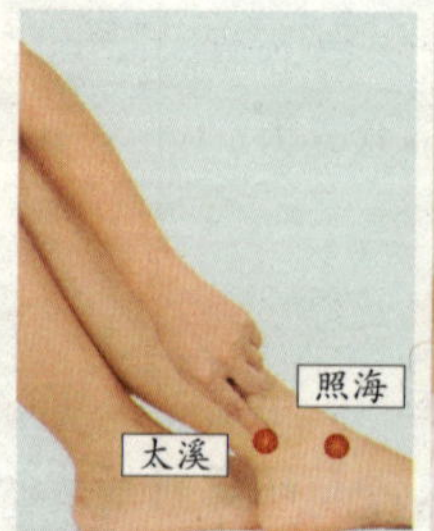

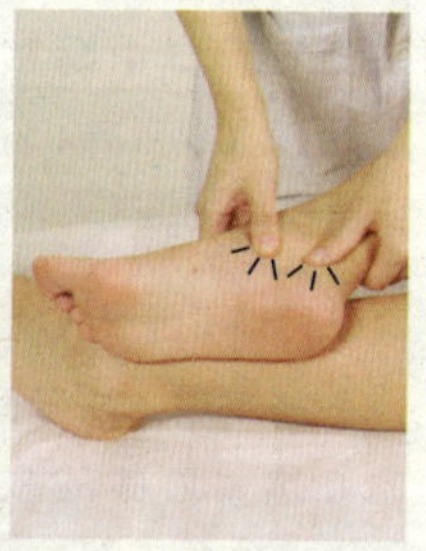

4 按揉太溪、照海

同时按揉太溪、照海（如上左图）30～50次，以有酸胀感为宜，如上右图。

第六章

推一推，“推”走妇科、男科疾病

●痛经、月经不调、前列腺炎、早泄等疾病，如果不及时医治，时间久了会越来越严重，不仅对身体健康造成威胁，还会降低个人的生活质量。按摩疗法作为中医自然疗法中的重要组成部分，可调补精血、疏通经络，对生殖泌尿问题有显著的疗效。本章将教大家通过中医按摩疗法巧治各种常见的两性病痛。

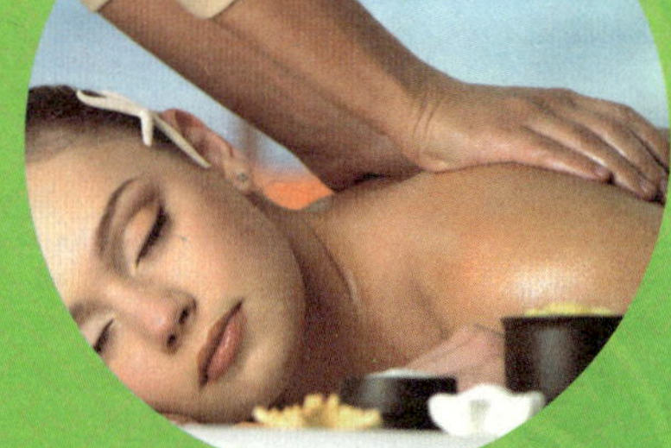

带下病

正常带下为肾气充盛，脾气健运，由任、带脉约束而润泽于阴户的一种无色、质黏、无臭的液体，其量不多。带下病则是指阴道分泌的白色分泌物，有臭味及异味，色泽异常，常与生殖系统局部炎症、肿瘤或身体虚弱等因素有关。生活中要定期做全面的妇科体检，选择棉质内裤，且注意少用卫生护垫。

基础推拿手法

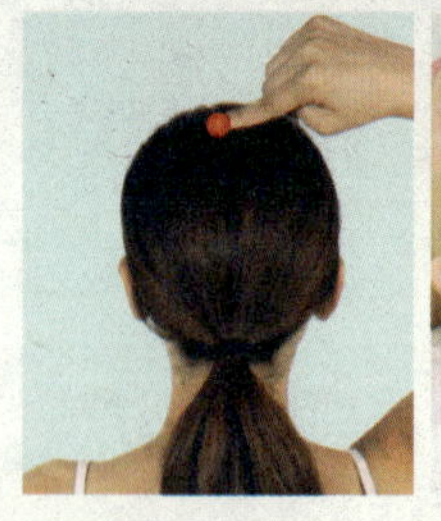
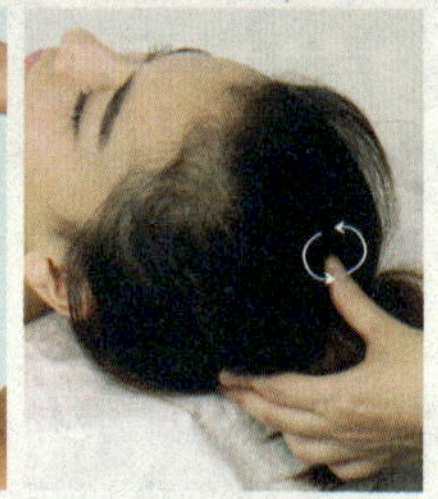

1 按揉百会

取坐位，用拇指指腹逆时针方向轻揉百会（如上左图）半分钟，如上右图。

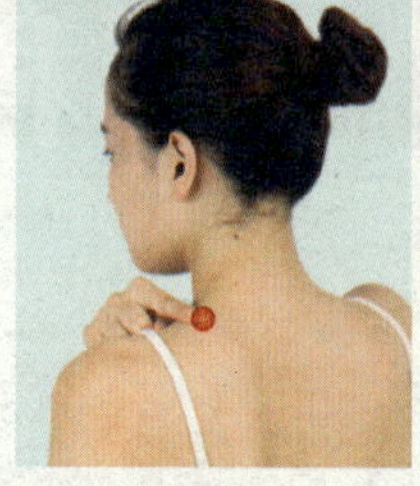
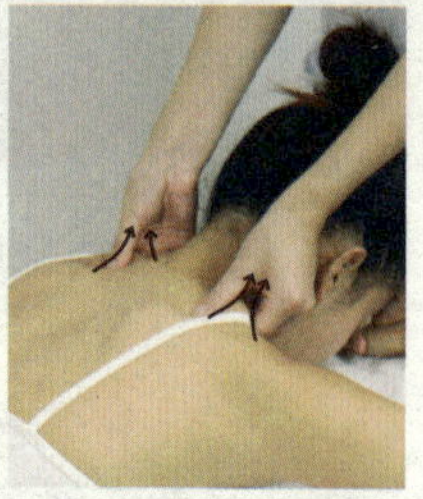

2 拿捏肩井

用拇指和食指、中指相对，拿捏肩井（如上左图），频率100次/分钟，以酸胀为度，如上右图。

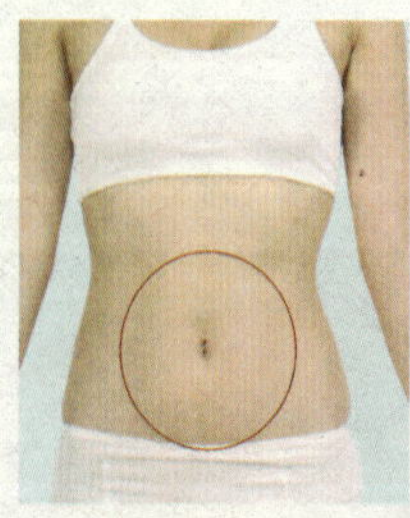
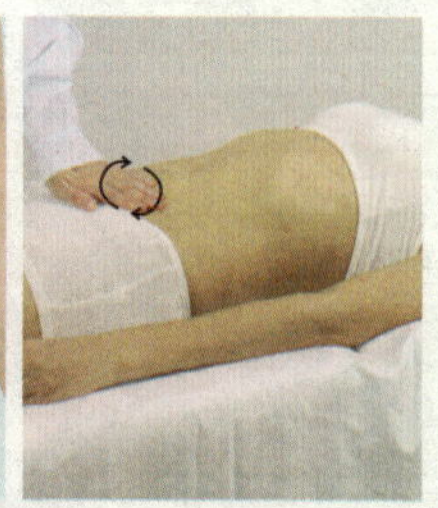

3 摩腹

用手掌以顺时针方向有节律地抚摩小腹（如上左图）约6分钟，如上右图。

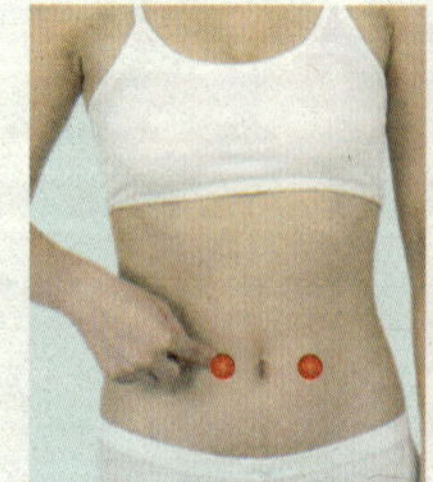
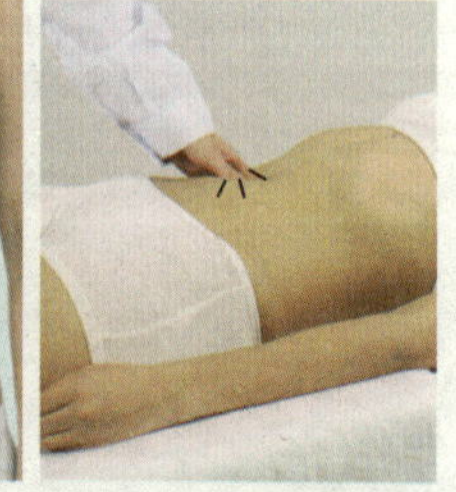

4 按揉天枢

用拇指按揉天枢（如上左图）1分钟，先左后右，以潮红发热为度，如上右图。

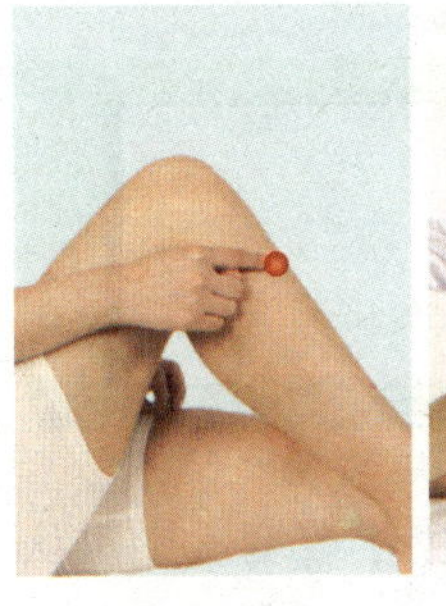
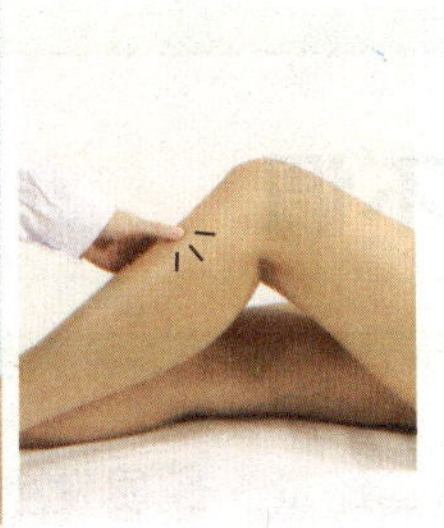
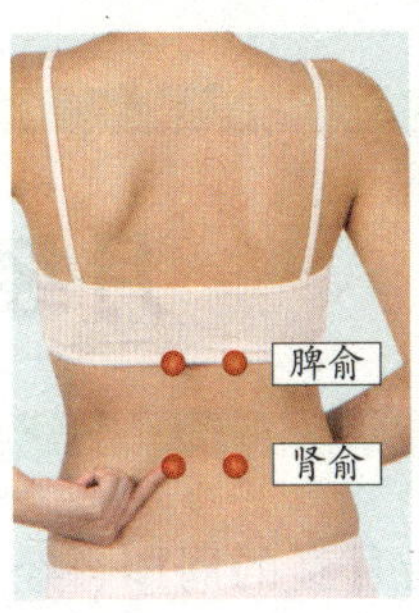

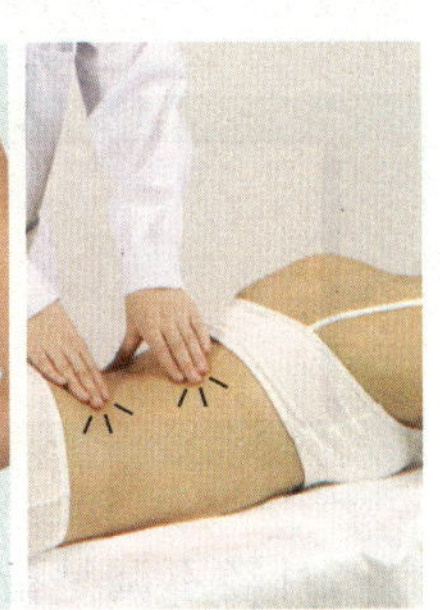

5 按揉足三里

用拇指指腹按揉足三里（如上左图）1分钟，以酸胀为佳，如上右图。

6 按揉肾俞、脾俞

用双手拇指指腹同时按揉肾俞、脾俞（如上左图）1～2分钟，力度适中，如上右图。

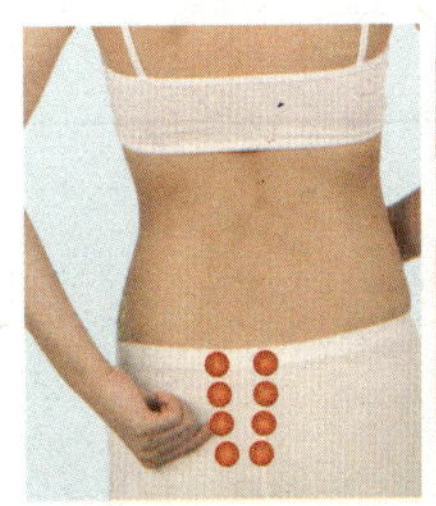
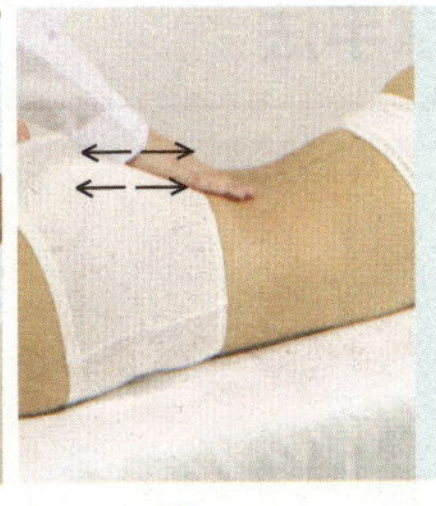
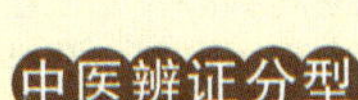

7 摩擦八髎

用手掌在八髎（如左①图）来回摩擦2分钟，以透热为度，如左②图。

TIPS

八髎附近部位的皮肉应该很松软，能捏起来的，如果不松软，说明经络肌肤之间有粘连，这正是妇科病的外在表现。

随证加穴

中医辨证分型

①湿热下注

带下量多，色黄或赤，质稠，有臭味，兼阴部瘙痒。

②脾气虚弱

带下色白，质黏，无臭味，绵绵不断。

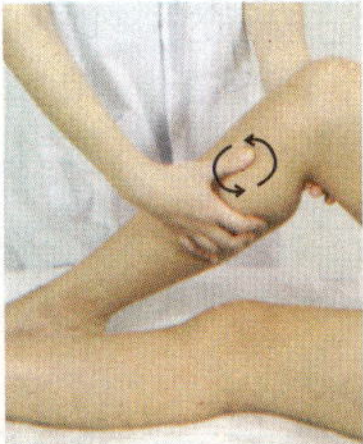

湿热下注——阴陵泉、水道

按揉阴陵泉、水道（如下图）各2～3分钟，以局部酸胀为度，如左图。

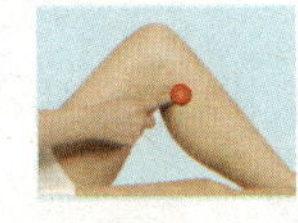
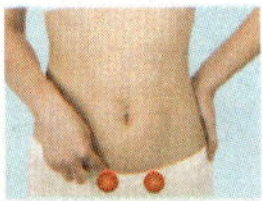

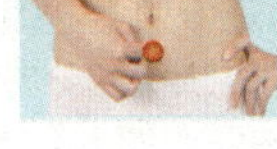

脾气虚弱——气海、脾俞

按揉气海、脾俞（如下图）各2～3分钟，以局部酸胀为度，如左图。

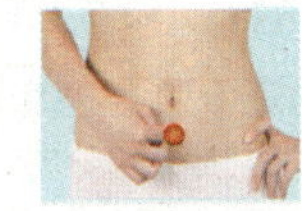
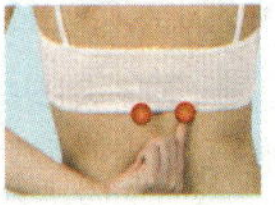

月经不调

月经不调是指月经的周期、经色、经量、经质发生了改变。中医认为本病是由脏腑功能失常，气血不和，冲任二脉损伤所致。《景岳全书》说："调经之要，贵在补脾胃以资血之源，养肾气以安血之室，如斯二者，则尽善矣。"按摩疗法可以补脾胃、益肾气，理血调经。

基础推拿手法

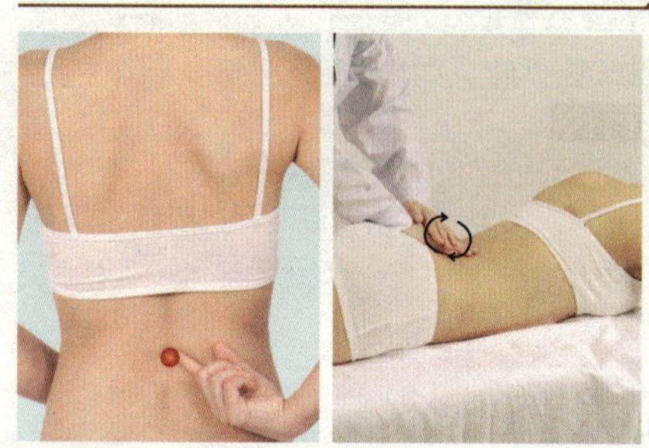

1 按揉命门

双掌按揉命门（如上左图）5分钟，按压的力量要由轻而重，持续一段时间，再慢慢放松，如上右图。

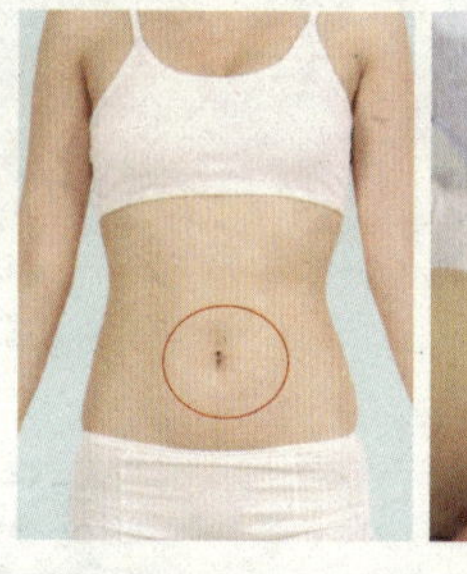

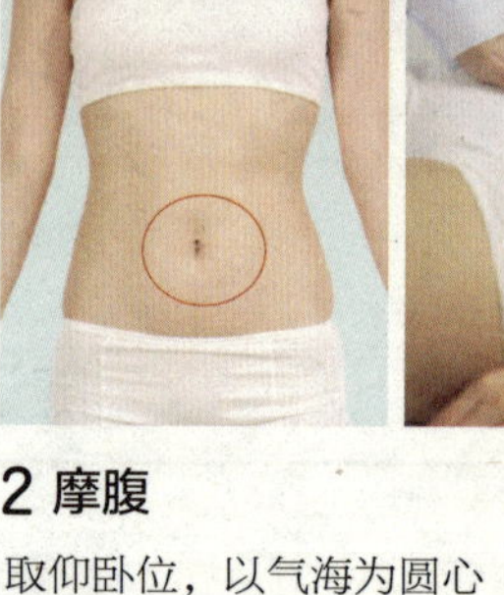

2 摩腹

取仰卧位，以气海为圆心（如上左图），单掌以逆时针方向环形摩腹10分钟，如上右图。

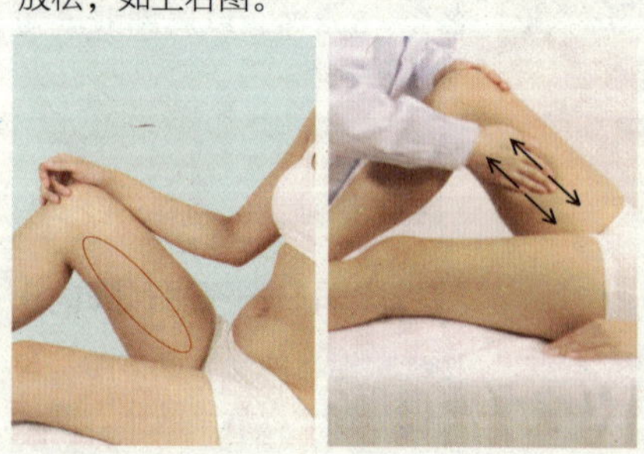

3 摩擦大腿内侧

用手掌在大腿内侧（如上左图），以2～4次/秒钟的频率来回摩擦2分钟，一个来回为1次，以透热为度，如上右图。

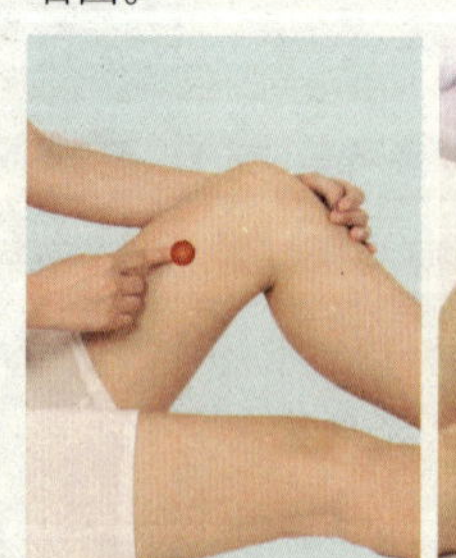

4 揉捏阴包

用拇指与食指、中指相对成钳形用力捏住阴包（如上左图），反复收放揉捏5分钟，如上右图。

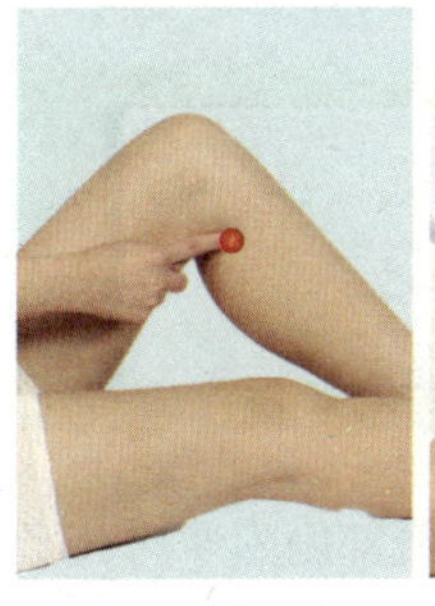
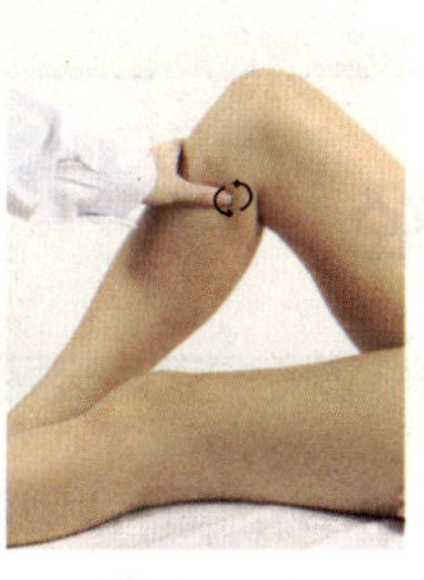

5 按揉阴陵泉

用拇指按揉阴陵泉（如上左图）5分钟，以局部潮红发热为度，如上右图。

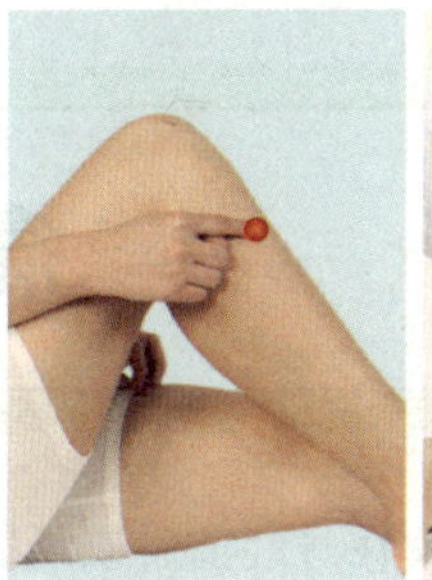
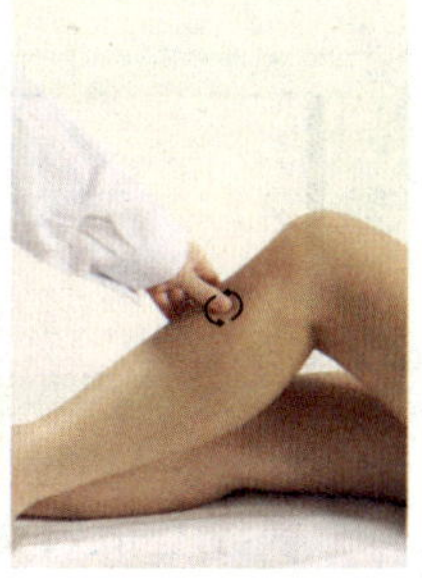

6 按揉足三里

用拇指指腹按揉足三里（如上左图）5分钟，以潮红发热为度，如上右图。

随证加穴

中医辨证分型

①气血虚弱

经血色淡，质稀，量少，兼面色苍白，小腹隐痛喜按。

②寒凝证

经血色黯红，有血块，兼小腹冷痛。

③肝郁证

经血色黯，小腹胀痛拒按，或胸胁、乳房胀痛。

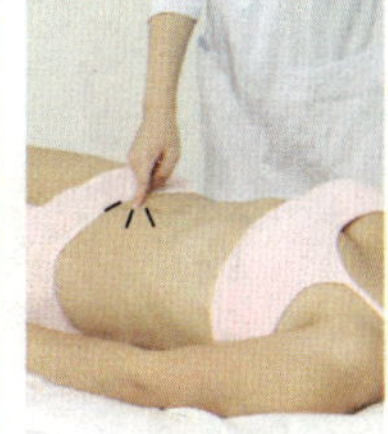

气血虚弱——气海、血海

按揉气海、血海（如下图）各2~3分钟，以局部酸胀为度，如左图。

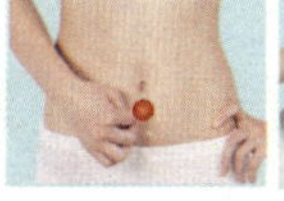
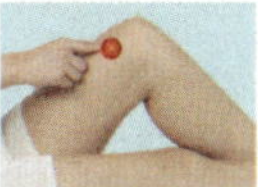

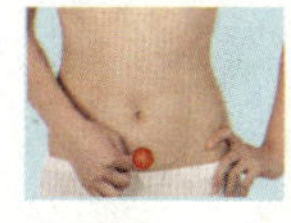
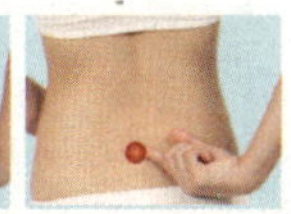

寒凝证——关元、腰阳关

按揉关元、腰阳关（如下图）各2~3分钟，以局部透热为度，如左图。

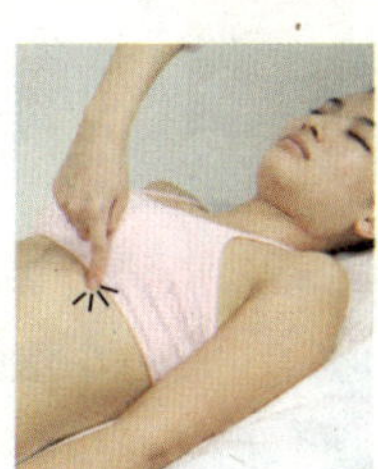

肝郁证——期门、太冲

点按期门、太冲（如下图）30~60次，以局部酸胀为度，如左图。

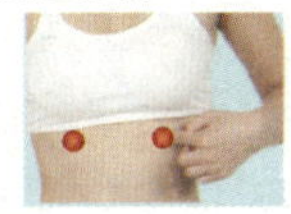
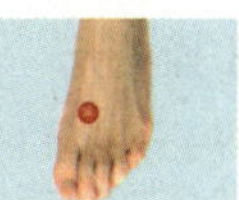

痛经

痛经是指妇女在月经前后或经期，出现下腹部或腰骶部剧烈疼痛，严重时伴有恶心、呕吐、腹泻，甚则昏厥。其发病原因常与精神因素、内分泌及生殖系统局部病变有关。中医认为痛经是因气滞血瘀、寒凝血瘀导致子宫的气血运行不畅；或因肾气亏虚导致子宫失于濡养。

基础推拿手法

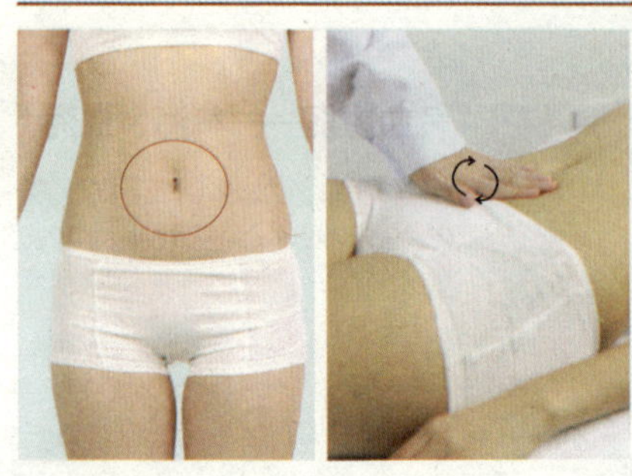

1 揉腹

取仰卧位，按顺时针方向轻揉小腹部（如上左图）5分钟，如上右图。

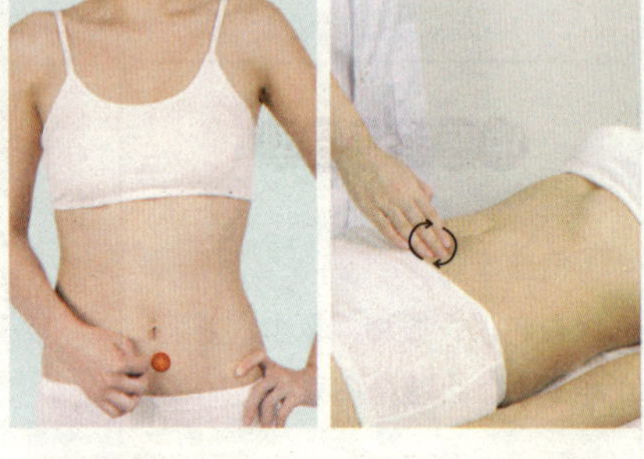

2 揉气海

将手指指腹紧贴在气海（如上左图）上，以顺时针方向揉动2分钟，如上右图。

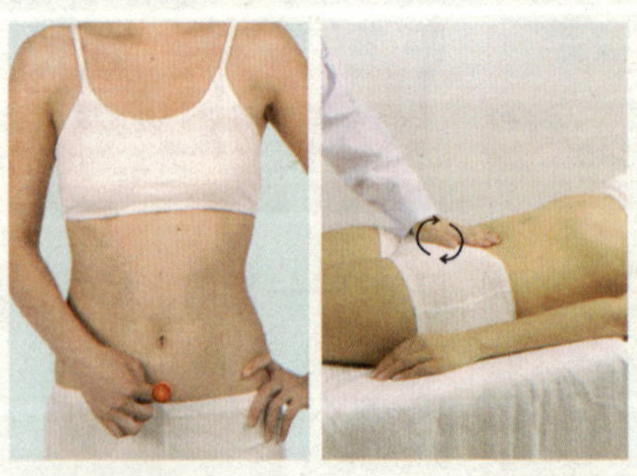

3 揉关元

将手指指腹紧贴在关元（如上左图）上，以顺时针方向揉动2分钟，如上右图。

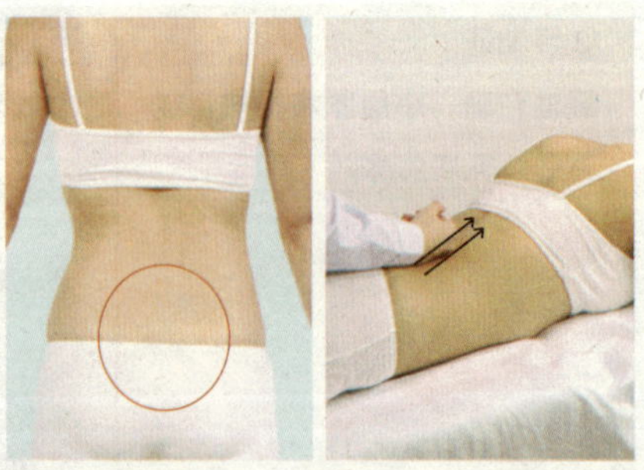

4 滚腰骶部

以手掌背部紧贴于腰骶部（如上左图），用滚法揉推5分钟，如上右图。

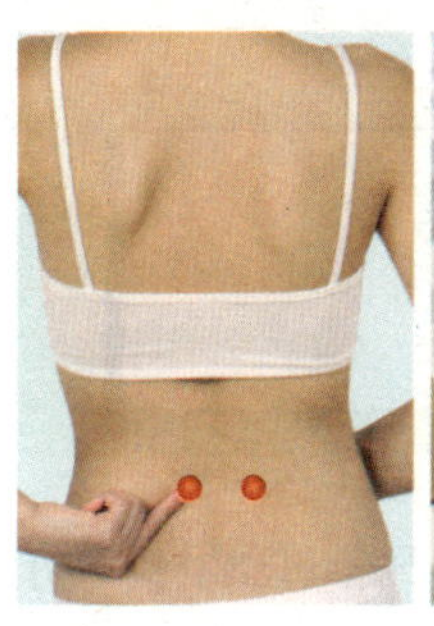
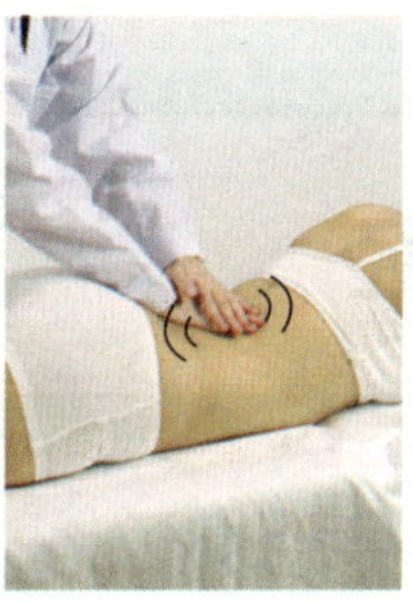

5 按压肾俞

用手掌抵在肾俞（如上左图）上，向下按压2分钟，力度适中，以局部酸胀为度，如上右图。

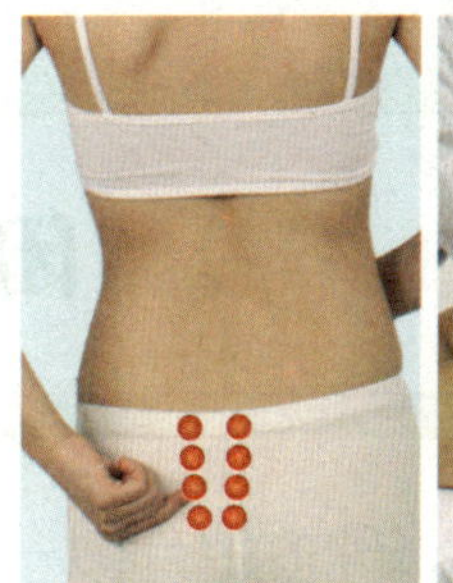
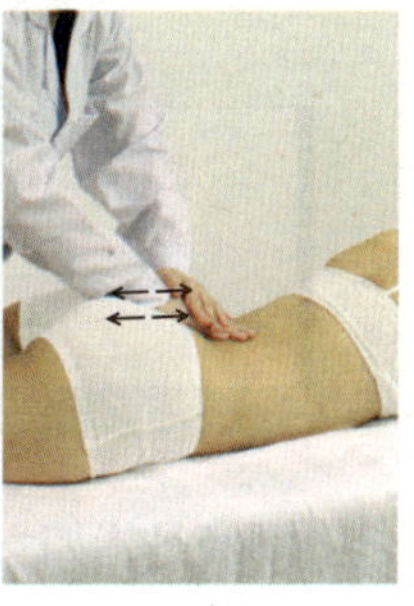

6 摩擦八髎

用手掌在骶部八髎（如上左图）来回摩擦2分钟，以透热为度，如上右图。

随证加穴

中医辨证分型

①气滞血瘀

经前或经期小腹胀痛拒按，经血色紫、有血块，兼乳房胀痛。

②寒凝血瘀

小腹冷痛拒按，得热痛减，月经量少色黯。

③肾气亏虚

经后小腹绵绵作痛，兼月经色黯、量少，腰骶酸痛。

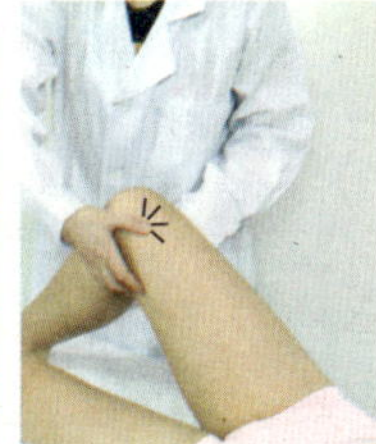

气滞血瘀——血海、太冲

点按血海、太冲（如下图）各30～60次，以局部酸胀为度，如左图。

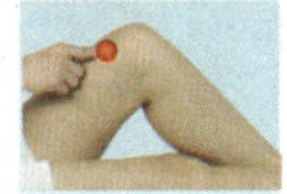
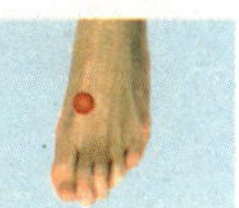

寒凝血瘀——关元俞、归来

按揉关元俞、归来（如下图）各2～3分钟，以透热为度，如左图。

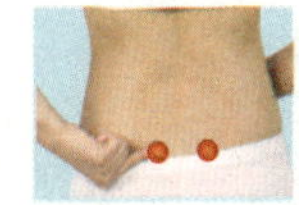
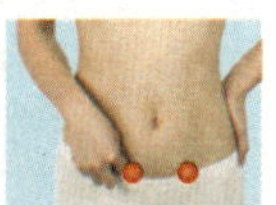

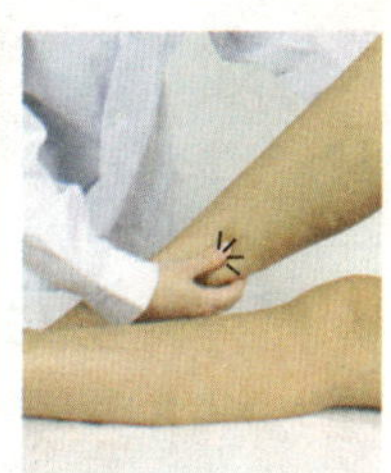

肾气亏虚——太溪、三阴交

按揉太溪、三阴交（如下图）各2～3分钟，以局部酸胀为度，如左图。

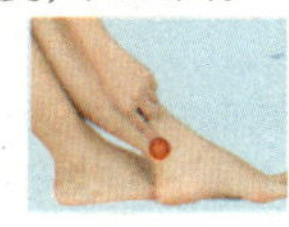
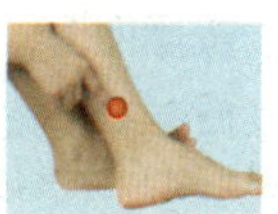

闭经

闭经是指妇女应来的月经超过一定时限仍未来潮者。凡年过18岁仍未行经者称为原发性闭经；在月经初潮以后，正常绝经以前的任何时间内（妊娠或哺乳期除外），月经闭止超过6个月者称为继发性闭经。中医学认为本病分为虚实两端：虚者因肝肾不足、气血虚弱所致；实者因气滞血瘀导致。

基础推拿手法

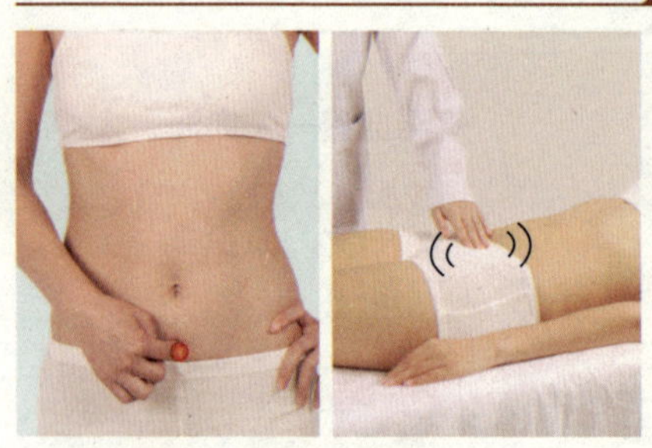

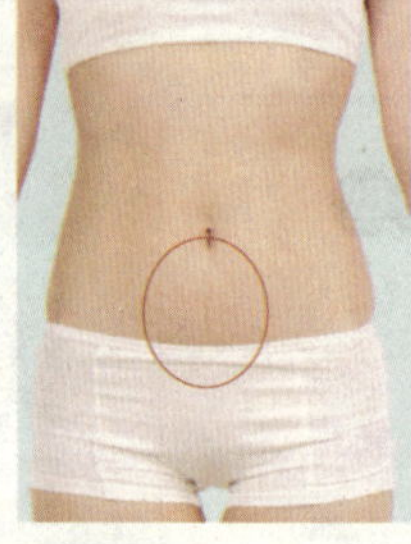

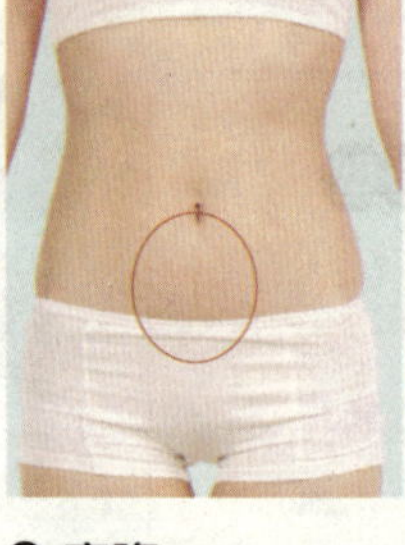

1 按压关元

用三根手指指腹向下按压关元（如上左图）60次，力度适中，以局部酸胀为度，如上右图。

2 摩腹

以掌心贴于小腹（如上左图），以逆时针方向做回旋性的摩动，约3分钟，如上右图。

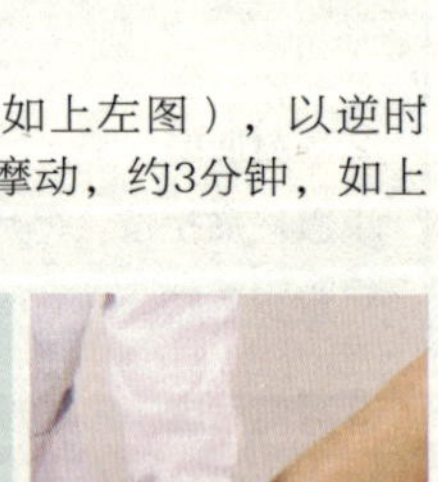

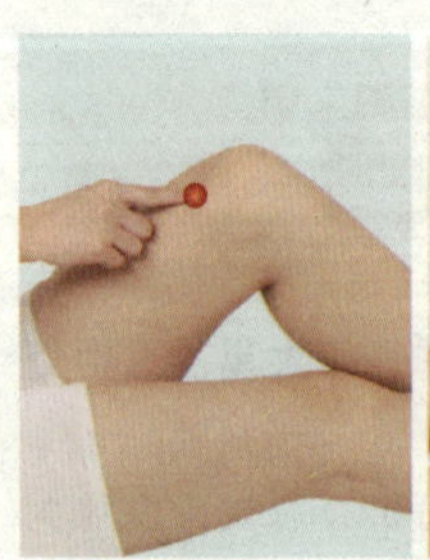

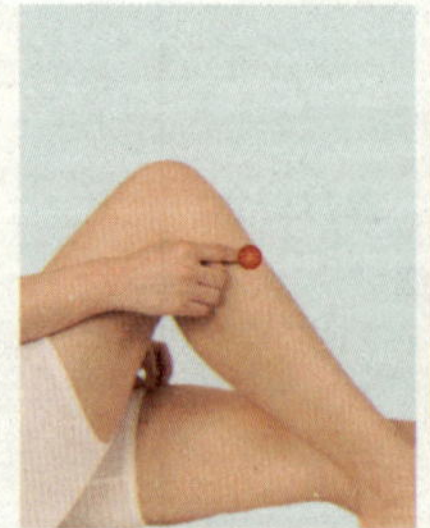

3 按揉血海

以拇指指腹按揉血海（如上左图）5分钟，以潮红发热为度，如上右图。

4 按揉足三里

用拇指指腹揉按足三里（如上左图）5分钟，先左后右，以潮红发热为度，如上右图。

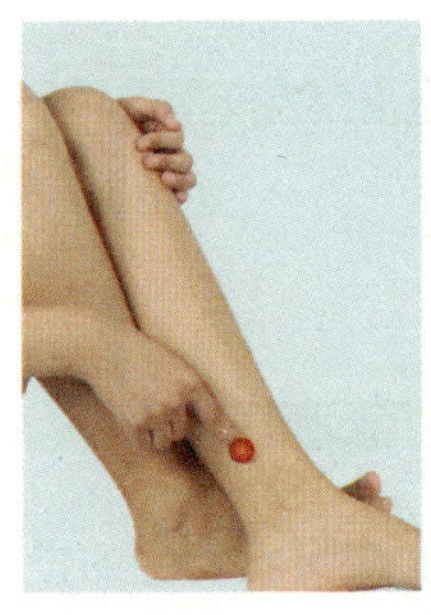
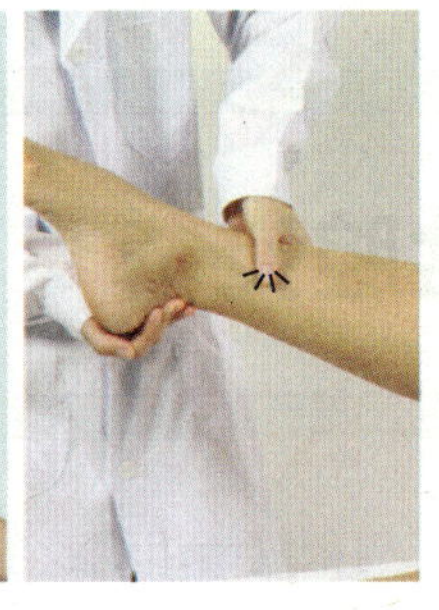

5 按压三阴交

用拇指指腹按压三阴交（如上左图）5分钟，以潮红发热为度，如上右图。

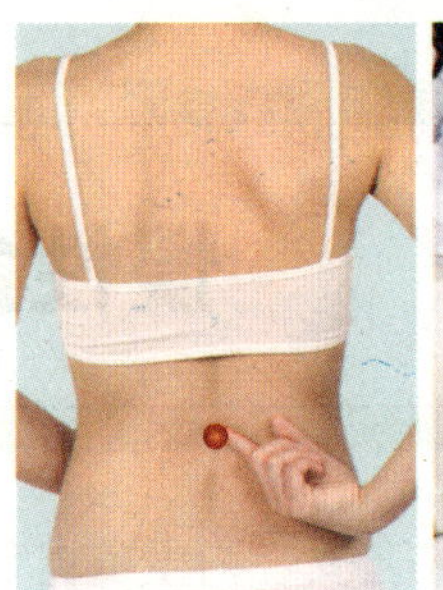
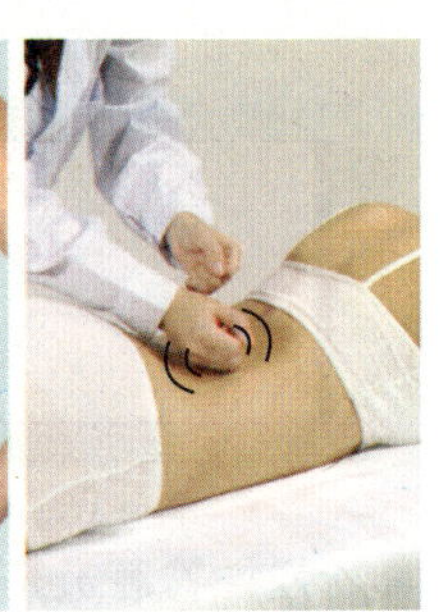

6 叩击命门

握空拳，对腰部的命门（如上左图）叩击20次，力度轻柔，如上右图。

随证加穴

中医辨证分型

①气血虚弱

月经周期延迟、量少、色淡红、质薄；神疲肢倦，头晕眼花，心悸气短，面色萎黄。

②肾气亏损

经期延后、经量减少渐至月经停闭，腰腿酸软，头晕耳鸣，倦怠乏力，夜尿频多。

③气滞血瘀

月经停闭不行，胸胁、乳房胀痛，精神抑郁，小腹胀痛拒按，烦躁易怒。

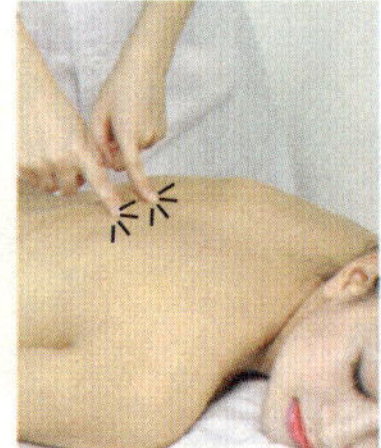

气血虚弱——膈俞、气海

按揉膈俞、气海（如下图）各2~3分钟，以局部酸胀为度，如左图。

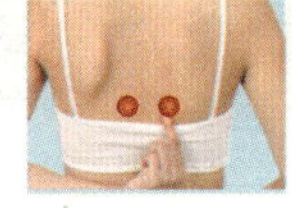
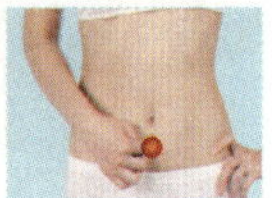

肾气亏虚——太溪、肝俞

按揉太溪、肝俞（如下图）各2~3分钟，以局部酸胀为度，如左图。

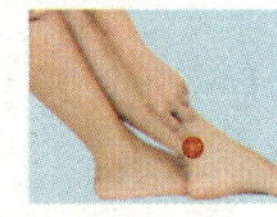
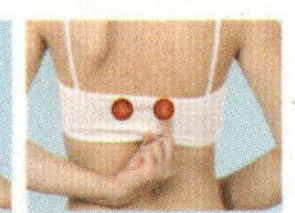

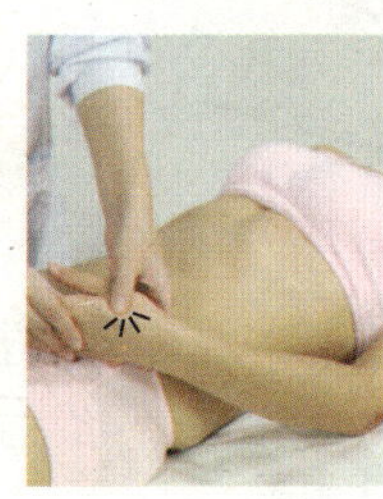

气滞血瘀——合谷、太冲

按揉合谷、太冲（如下图）各2~3分钟，以局部酸胀为度，如左图。

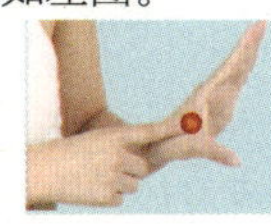
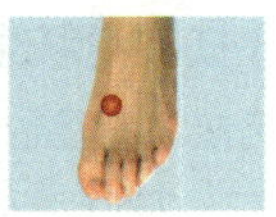

慢性盆腔炎

慢性盆腔炎是指女性内生殖器官、周围结缔组织及盆腔腹膜发生的慢性炎症。该病会反复发作，经久不愈。常因急性炎症治疗不彻底或因患者体质差，病情复发所致。临床表现主要有下腹坠痛或腰骶部酸痛拒按，伴有低热、白带多、月经多、不孕等症。

基础推拿手法

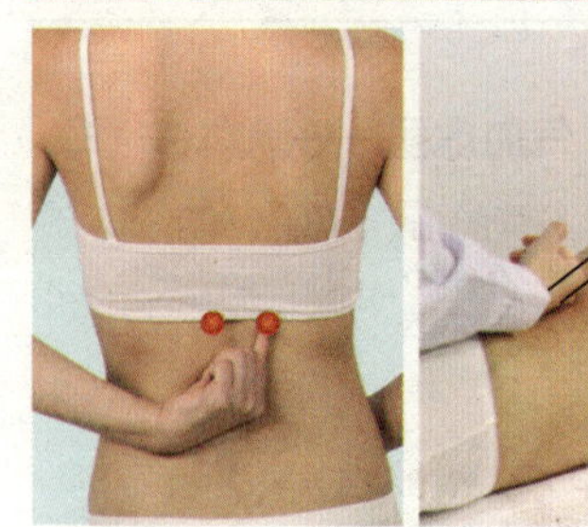
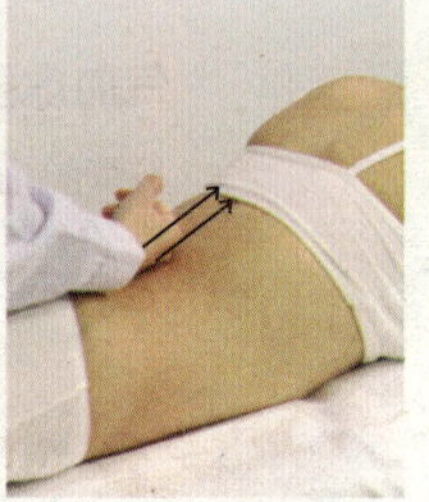

1 滚脾俞

双手握拳，将拳背第二、三掌指关节放在脾俞（如上左图）上，从下至上滚法操作1分钟，如上右图。

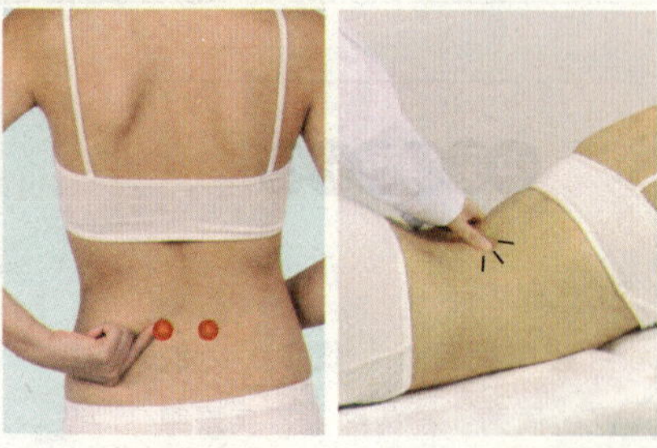

2 按揉肾俞

拇指指腹按揉肾俞（如上左图）1分钟，其余四指附在腰部，如上右图。

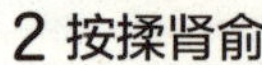

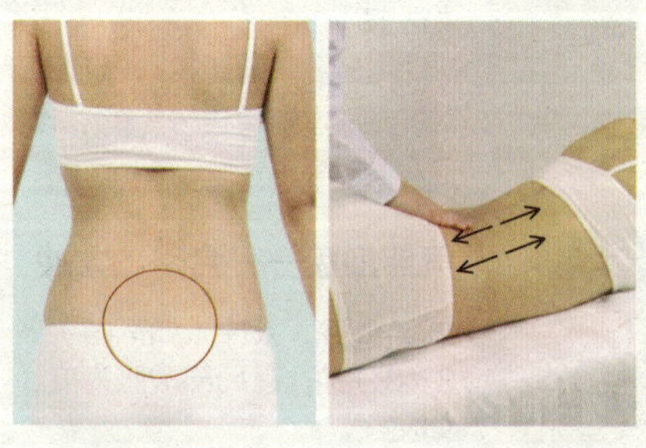

3 搓擦腰骶部

用双手掌往返搓擦腰骶部（如上左图）2～3分钟，以腰部发热为佳，如上右图。

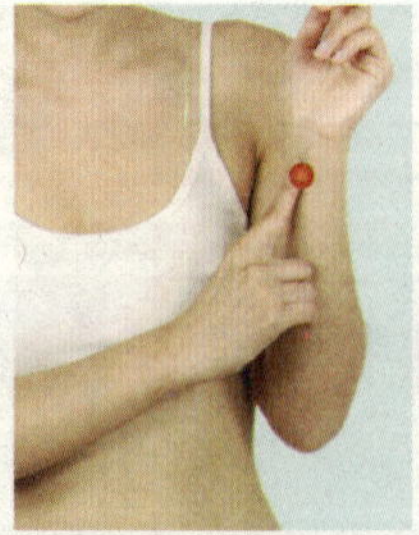
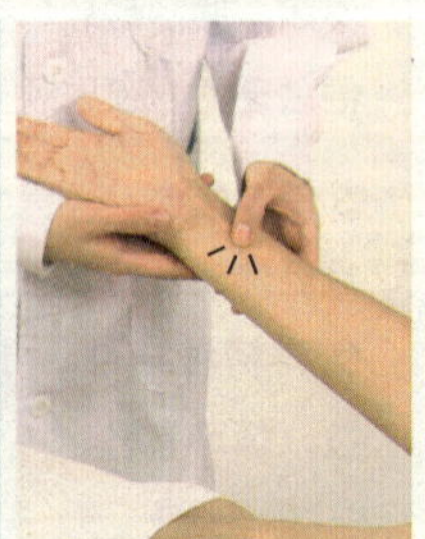

4 按揉外关、内关

将一手的中指和拇指放在对侧的外关和内关（如上左图）上，两指相对成钳形用力按揉1分钟，双手交替进行，如上右图。

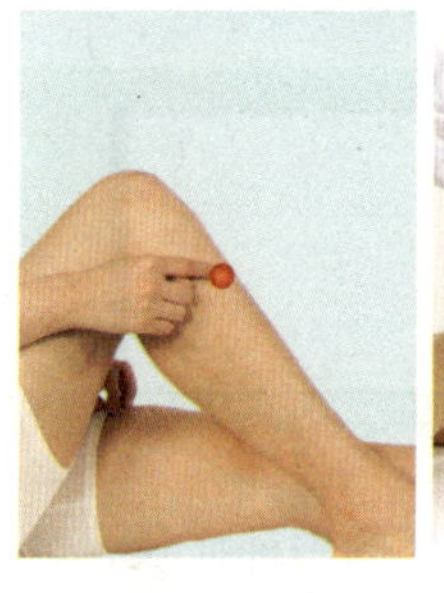
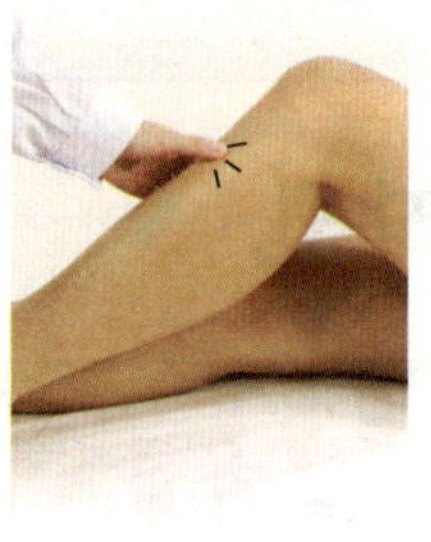

5 按揉足三里

用拇指指腹按揉足三里（如上左图）1分钟，力度适中，双腿交替进行，如上右图。

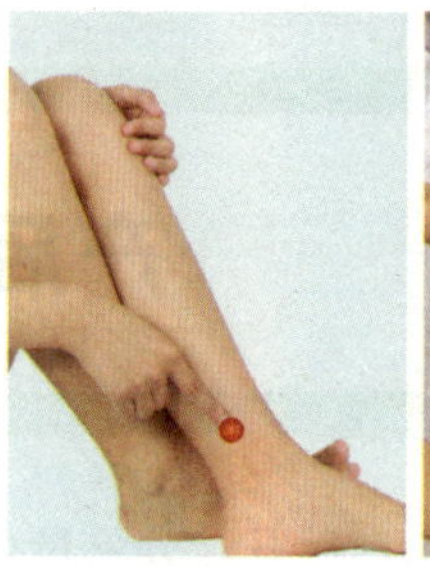
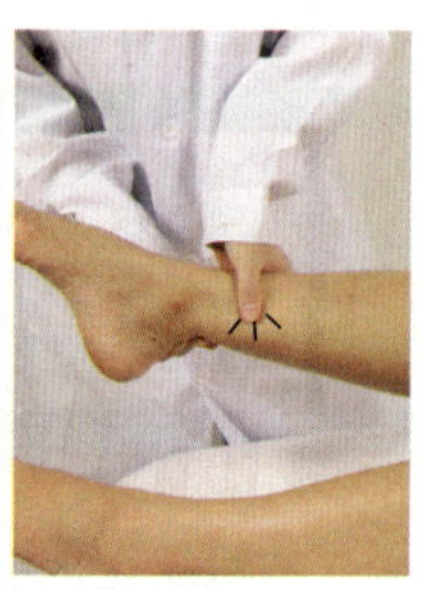

6 按揉三阴交

用拇指指腹按揉三阴交（如上左图）1分钟，力度适中，双腿交替进行，如上右图。

随证加穴

中医辨证分型

①湿热下注

经行前后发热，下腹部疼痛拒按，带色黄或臭，小便黄赤，大便不调。

②气滞血瘀

下腹部疼痛拒按，或有低热，腰骶酸痛，痛经，经前乳胀，月经失调，盆腔有包块。

③肾气亏虚

盆腔慢性炎症迁延多年，腰骶酸痛，经行加剧，倦怠乏力，头晕目眩，纳少便溏。

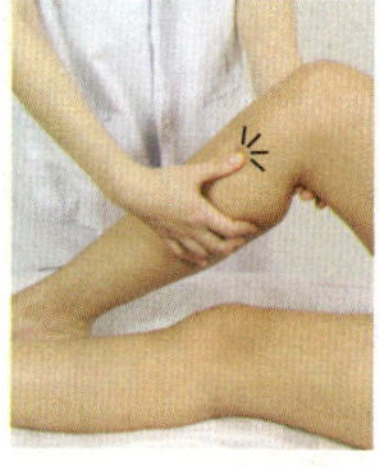

湿热下注——阴陵泉、水道

按揉阴陵泉、水道（如下图）各2～3分钟，以局部酸胀为度，如左图。

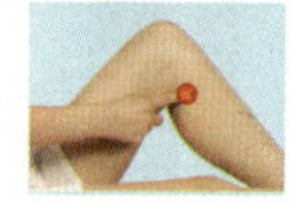
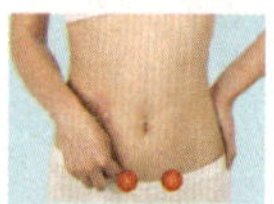

气滞血瘀——太冲、血海

按揉太冲、血海（如下图）各2～3分钟，以局部酸胀为度，如左图。

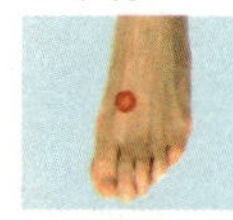
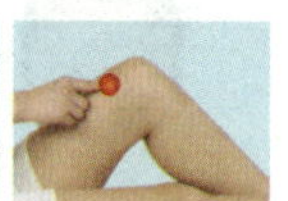

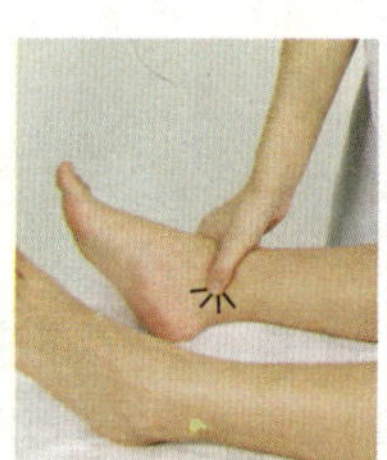

肾气亏虚——太溪、照海

按揉太溪、照海（如下图）各2～3分钟，以局部酸胀为度，如左图。

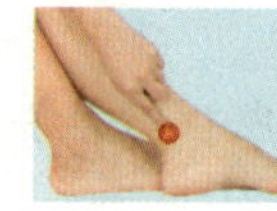
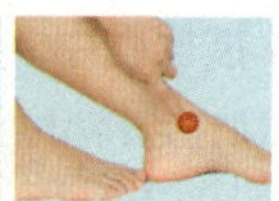

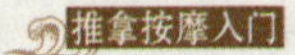

产后缺乳

产后缺乳是指产后乳汁分泌量少，不能满足婴儿需要的一种症状。乳汁的分泌与乳母的精神状态、情绪、营养和休息情况都有关系。中医认为本病多因体质虚弱或产期失血过多，以致气血亏虚，乳汁化源不足，或情志失调、气机不畅、乳汁壅滞不行所致。

基础推拿手法

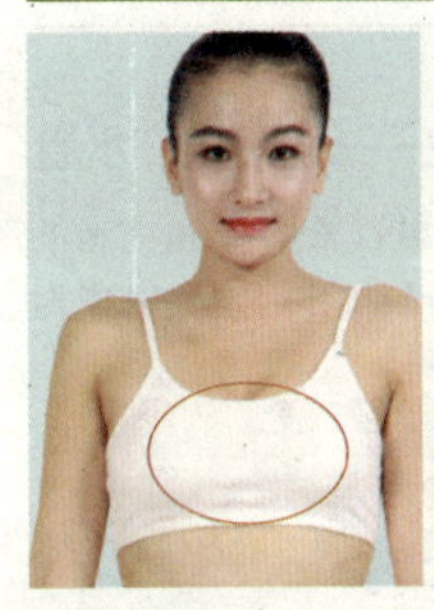
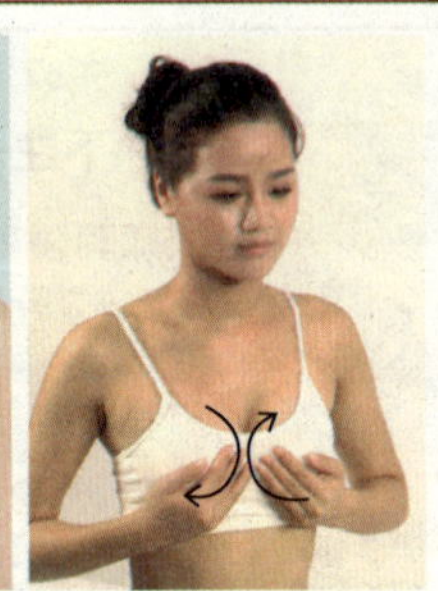

1 摩揉乳周

用手掌以顺时针方向轻轻摩揉乳房周围（如上左图）3分钟，如上右图。

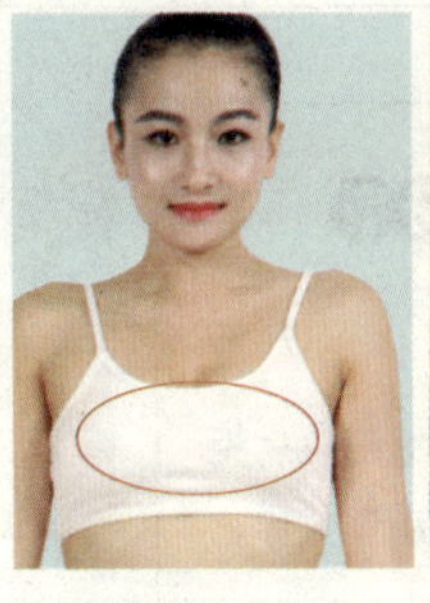
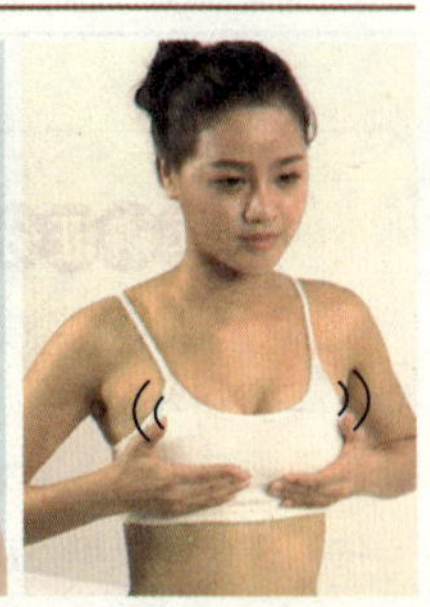

2 抖动乳房

用双掌托住乳房（如上左图）轻轻振抖1分钟，如上右图。

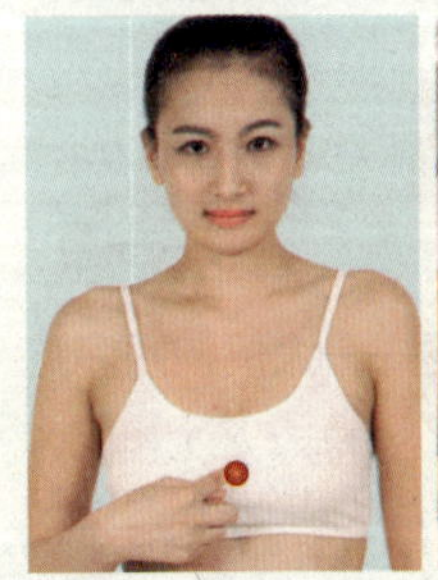
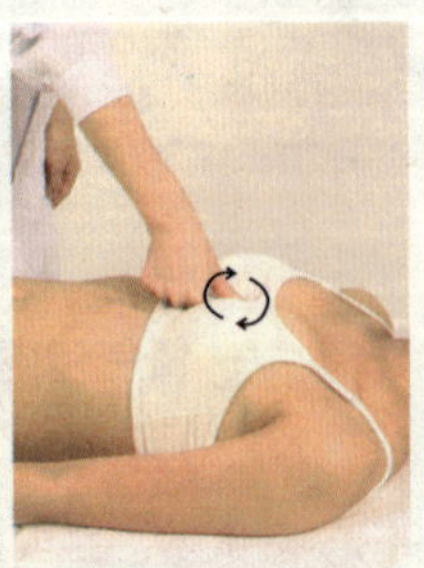

3 按揉膻中

以拇指指端点在膻中（如上左图）上，以顺时针方向按揉2分钟，如上右图。

4 按揉中脘

以拇指指端点在中脘（如上左图）上，先以顺时针方向，再以逆时针方向按揉2分钟，如上右图。

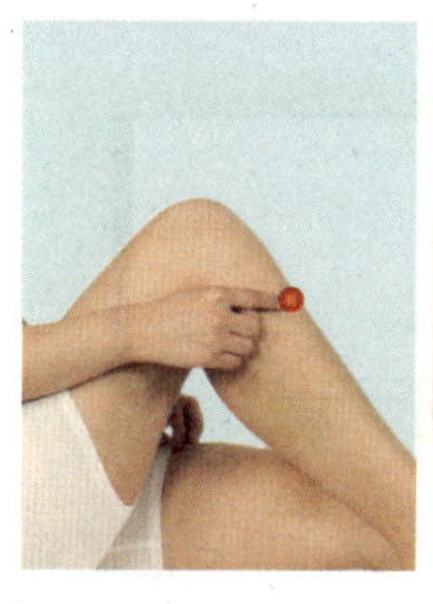
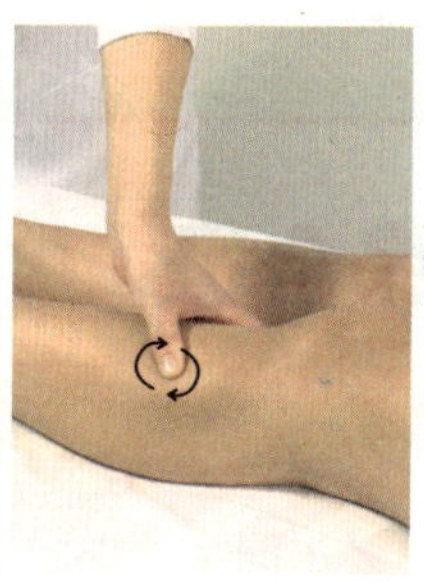

5 按揉足三里

以拇指指端点在足三里（如上左图）上，先以顺时针方向，再以逆时针方向按揉2分钟，如上右图。

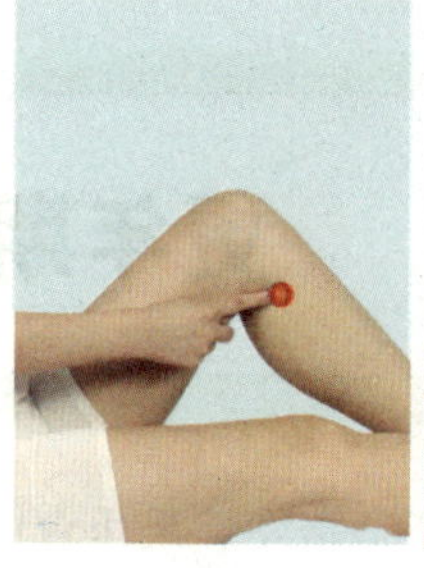
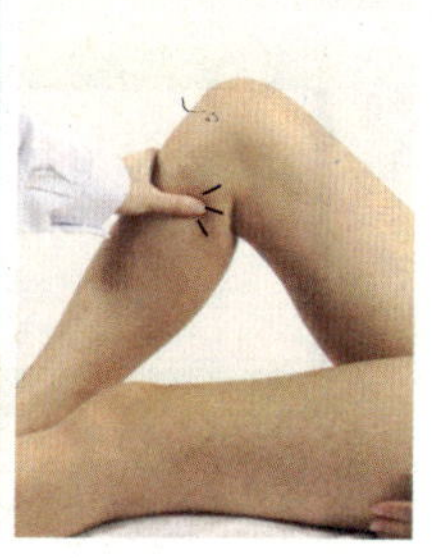

6 推揉阴陵泉

用拇指指腹推揉阴陵泉（如上左图）3分钟，力度适中，以局部酸痛为佳，如上右图。

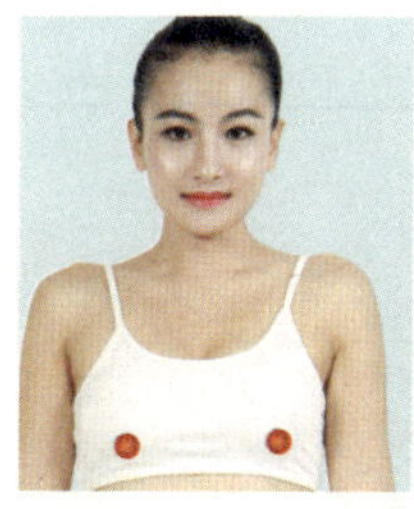
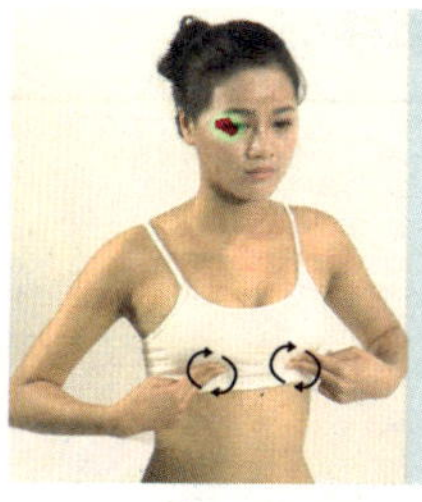
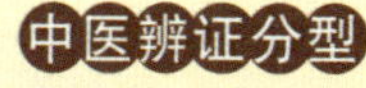

7 按揉乳根

以食指、中指点在乳根（如左①图）上，以顺时针方向按揉1分钟，由轻到重，再至轻，如左②图。

TIPS

按揉乳根，还有保健乳房和健美胸型的功效。

随证加穴

中医辨证分型

①气血虚弱

乳少汁稀，兼面色苍白、倦怠乏力。

②肝郁气滞

乳少汁稠，兼胸胁胀满，情志抑郁。

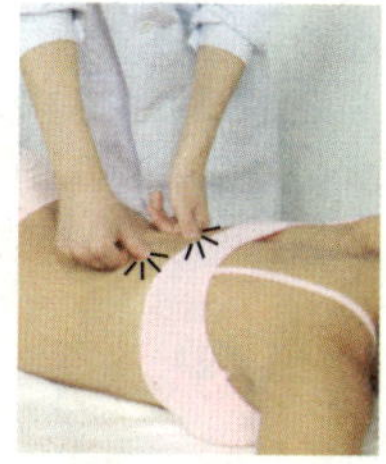

气血虚弱——脾俞、胃俞

摩擦脾俞、胃俞（如下图）各2～3分钟，以局部透热为度，如左图。

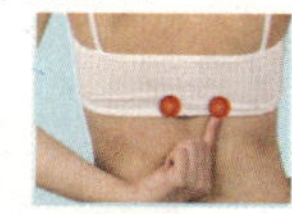
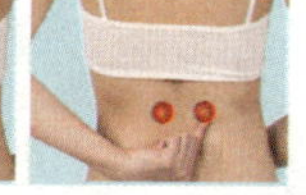

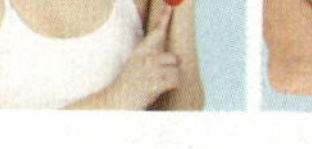

肝郁气滞——内关、太冲

点揉内关、太冲（如下图）各2～3分钟，以局部酸胀为度，如左图。

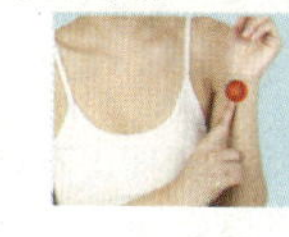
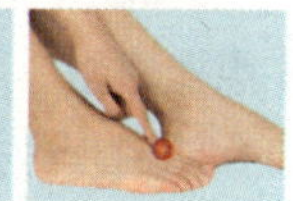

更年期综合征

更年期综合征是指女性从生育期向老年期过渡期间，因卵巢功能逐渐衰退，导致雌激素分泌量减少，从而引起自主神经功能失调，以代谢障碍为主的一系列疾病。该病的主要临床表现有月经紊乱、不规则，伴潮热、心悸、胸闷、烦躁不安、失眠等症状。

基础推拿手法

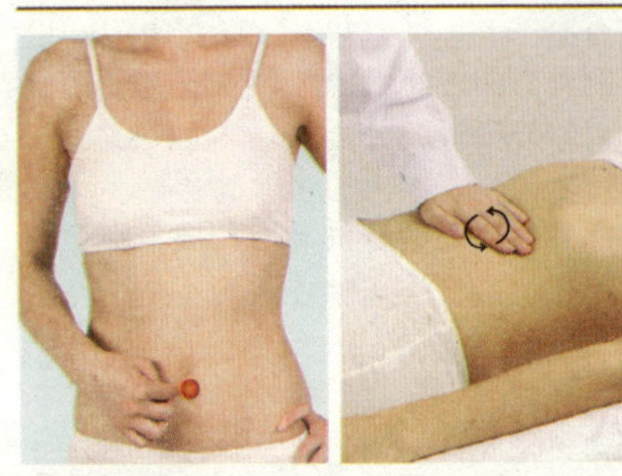

1 摩擦神阙

将双手掌心搓热，沿顺时针方向摩擦神阙（如上左图）30次，以局部透热为度，如上右图。

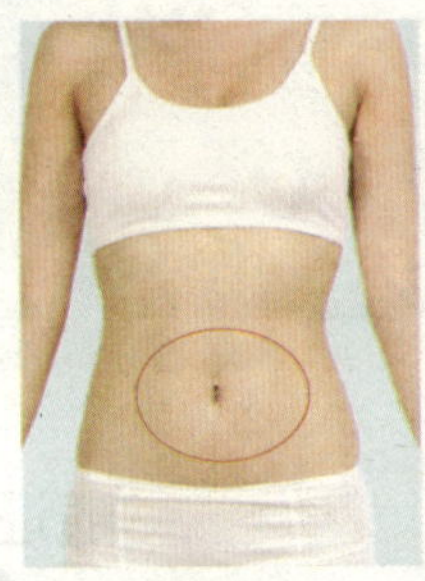

2 推揉腹部

将双手掌心搓热，由上腹向下腹（如上左图）反复推揉1分钟，以局部透热为度，如上右图。

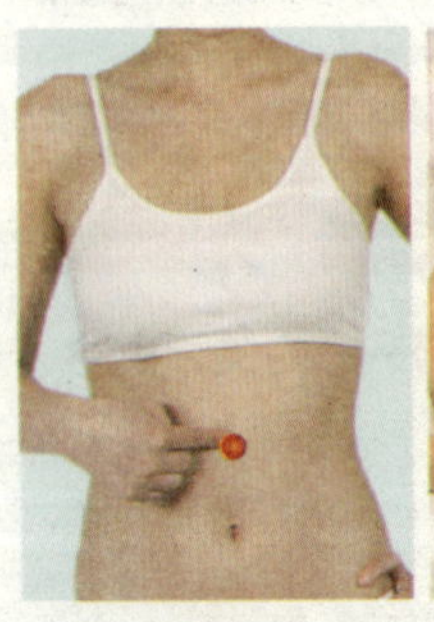

3 点揉建里

用中指指腹点按建里（如上左图）1～2分钟，以潮红发热为度，如上右图。

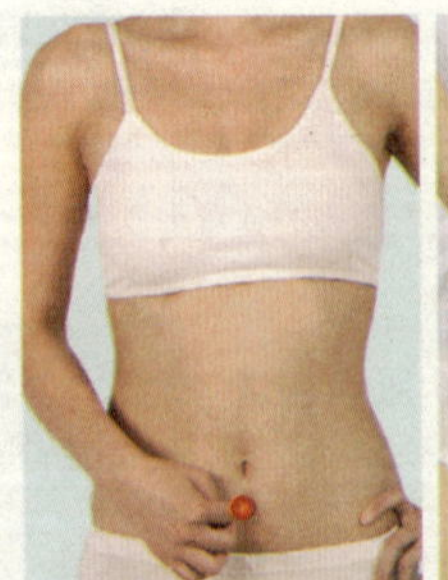

4 按揉气海

用并拢的三指指腹按揉气海（如上左图）1～2分钟，以潮红发热为度，如上右图。

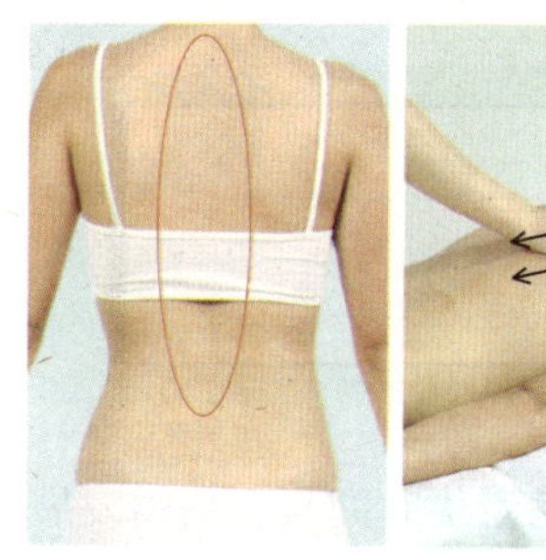
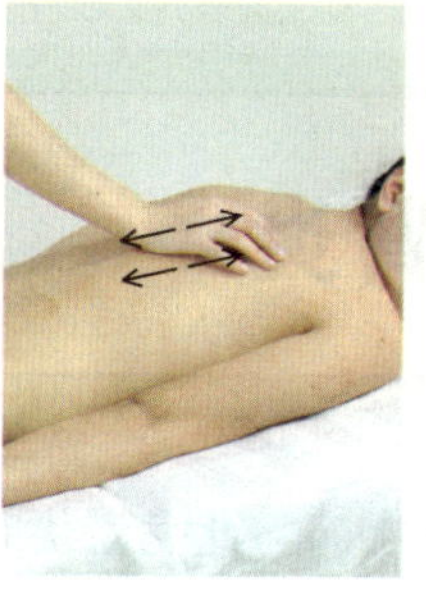

5 推揉背部肌肉

用掌根推揉腰背脊柱两侧的肌肉（如上左图）1分钟，力度适中，如上右图。

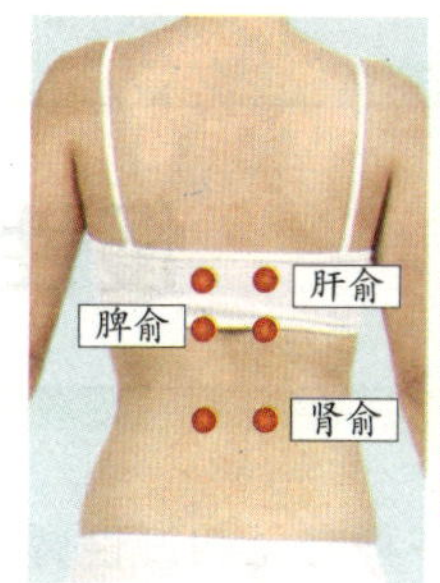

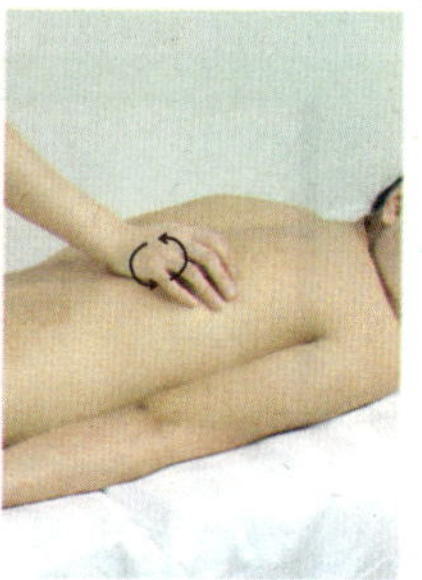

6 推揉背俞穴

用掌根反复推揉肝俞、脾俞、肾俞（如上左图），以局部酸胀为度，如上右图。

随证加穴

中医辨证分型

①肾虚证

头晕耳鸣，失眠多梦，心烦易怒，烘热汗出，五心烦热，腰膝酸软，口干，小便黄。

②肝阳上亢

头晕目眩，心烦易怒，烘热汗出，腰膝酸软，经来量多。

③痰气郁结

形体肥胖，胸闷痰多，脘腹胀满，食少，浮肿，大便不成形。

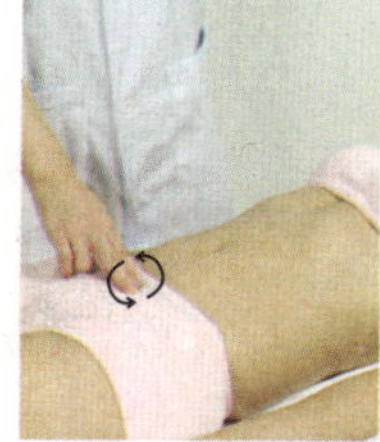

肾虚证——关元、命门

按揉关元、命门（如下图）各2~3分钟，以局部酸胀为度，如左图。

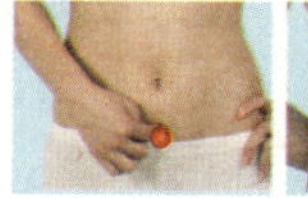
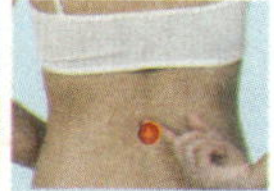

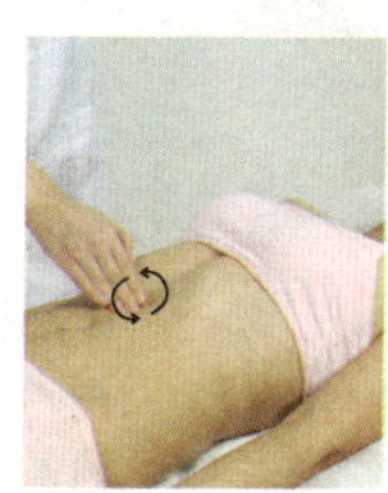

肝阳上亢——风池、太冲

按揉风池、太冲（如下图）各2~3分钟，以局部酸胀为度，如左图。

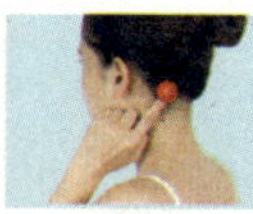
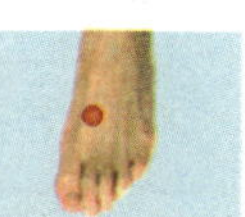

痰气郁结——中脘、丰隆

按揉中脘、丰隆（如下图）各2~3分钟，以局部酸胀为度，如左图。

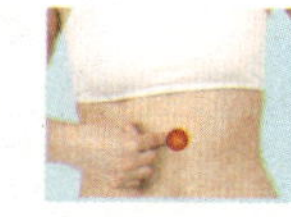
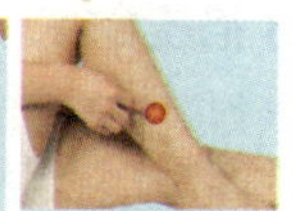

慢性肾炎

慢性肾炎是一种常见的慢性肾脏疾病。此病潜伏时间长，病情发展缓慢，以青、中年男性为主。大部分患者有明显的血尿、水肿、高血压症状，并伴有全身乏力、纳差、腹胀、贫血等症状。中医学认为本病的根本在肾，涉及肺、脾、肝，是因外邪侵袭，内伤脾肾致脾肾功能失调，气阴亏损，使体内水津散布、气化发生障碍所致。

基础推拿手法

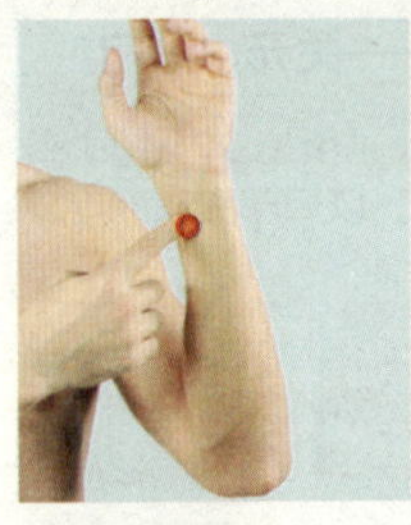
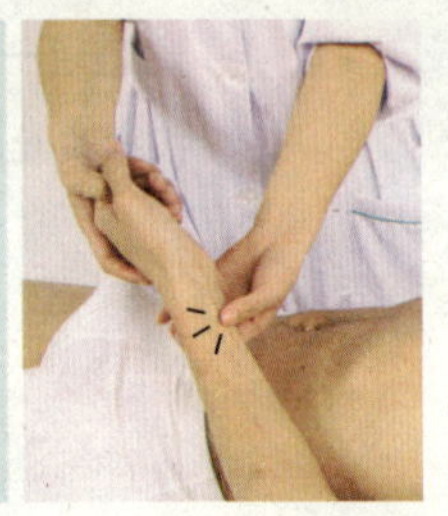

1 按揉内关

取仰卧位，用拇指指腹放于内关（如上左图）上，由轻渐重按揉1～2分钟，如上右图。

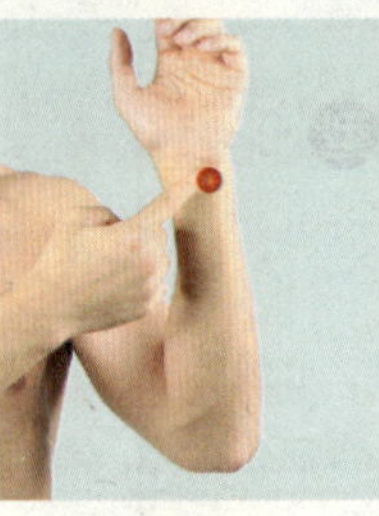
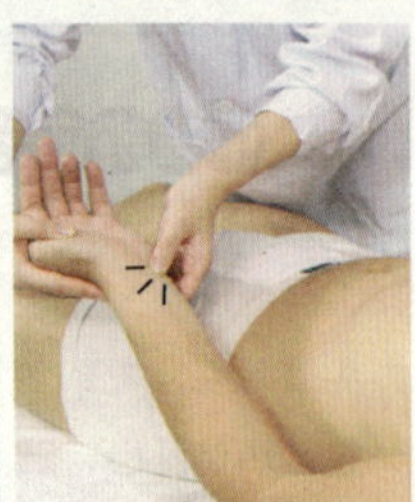

2 按揉神门

将拇指指腹放于神门（如上左图）上，按揉1～2分钟，如上右图。

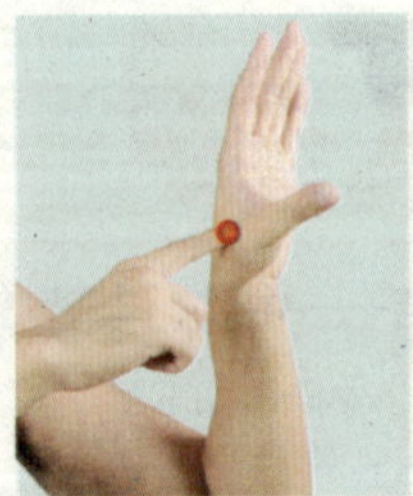
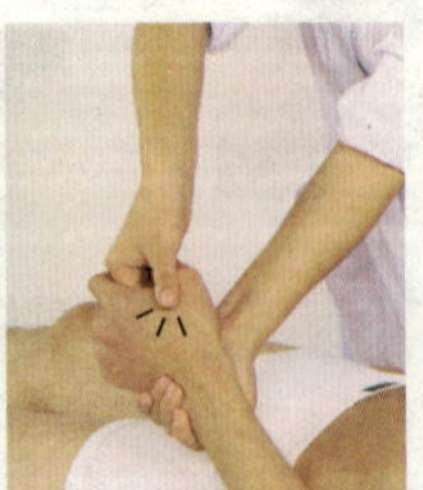

3 掐按合谷

将拇指与食指相对成钳形，掐按合谷（如上左图）1～2分钟，以有酸胀感为宜，如上右图。

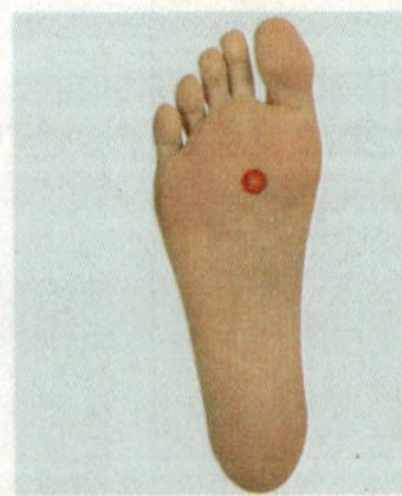
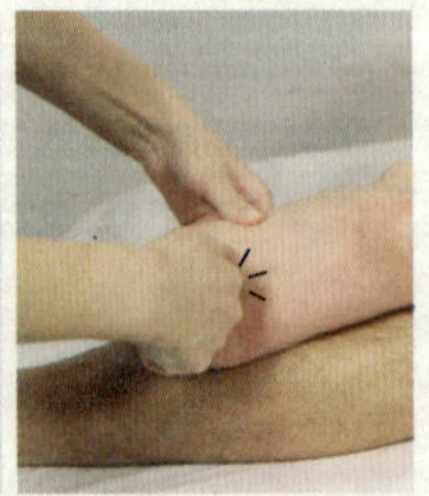

4 点按涌泉

用右手食指第2关节点按涌泉（如上左图）3～5分钟，如上右图。

膀胱炎

膀胱炎是泌尿系统最常见的疾病，多见于女性。膀胱炎大多是由细菌感染所引起，过于劳累、受凉、长时间憋尿、性生活不洁也容易发病。主要症状有尿频、尿急、尿痛，可见脓尿、血尿等。中医学认为本病病位在肾与膀胱，与肝脾有关，主要因湿热蕴结下焦导致。

基础推拿手法

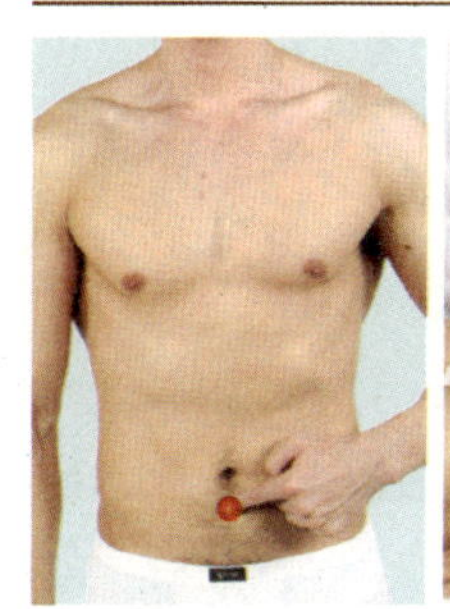

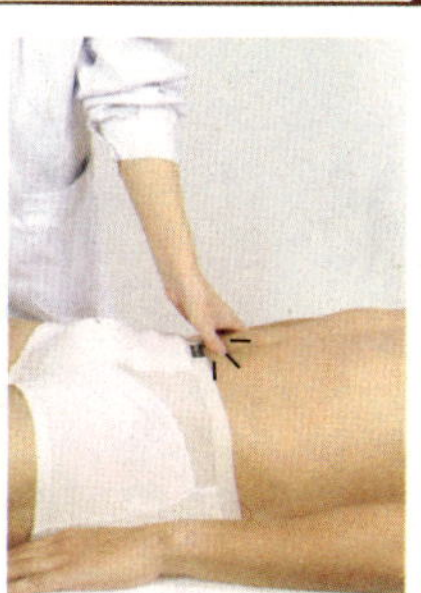

1 点按气海

用拇指指腹点按气海（如上左图）1～2分钟，以潮红发热为度，如上右图。

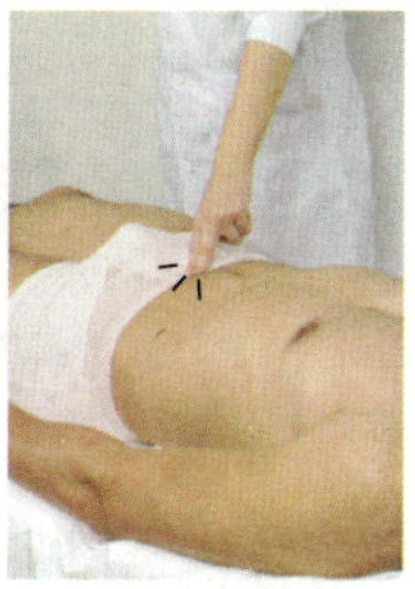

2 按揉关元

用食指和中指按揉关元（如上左图）1～2分钟，以潮红发热为度，如上右图。

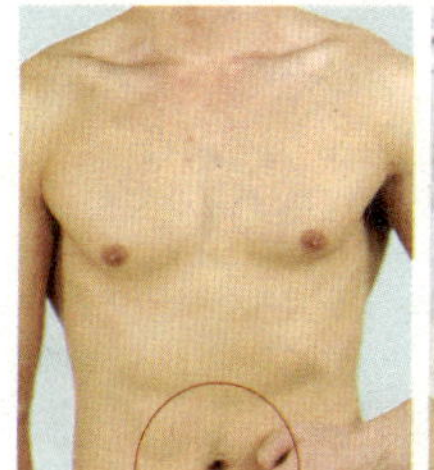

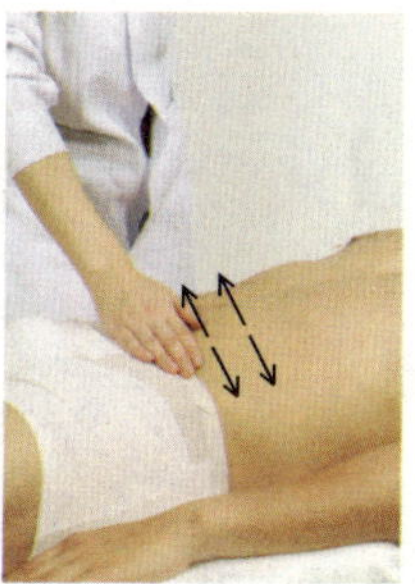

3 擦腹部

用搓热的手掌横擦腹部（如上左图）2分钟，以局部透热为度，如上右图。

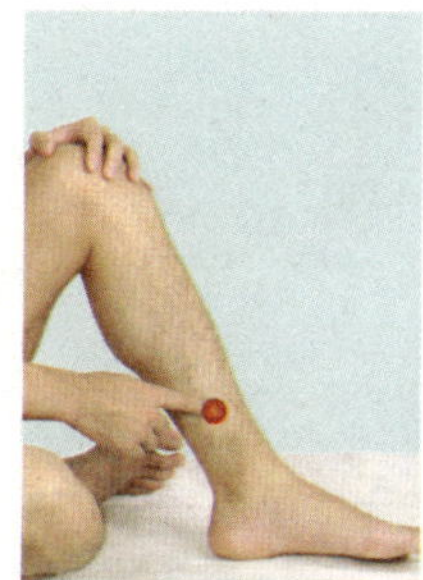

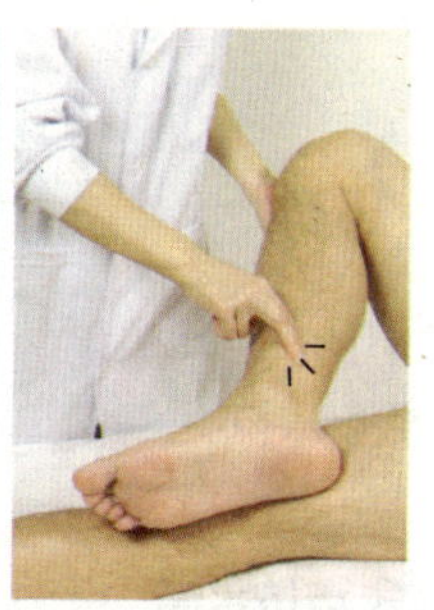

4 按揉三阴交

将食指、中指并拢，用两指指腹按揉三阴交（如上左图）2分钟，如上右图。

前列腺炎

前列腺炎是中、青年男性生殖系统感染导致的炎症病变。急性前列腺炎以脓尿及尿急、尿频、排尿时有烧灼感、排尿疼痛为特征；慢性前列腺炎症状不典型，脓尿较少见，常伴有不同程度的性功能障碍。中医认为本病是由湿热下注、脾虚或肾虚导致，按摩可以很好地缓解前列腺炎症状。

基础推拿手法

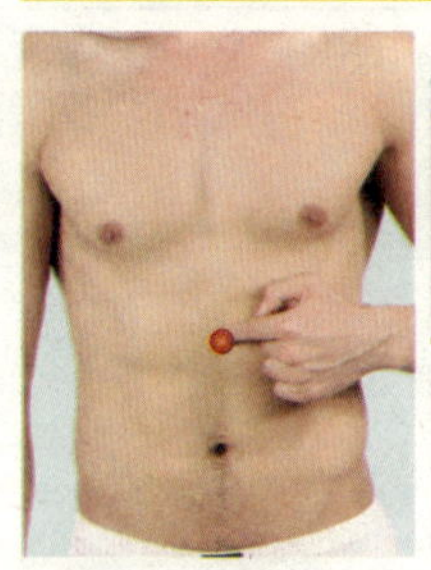
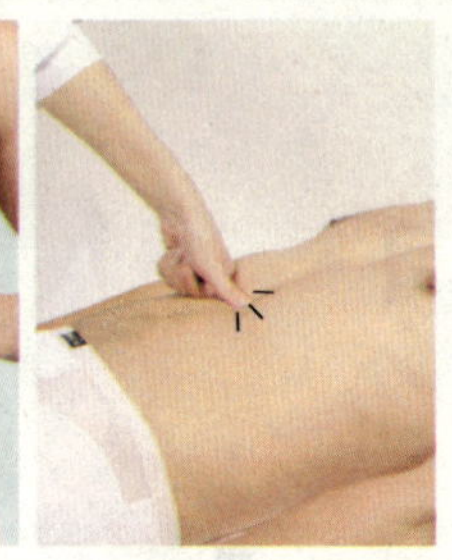

1 按揉中脘

半握拳，拇指伸直，将拇指放在中脘（如上左图）上，适当用力揉按1分钟，如上右图。

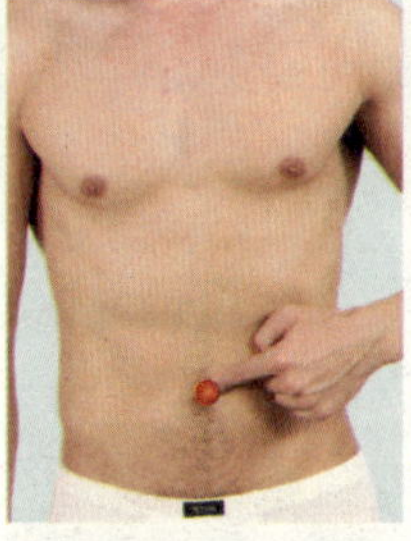
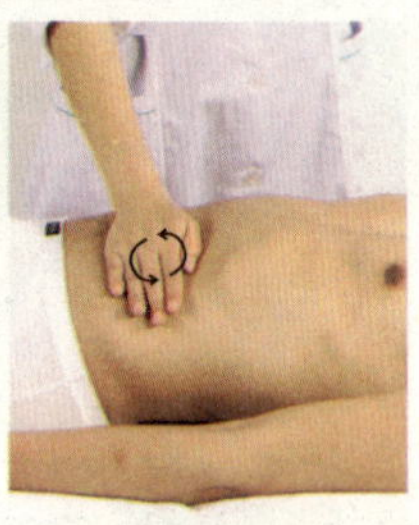

2 揉神阙

搓热手掌后覆盖在神阙（如上左图）上，轻揉2~3分钟，以局部透热为度，如上右图。

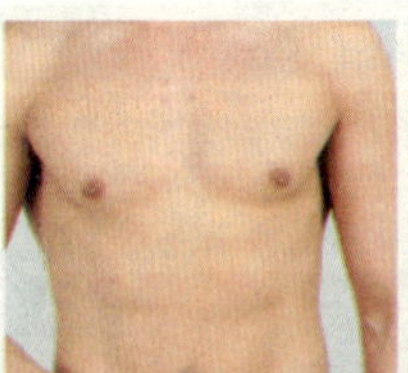
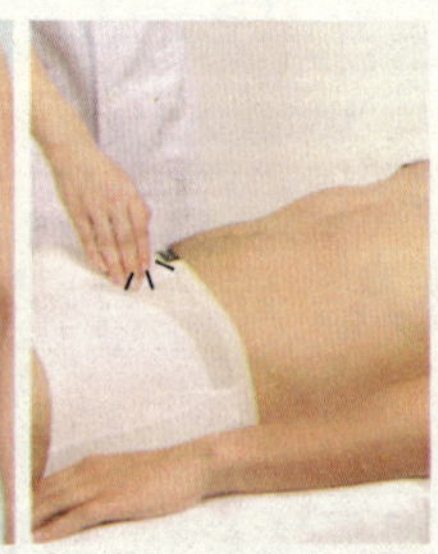

3 点按水道

四指并拢，用四指的指腹点按水道（如上左图）1~3分钟，先左后右，如上右图。

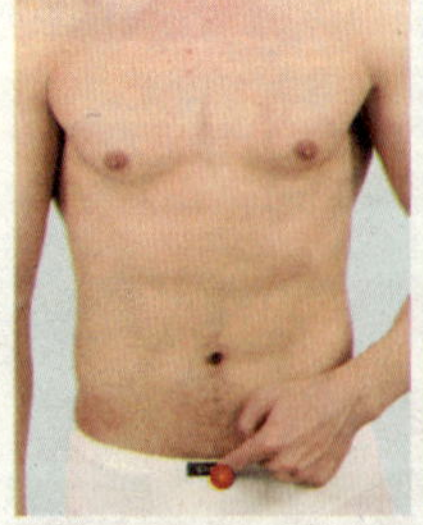
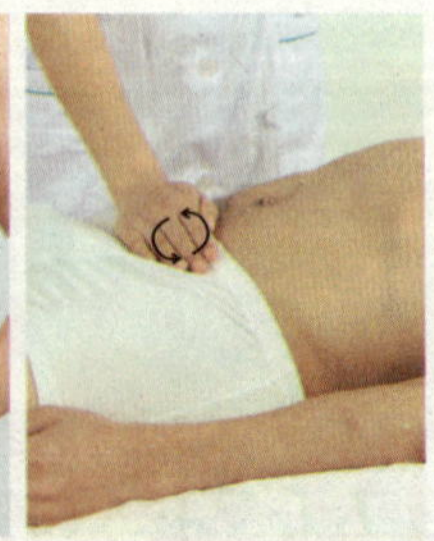

4 揉中极

搓热手掌后覆盖在中极（如上左图）上，轻揉2~3分钟，以局部透热为度，如上右图。

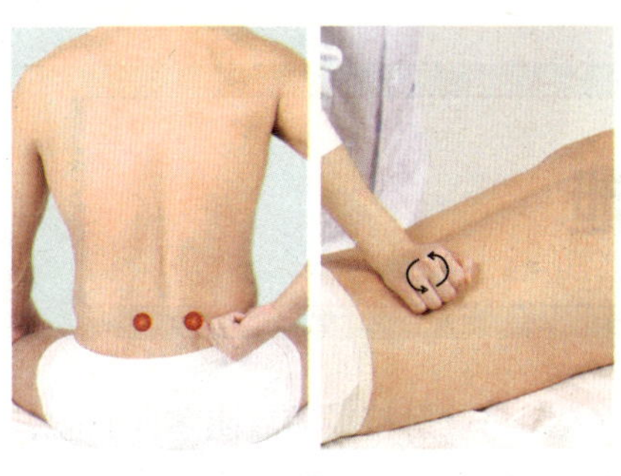

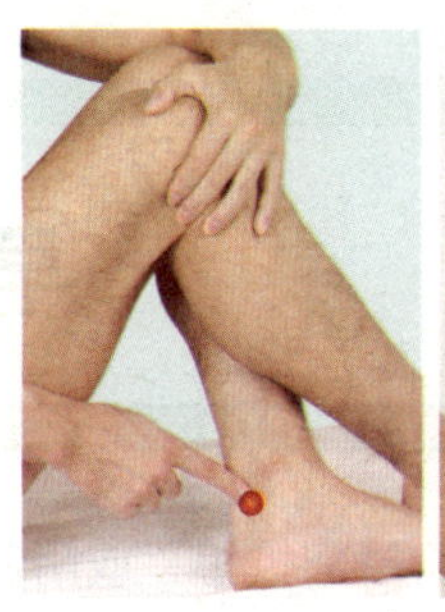

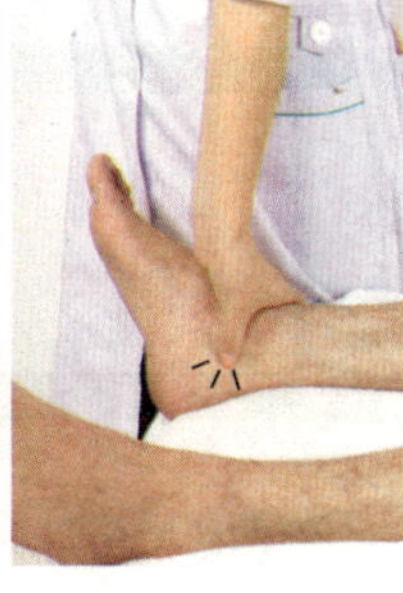

5 揉大肠俞

用手掌根部按揉大肠俞（如上左图）1～3分钟，力度稍重，至局部红热为度，如上右图。

6 按太溪

用拇指指腹按揉太溪（如上左图）1～3分钟，以局部酸胀为度，如上右图。

随证加穴

中医辨证分型

①湿热下注

尿频、尿急、尿痛，尿道口时有白浊溢出。

②脾虚下陷

尿滴白，尿意不尽，尿后余沥，兼劳累后加剧。

③肾气不足

尿浊，尿滴沥不尽，兼腰膝酸软，精神萎靡。

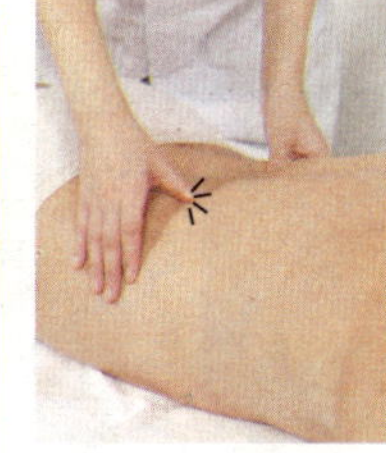

湿热下注——三焦俞、委阳

按揉三焦俞、委阳（如下图）各2～3分钟，以局部酸胀为度，如左图。

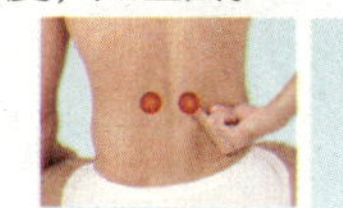

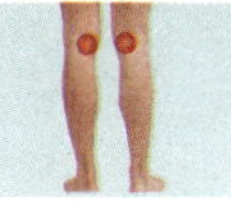

脾虚下陷——脾俞、气海

按揉脾俞、气海（如下图）各2～3分钟，以局部酸胀为度，如左图。

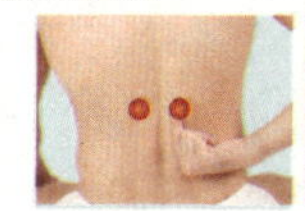

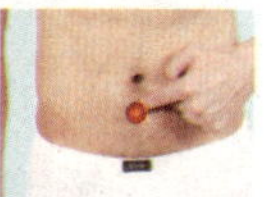

肾气不足——肾俞、关元

按揉肾俞、关元（如下图）各2～3分钟，以局部酸胀为度，如左图。

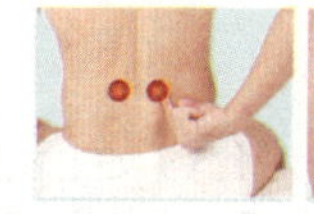

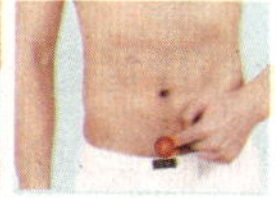

早泄

早泄是指性交时间极短，或阴茎插入阴道就射精，随后阴茎即疲软，不能正常进行性交的一种病症，是一种常见的男性性功能障碍疾病。中医认为早泄多由情志内伤，湿热侵袭，纵欲过度，久病体虚所致。按摩疗法配合日常身体锻炼，加强饮食营养，对早泄有显著的疗效。

基础推拿手法

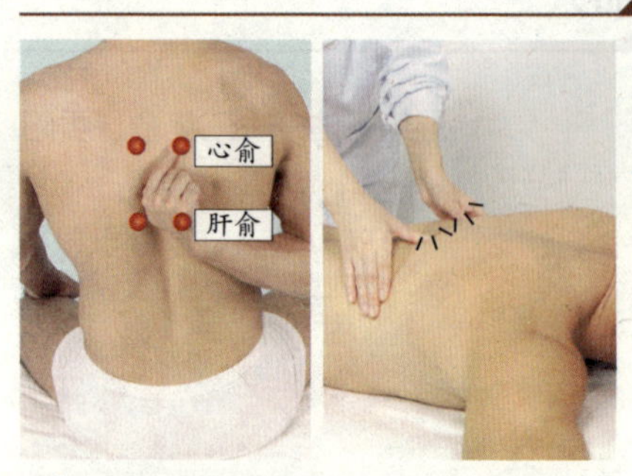

1 推按心俞→肝俞

将拇指指腹放于心俞上，推至肝俞（如上左图），两侧各推按15分钟，如上右图。

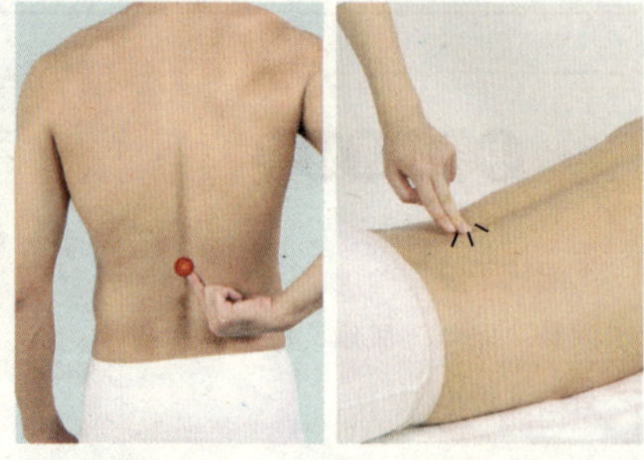

2 按揉命门

将食指、中指并拢放于命门（如上左图）上，微用力按揉，以有酸胀感为宜，如上右图。

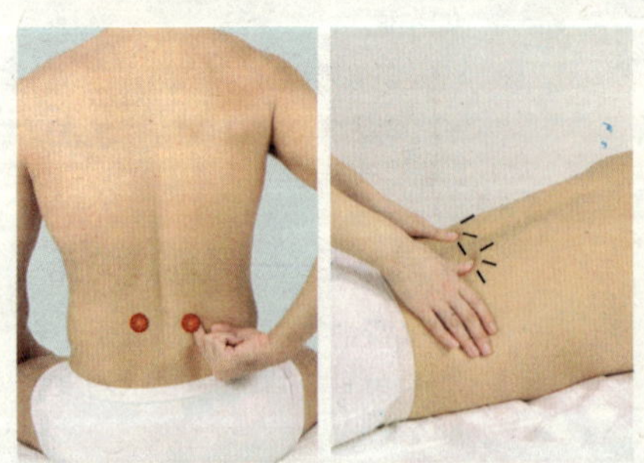

3 按揉肾俞

将拇指指腹放于肾俞（如上左图）上，微用力按揉，以有酸胀感为宜，如上右图。

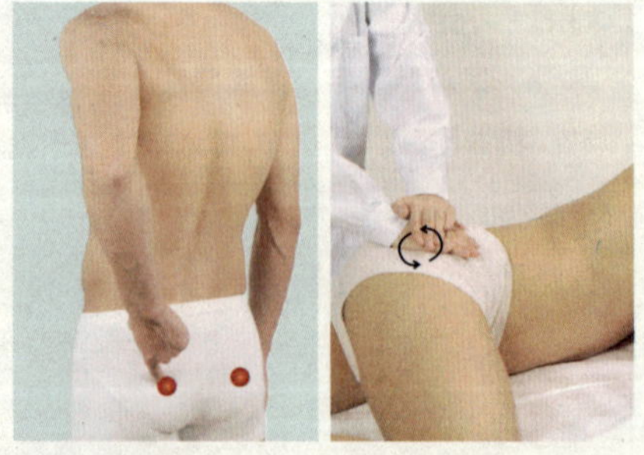

4 按揉环跳

用双手掌根用力按揉环跳（如上左图），以有酸胀感为宜，如上右图。

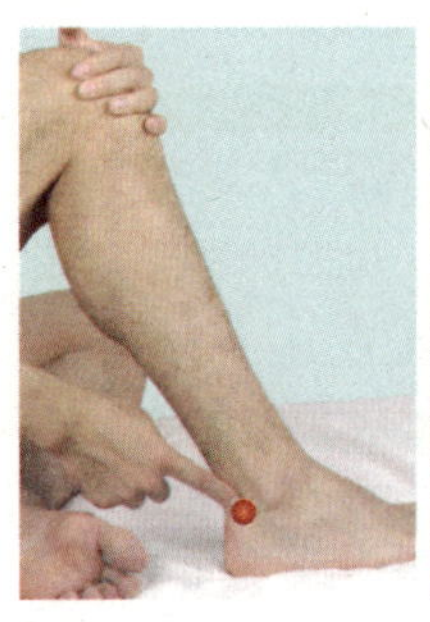

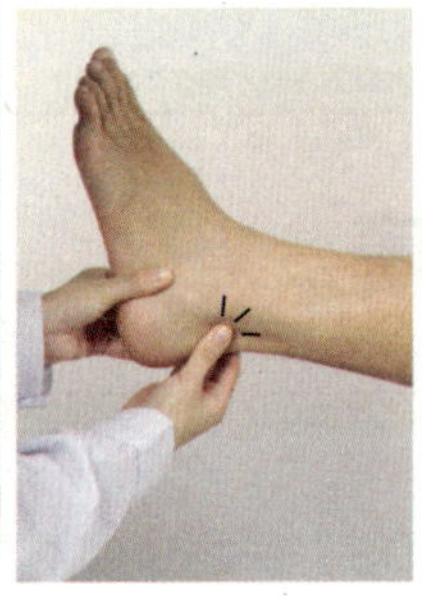

5 掐按昆仑

将拇指与食指、中指相对成钳形，掐按昆仑（如上左图）50次，如上右图。

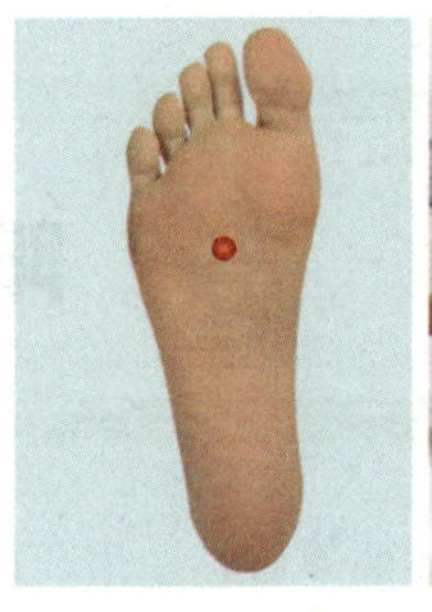

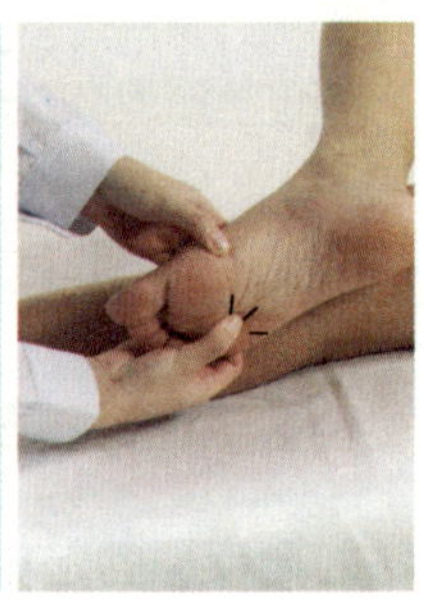

6 点按涌泉

双手握住脚背，用拇指指腹轻轻点按涌泉（如上左图）10分钟，如上右图。

随证加穴

中医辨证分型

①肾虚不固

早泄，性欲减退，遗精或阳痿，腰膝酸软，夜尿多，小便清长。

②心脾亏虚

早泄，倦怠乏力，形体消瘦，面色少华，心悸，食少便溏。

③肝经湿热

泄精过早，阴茎易举，阴囊潮湿，瘙痒坠胀，口苦咽干，小便赤涩。

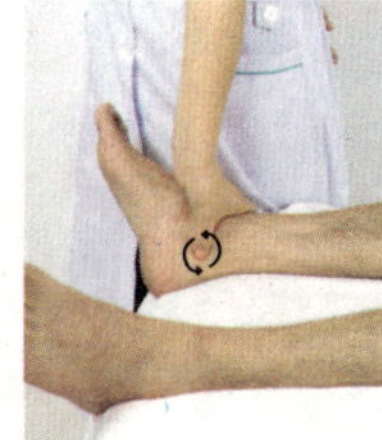

肾虚不固——太溪、关元

按揉太溪、关元（如下图）各2～3分钟，以局部酸胀为度，如左图。

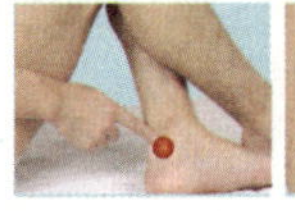

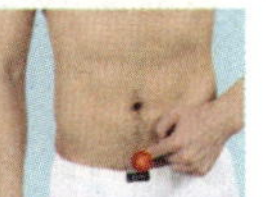

心脾亏虚——血海、足三里

按揉血海、足三里（如下图）各2～3分钟，以局部酸胀为度，如左图。

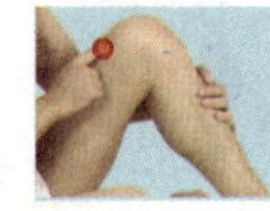

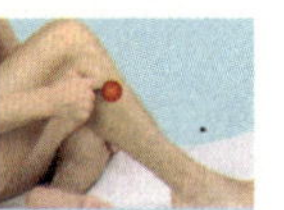

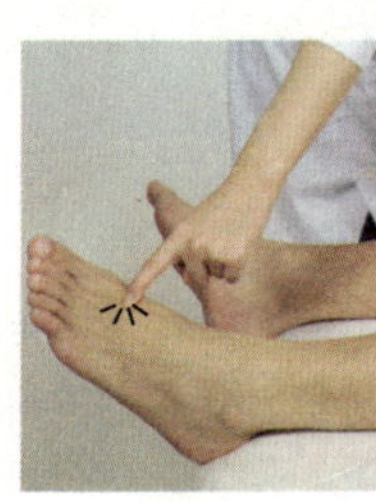

肝经湿热——太冲、阴陵泉

按揉太冲、阴陵泉（如下图）各2～3分钟，以局部酸胀为度，如左图。

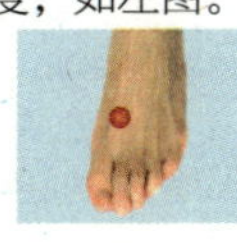

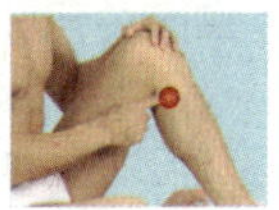

阳痿

阳痿即勃起功能障碍，是指在性交时，阴茎痿软不举，或举而不坚，无法进行正常的性生活，或阴茎勃起硬度维持时间不足以完成满意的性生活的病症。本病常与其他性功能障碍互相影响，并使病情更加复杂，如早泄持续发生可转变为阳痿，而阳痿久治不愈可使性欲降低，性欲降低更加重阳痿。

基础推拿手法

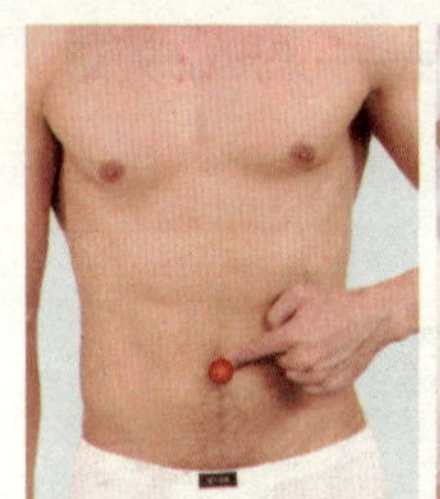
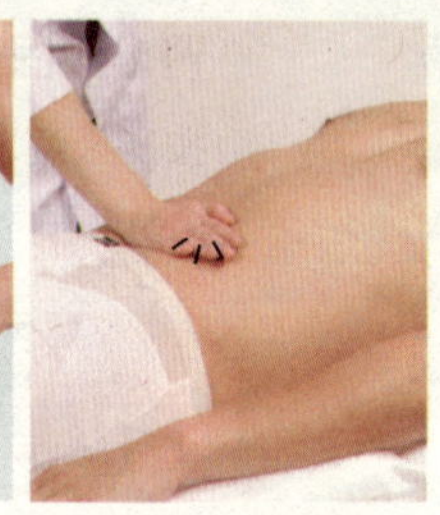

1 按揉神阙

用掌根按神阙（如上左图），以脐下有温热感为度，手法宜柔和深沉，时间约为5分钟，如上右图。

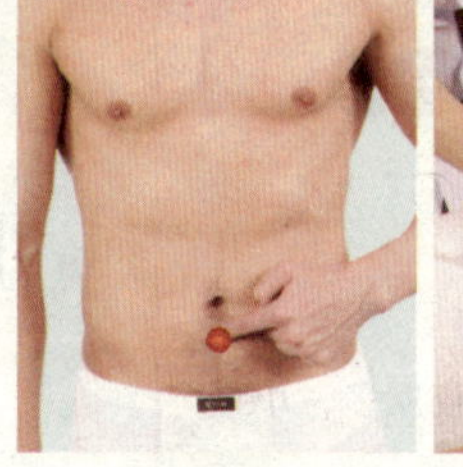
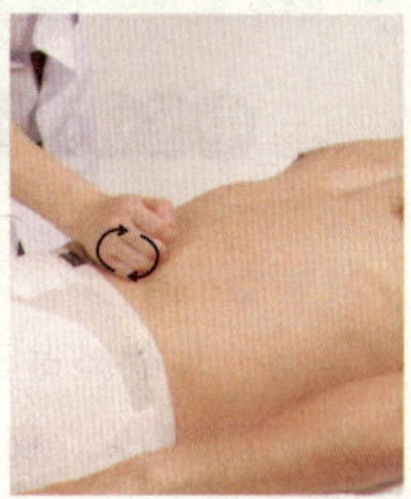

2 按揉气海

用鱼际顺时针按揉气海（如上左图）约2分钟，以局部透热为度，如上右图。

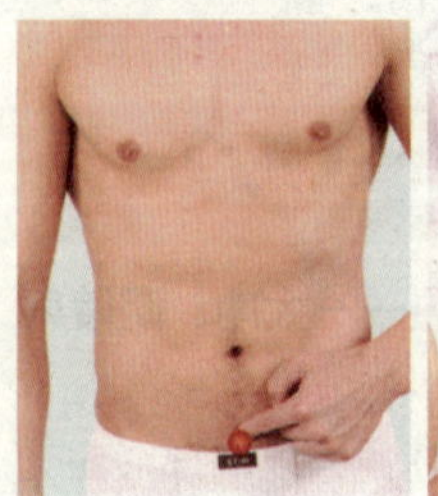
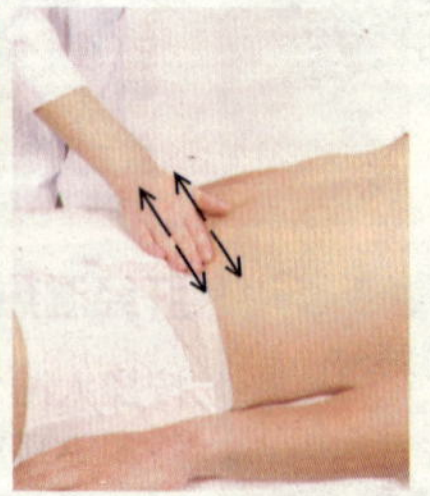

3 掌摩关元

用掌摩法在关元（如上左图）处治疗约3分钟，以小腹部有温热感为度，如上右图。

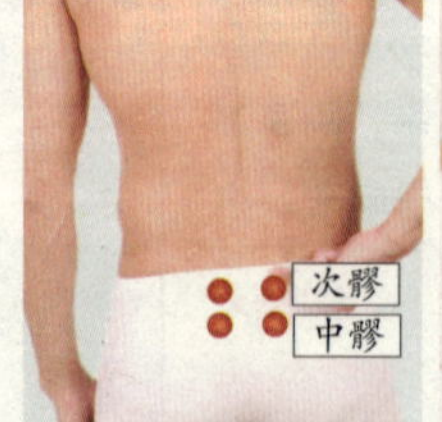

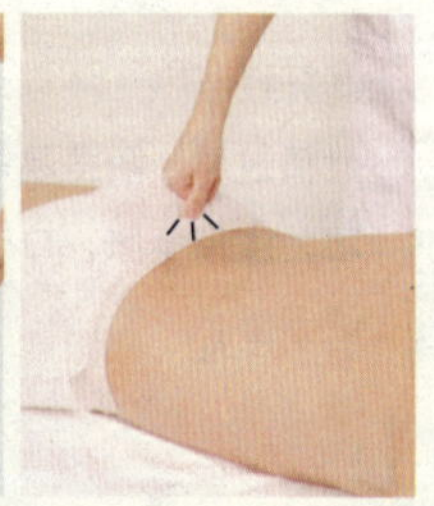

4 推、点腰骶部穴位

用一指禅推次髎、中髎（如上左图）各约6分钟后，再改用点法，刺激稍重，每处约1分钟，如上右图。

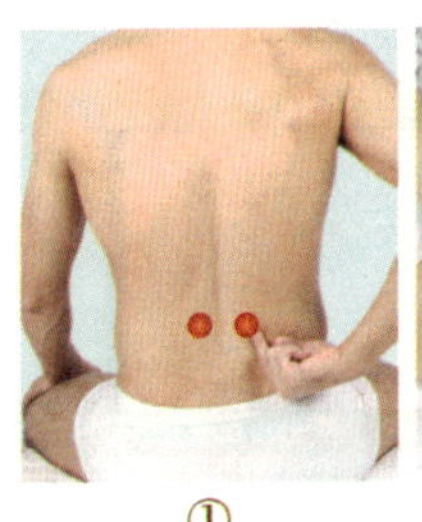
①

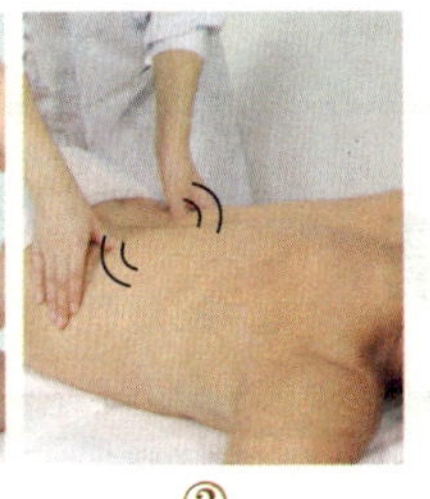
②

5 揉搓肾俞

用手指指腹揉搓肾俞（如左①图），以局部感到酸胀为宜，如左②图。

TIPS

每天中午搓肾俞100次，强肾效果最好，因为中午是阳气最旺盛的时候，也是补肾的最好时机。

随证加穴

中医辨证分型

①肾阳不足

阳事不举，性欲减退，兼时有滑精，腰膝酸软，精神萎靡，头晕耳鸣。

②心脾两虚

阳举困难，心悸，兼失眠多梦，神疲乏力，面色萎黄，大便溏薄。

③湿热下注

兼阴囊潮湿，瘙痒腥臭，小便赤涩灼痛。

④肝郁气滞

临房不举，举而不坚，或寐中或其他时候却有样事自举，兼心情抑郁，胸胁胀痛。

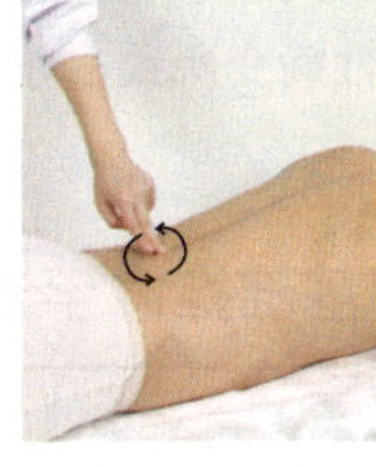

肾阳不足——命门、太溪

按揉命门、太溪（如下图）各2~3分钟，以局部酸胀为度，如左图。

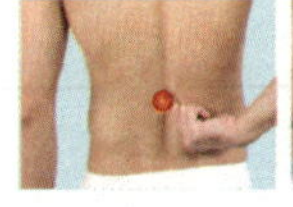
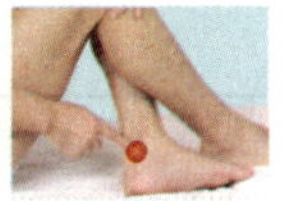

心脾两虚——心俞、脾俞

摩擦心俞、脾俞（如下图）各2~3分钟，以局部透热为度，如左图。

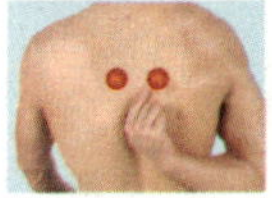
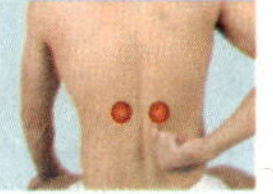

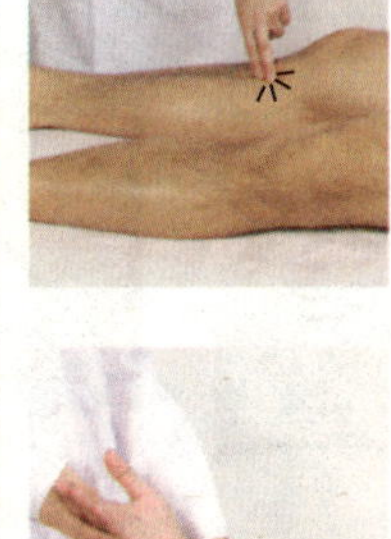

湿热下注——阴陵泉、曲骨

按揉阴陵泉、曲骨（如下图）各2~3分钟，以局部酸胀为度，如左图。

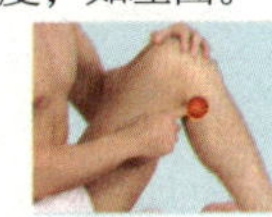
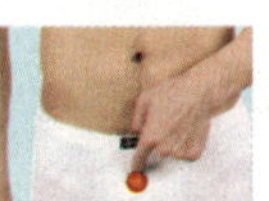

肝郁气滞——内关、太冲

点揉内关、太冲（如下图）各2~3分钟，以局部酸胀为度，如左图。

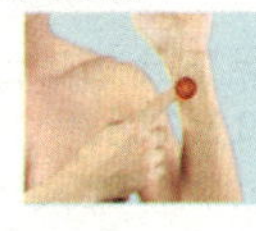
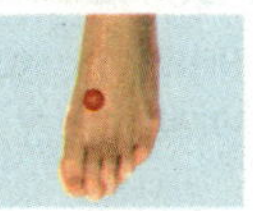

遗精

遗精是指不因性生活而精液频繁遗泄的一种男性疾病。一般成年男性遗精1周不超过1次属正常现象；如果1周数次或1日数次，并伴有精神萎靡、腰腿酸软、心慌、气喘，则属于病理病症。本病属于性机能障碍的一种表现，绝大多数为非器质性病变所致，亦常发生于神经衰弱、精囊炎及睾丸炎患者。

基础推拿手法

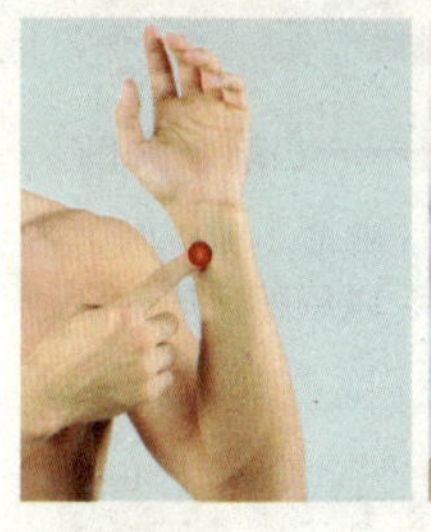
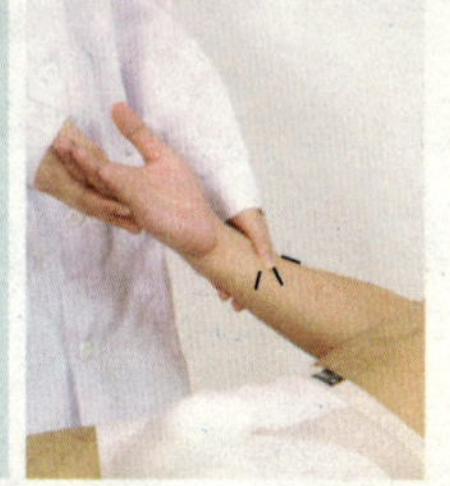

1 按揉内关

用大拇指指腹按揉内关（如上左图）2～3分钟，力度由轻渐重，如上右图。

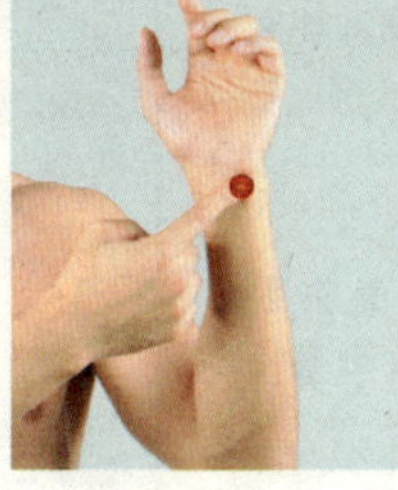
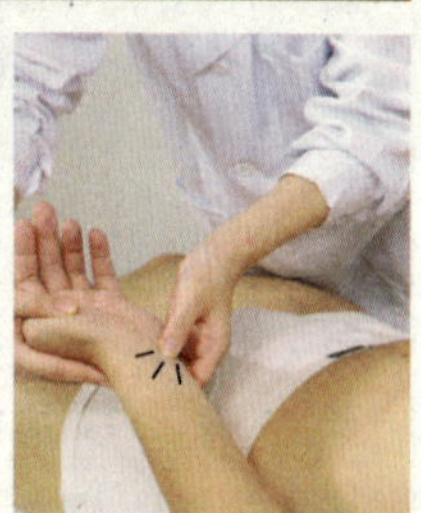

2 按揉神门

将拇指指腹放于神门（如上左图）上，其余四指附于腕关节处，揉按3分钟，如上右图。

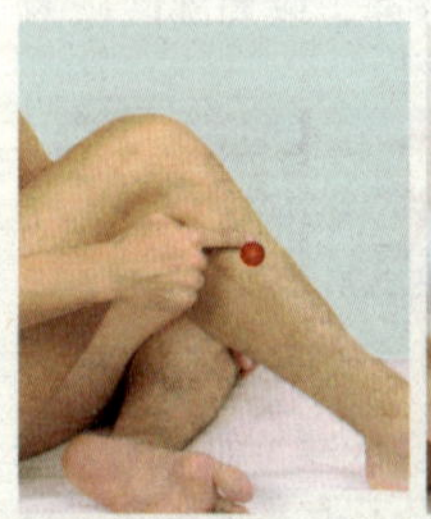
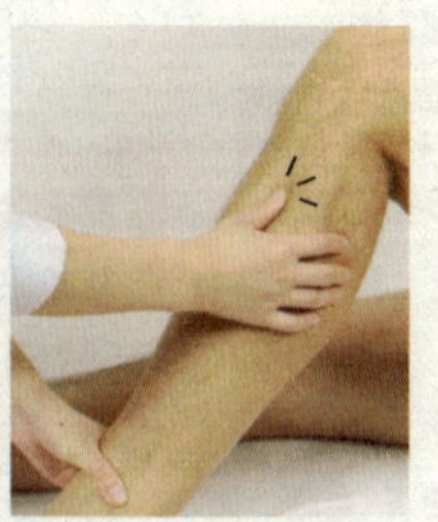

3 按揉足三里

用拇指指尖按揉足三里（如上左图），以局部酸胀为宜，如上右图。

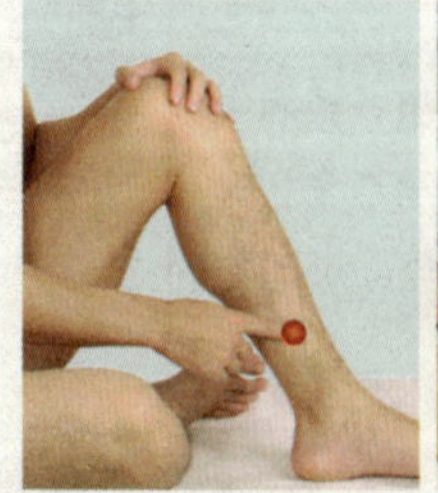
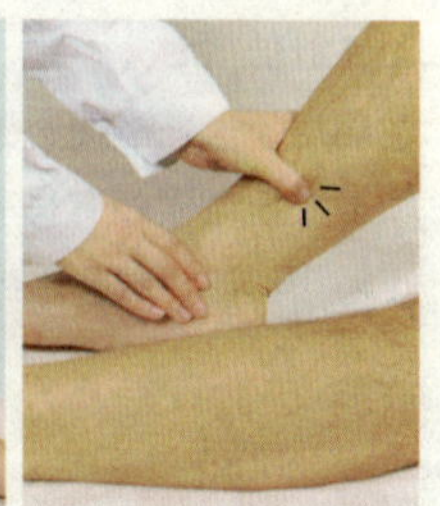

4 按揉三阴交

用拇指指尖放于三阴交（如上左图）上，微用力按揉3～5分钟，如上右图。

尿道炎

尿道炎是由尿道损伤、尿道内有异物、尿道梗阻、邻近器官出现炎症或性生活不洁等原因引起的尿道细菌感染。患有尿道炎的患者常会有尿频、尿急、排尿时有烧灼感以致排尿困难的症状，有的还有较多尿道分泌物，开始为黏液性，逐渐变为脓性。中医认为本病是因体质虚弱，感染外邪所致。

基础推拿手法

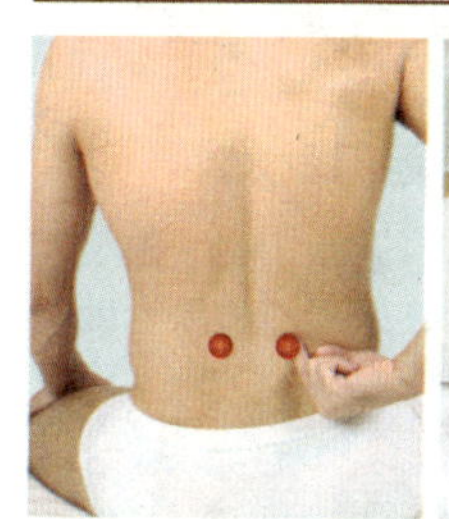
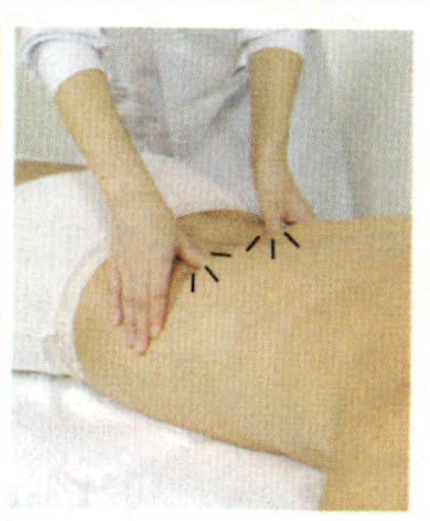

1 揉搓肾俞

用双手拇指指腹揉搓肾俞（如上左图）1～2分钟，以局部酸胀为宜，如上右图。

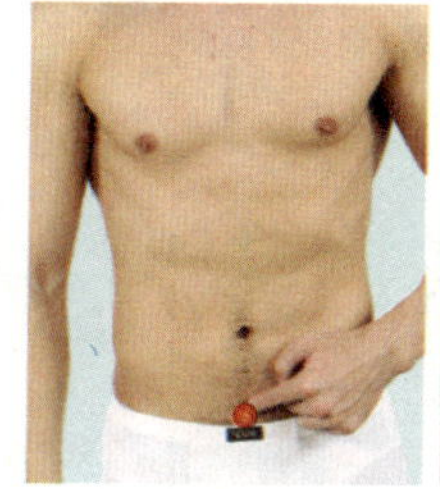
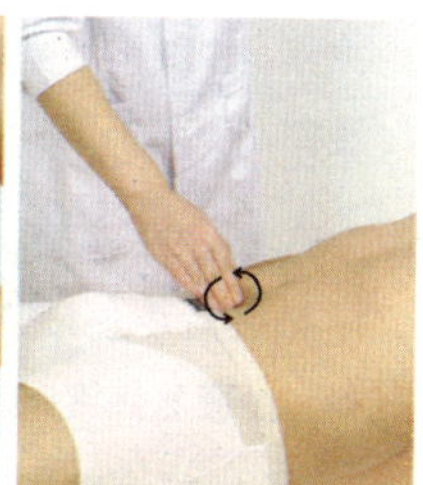

2 按揉关元

将食指、中指、无名指并拢，用指腹按揉关元（如上左图）15次，如上右图。

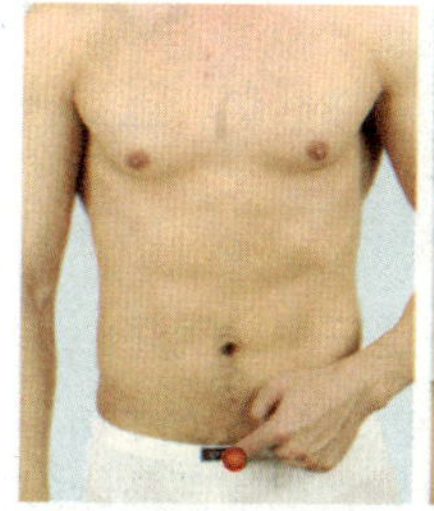
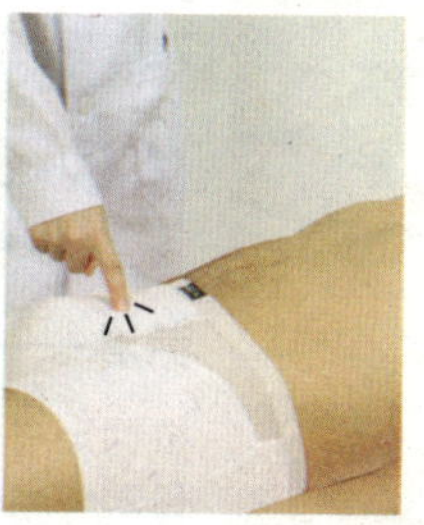

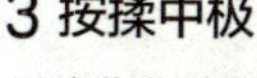

3 按揉中极

用食指指腹按揉中极（如上左图）1～2分钟，以局部酸胀为度，如上右图。

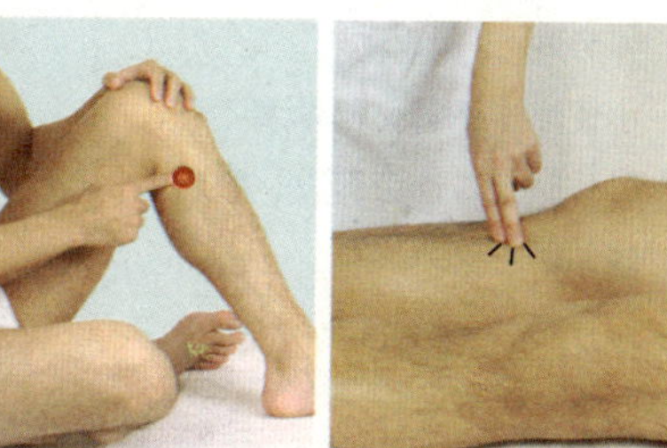

4 推揉阴陵泉

将中指、食指并拢，推揉阴陵泉（如上左图）3分钟，以局部酸痛为佳，如上右图。

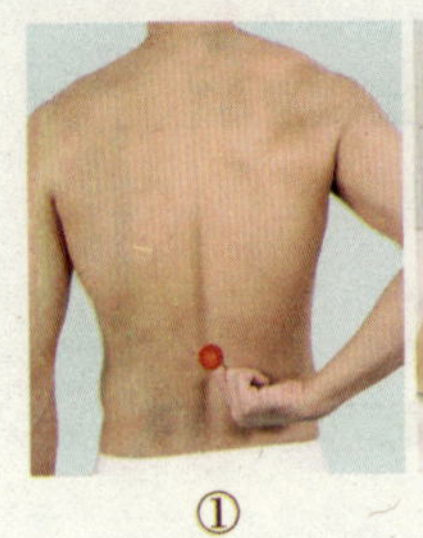
①

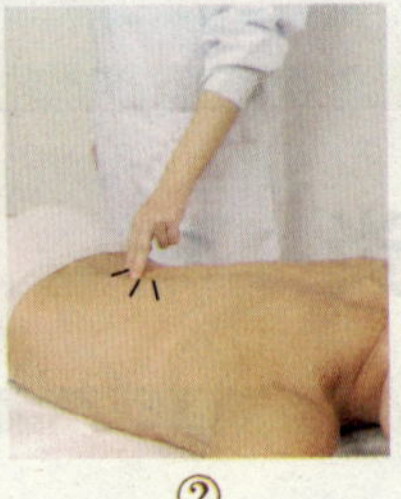
②

5 点按命门

将食指、中指并拢，用指腹点按命门（如左①图）3～5分钟，如左②图。

TIPS

经常叩击命门可强肾固本，温肾壮阳，延缓机体的衰老。

随证加穴

中医辨证分型

①热淋

小便频数短涩，灼热刺痛，色黄赤，少腹拘急胀痛，口苦，腰痛，便秘。

②气淋

郁怒之后小便涩滞，淋漓不畅，少腹胀满疼痛。

③膏淋

小便浑浊，乳白或如米泔水，上有浮油，或伴有絮状物，尿道热涩疼痛，口干。

④劳淋

小便涩痛不甚，但淋漓不已，时作时止，遇劳即发，腰膝酸软，倦怠乏力。

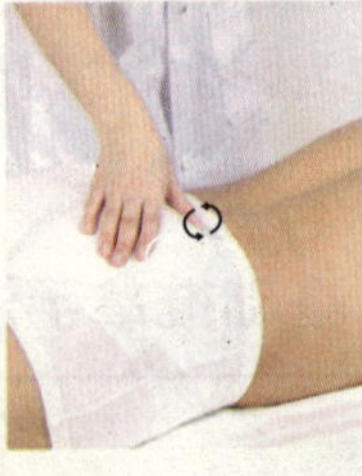

热淋——膀胱俞、三阴交

按揉膀胱俞、三阴交（如下图）各2～3分钟，以局部酸胀为度，如左图。

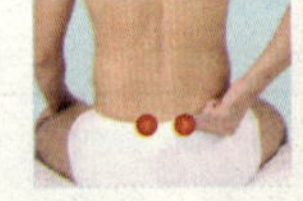
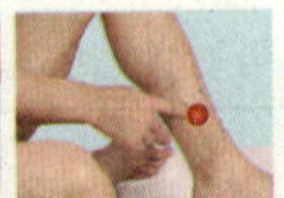

气淋——期门、太冲

按揉期门、太冲（如下图）各2～3分钟，以局部酸胀为度，如左图。

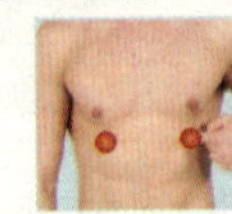
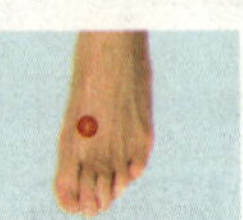

膏淋——中极、复溜

按揉中极、复溜（如下图）各2～3分钟，以局部酸胀为度，如左图。

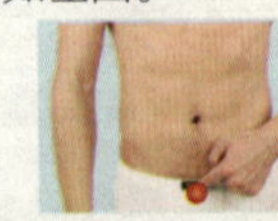
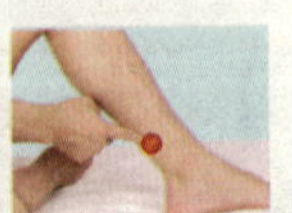

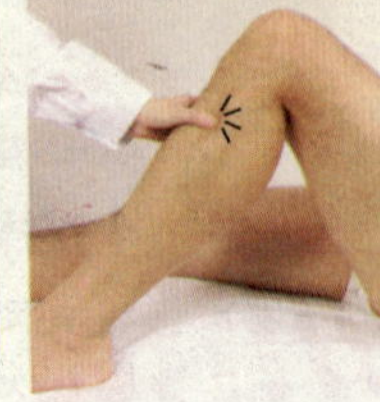

劳淋——足三里、气海

按揉足三里、气海（如下图）各2～3分钟，以局部酸胀为度，如左图。

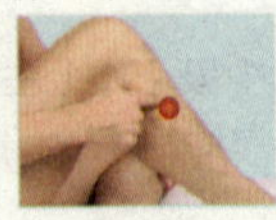
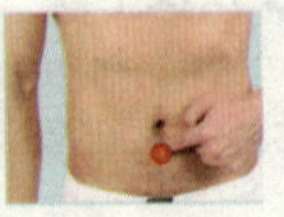

第七章

按一按，“按”走颈肩腰腿痛

●中医素有“不通则痛，不荣则痛”的说法。本章将介绍颈肩腰腿痛的相关疾病类型、症状以及穴位按摩方法，通过刺激穴位，疏通气血经络，活血化瘀，祛除病邪，增强体质，缓解颈肩腰腿痛。

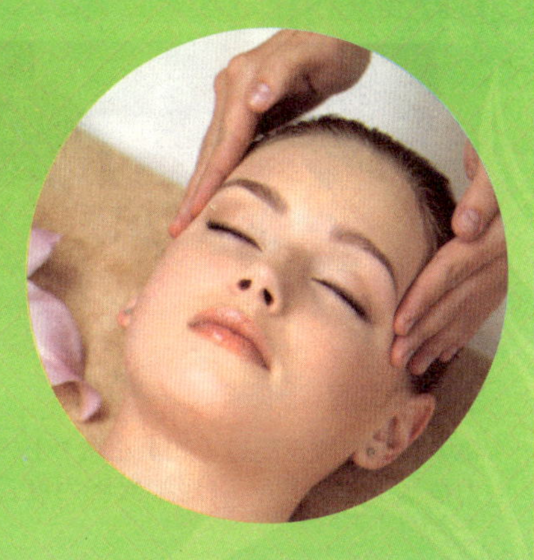

颈椎病

颈椎病多因颈椎骨、椎间盘及其周围纤维结构损害，致使颈椎间隙变窄、关节囊松弛、平衡失调所致。主要临床表现为头、颈、肩、臂、上胸、背疼痛或麻木、酸沉、放射性疼痛，头晕，无力，上肢及手的感觉明显减退，部分患者有明显的肌肉萎缩。日常工作与睡眠习惯对颈椎病都有很大的影响。

基础推拿手法

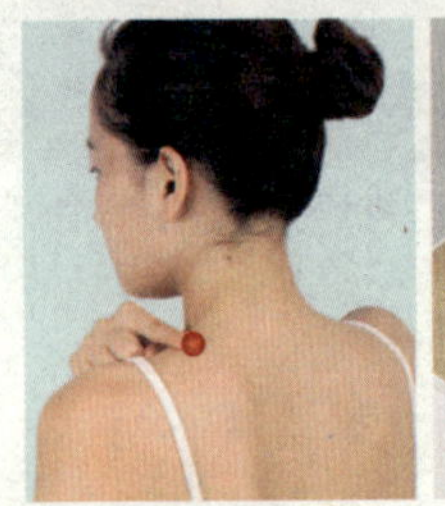
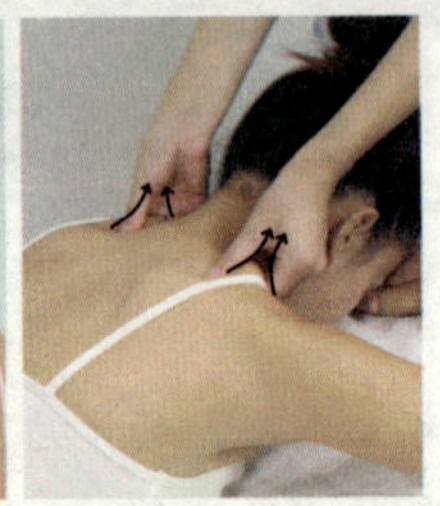

1 拿捏肩井

将拇指、食指、中指相对成钳形拿捏肩井（如上左图）3分钟，以局部酸胀为度，如上右图。

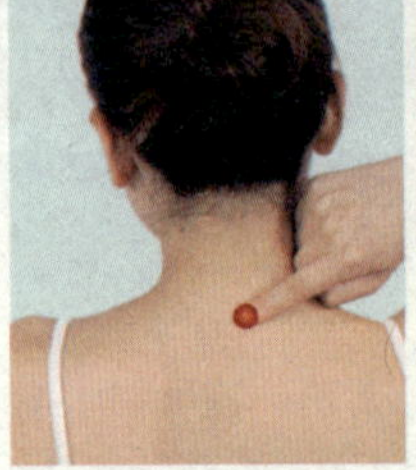
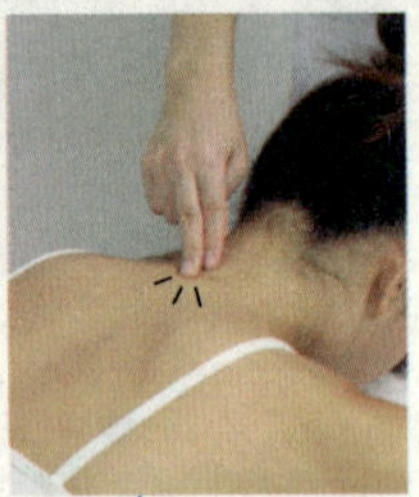

2 按揉大椎

将中指指腹放于大椎（如上左图）上，用力按揉3～5分钟，以局部酸胀为度，如上右图。

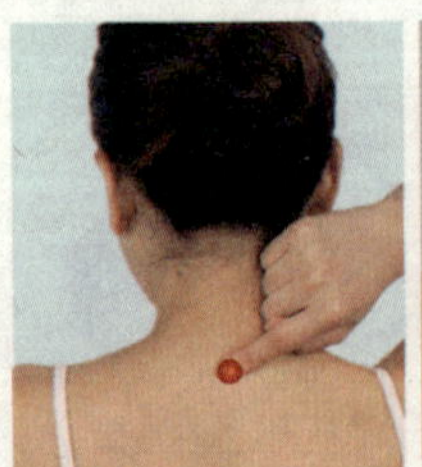
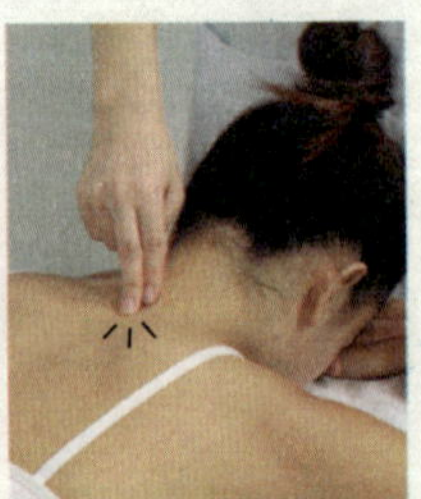
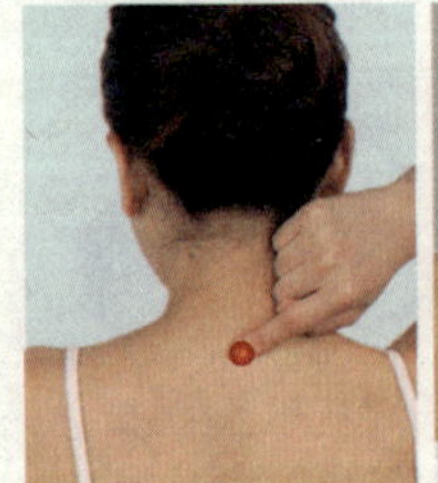
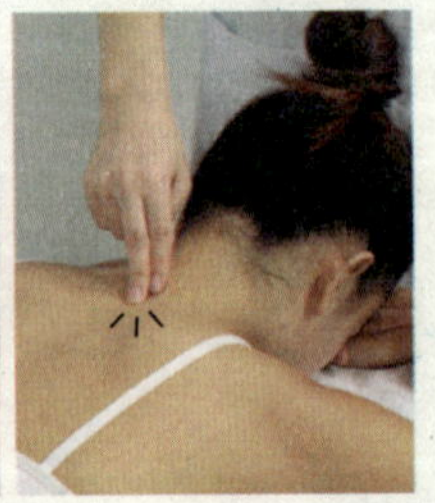

3 按揉陶道

将中指指腹放于陶道（如上左图）上，用力按揉3～5分钟，以局部酸胀为度，如上右图。

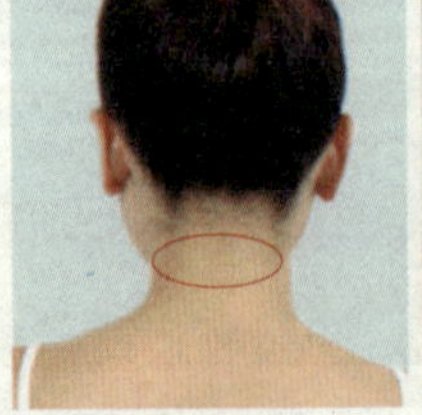
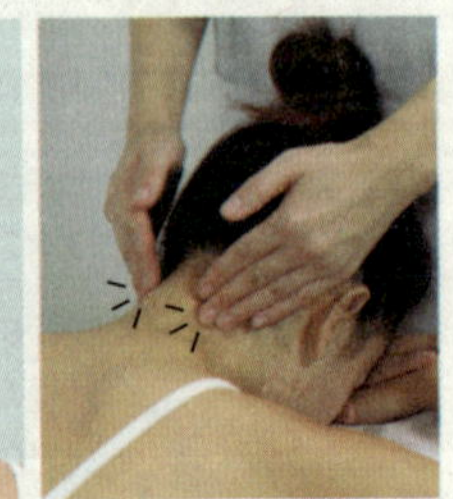

4 按揉阿是穴

按揉阿是穴——局部压痛点（如上左图）3分钟，以局部酸胀为度，如上右图。

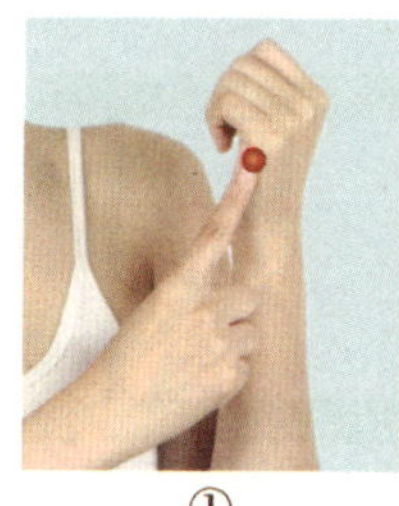

①

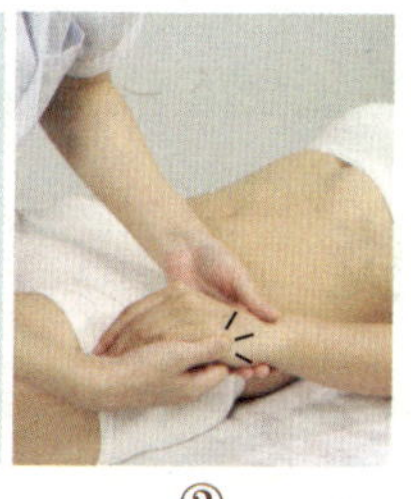

②

5 按揉后溪

用大拇指指腹按揉后溪（如左①图）5分钟，如左②图。

TIPS

后溪是八会穴之一，通督脉，按摩后溪可以调节颈部的气血运行，缓解颈项酸痛，辅助治疗颈椎病。

随证加穴

中医辨证分型

①颈型颈椎病

颈部转动或歪向一侧时疼痛加剧，或伴头痛、后枕部疼痛和上肢无力。

②神经根型颈椎病

头部、颈项、肩背、上肢和手部可出现过电样窜麻痛，随头颈部活动加重或缓解疼痛。

③椎动脉型颈椎病

头部转到某一方位或体位改变时发生眩晕，伴有头痛、视力减退、耳鸣、耳聋、恶心、呕吐等症状。

④脊髓型颈椎病

一侧或两侧上下肢运动障碍、感觉障碍，伴尿急、尿频、排尿无力、淋漓不尽等，出现如“踩棉花感”、“头重脚轻”等感觉。

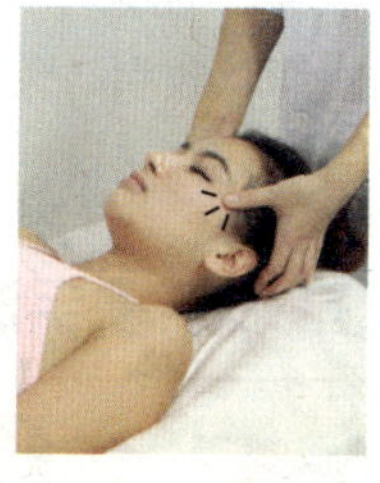

颈型颈椎病——太阳、风池

用指按法施治于太阳、风池（如下图）各2～3分钟，以局部酸胀为度，如左图。

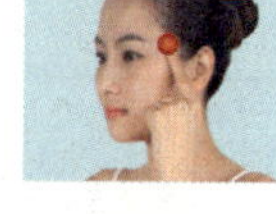

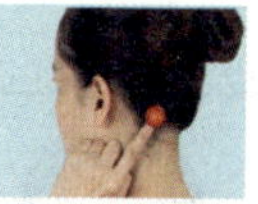

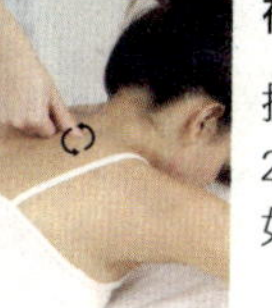

神经根型颈椎病——肩中俞、天鼎

按揉肩中俞、天鼎（如下图）各2～3分钟，以局部酸胀为度，如左图。

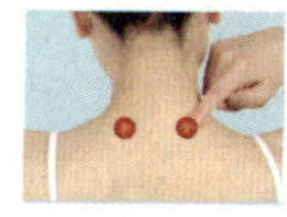

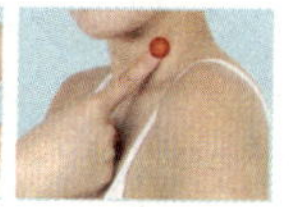

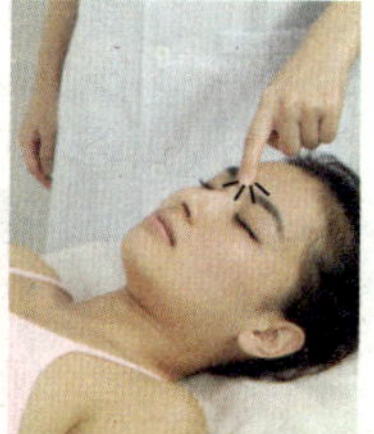

椎动脉型颈椎病——印堂、百会

按揉印堂、百会（如下图）各2～3分钟，以局部酸胀为度，如左图。

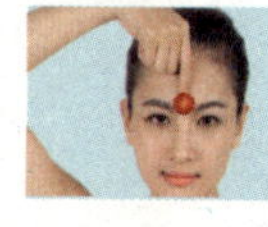

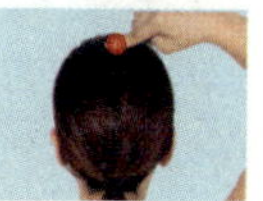

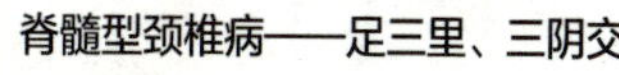

脊髓型颈椎病——足三里、三阴交

按揉足三里、三阴交（如下图）各2～3分钟，以局部酸胀为度，如左图。

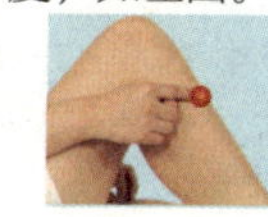

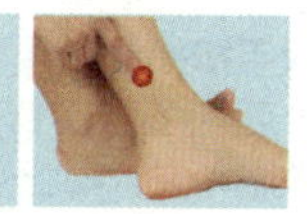

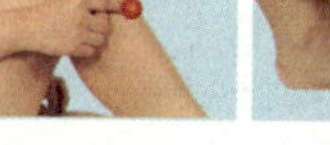

肩周炎

肩周炎是肩部关节囊和关节周围软组织的一种退行性、炎症性慢性疾患。主要临床表现为患肢肩关节疼痛，昼轻夜重，活动受限，日久则肩关节肌肉可出现废用性萎缩。中医认为本病多由气血不足，营卫不固，风、寒、湿邪侵袭肩部经络，致使筋脉收引，气血运行不畅所致；或因外伤劳损、经脉滞涩所致。

基础推拿手法

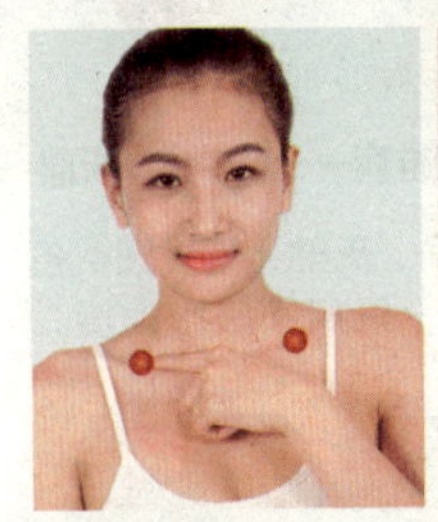

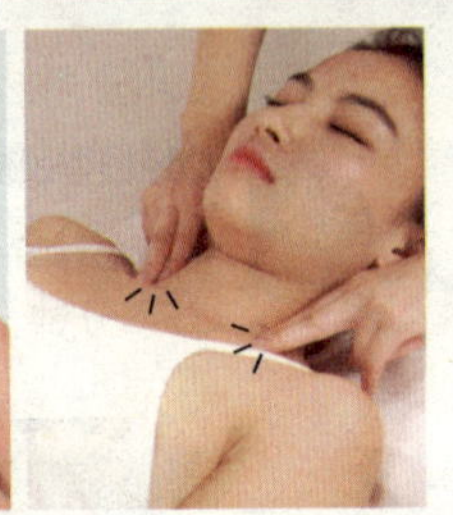

1 按揉缺盆

双手食指、中指并拢，放于缺盆（如上左图）上，按揉2分钟，如上右图。

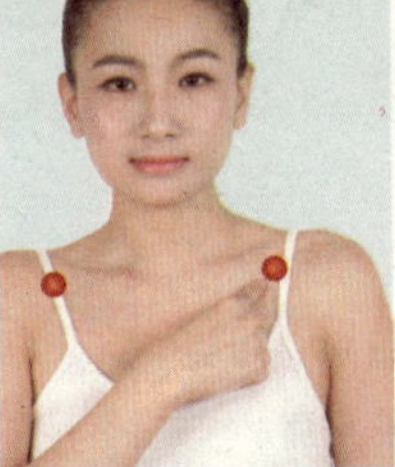

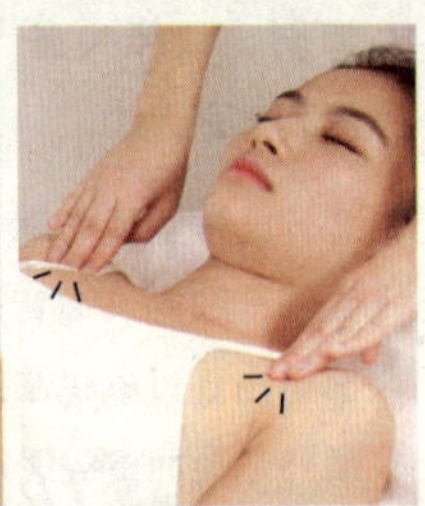

2 按揉云门

双手食指、中指、无名指并拢，放于云门（如上左图）上，按揉2分钟，以局部酸胀为宜，如上右图。

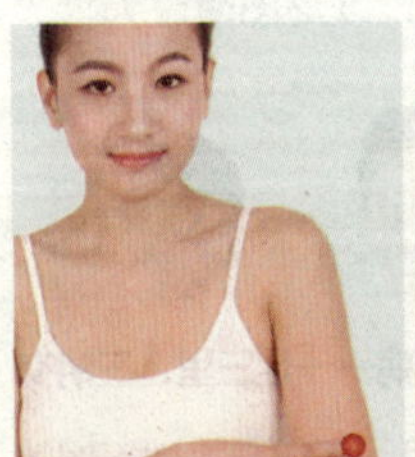

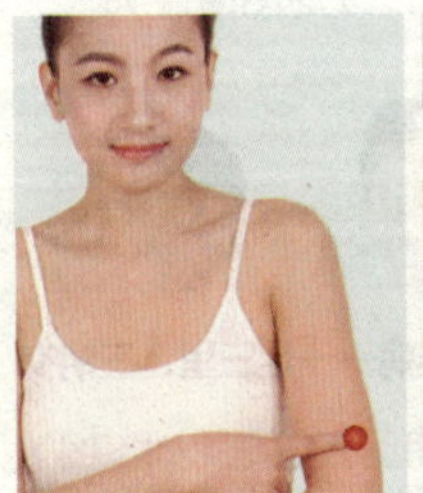

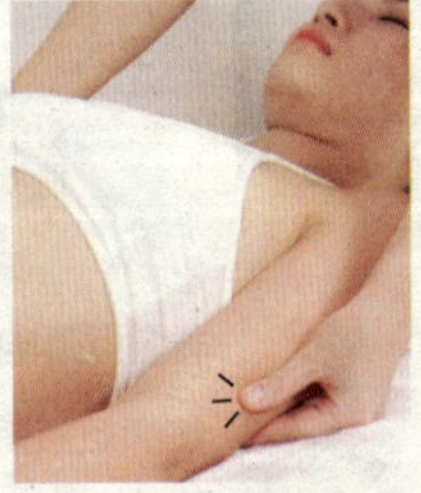

3 按揉手五里

双手拇指放于手五里（如上左图）上，其余四指附于手臂上，按揉2分钟，以局部酸胀为宜，如上右图。

4 按揉肩髃

双手拇指放于肩髃（如上左图）上，其余四指附于手臂上，揉按2分钟，以局部酸胀为宜，如上右图。

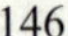

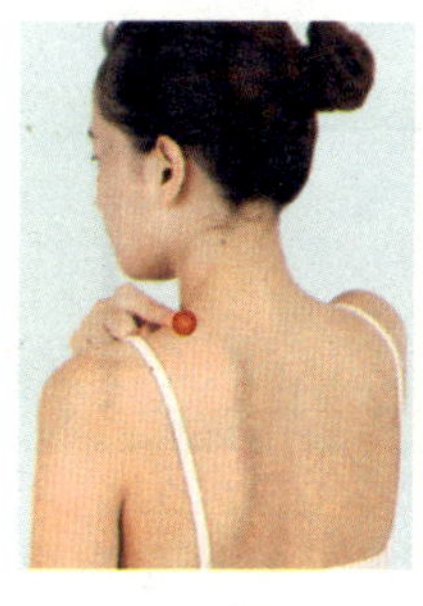
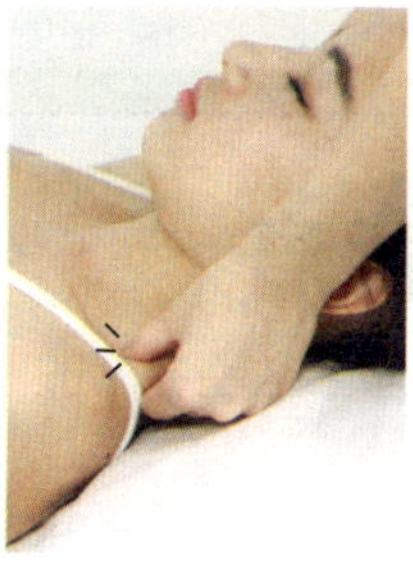

5 捏揉肩井

将拇指和食指相对成钳形放于肩井（如上左图）上，捏揉3分钟，以局部酸胀为度，如上右图。

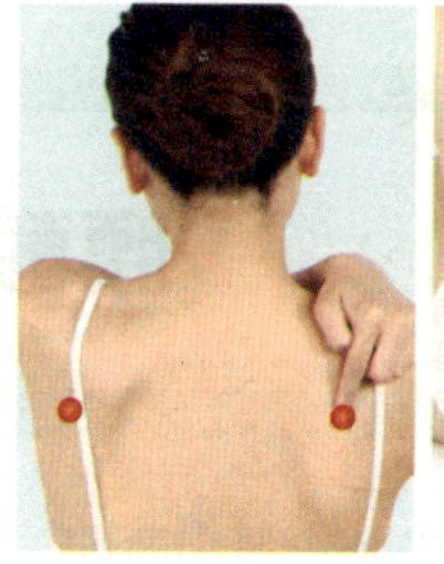
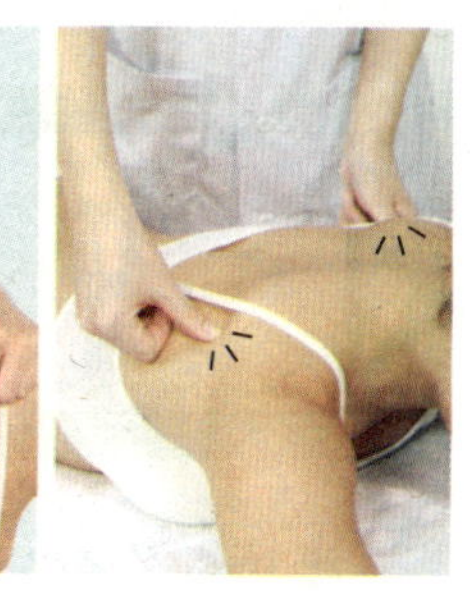

6 按揉天宗

双手大拇指放于天宗（如上左图）上，其余四指握拳，用力揉按3分钟，如上右图。

随证加穴

中医辨证分型

①外邪内侵

有明显感受风寒史，遇风痛感增强。

②气滞血瘀

肩部有外伤或劳作过度历史，疼痛拒按。

③气血亏虚

肩部以酸痛为主，劳累加重，或伴眩晕乏力。

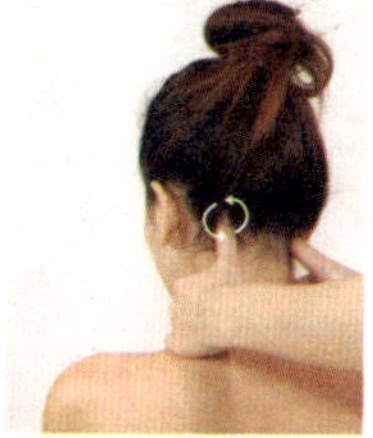

外邪内侵——风池、合谷

按揉风池、合谷（如下图）各2～3分钟，以局部酸胀为度，如左图。

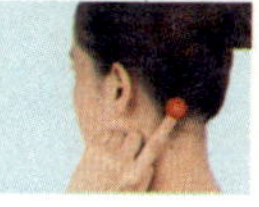
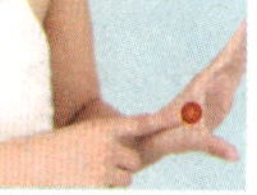

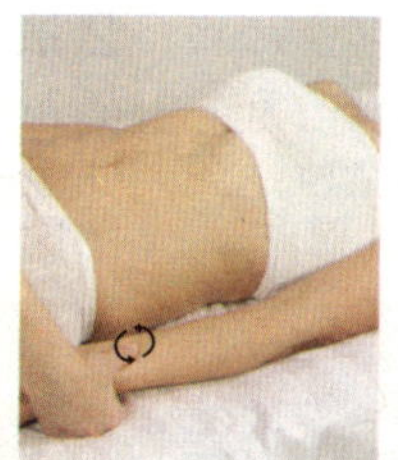

气滞血瘀——内关、膈俞

按揉内关、膈俞（如下图）各2～3分钟，以局部酸胀为度，如左图。

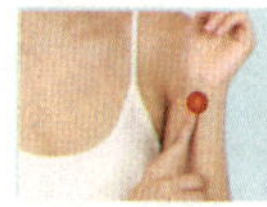
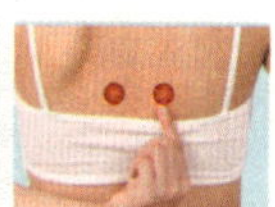

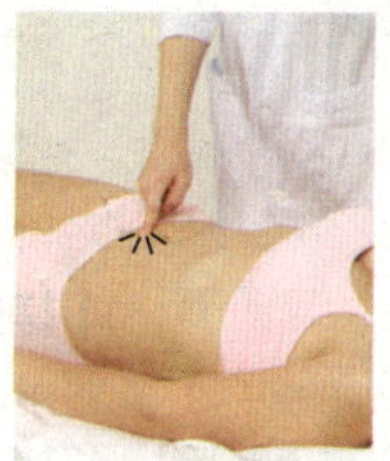

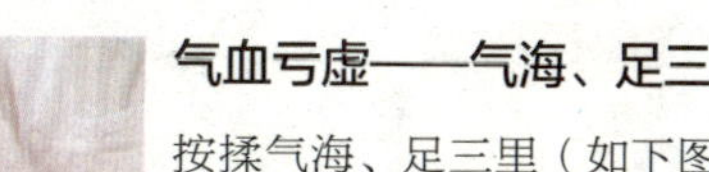

气血亏虚——气海、足三里

按揉气海、足三里（如下图）各2～3分钟，以局部酸胀为度，如左图。

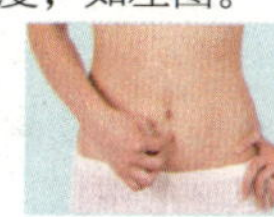
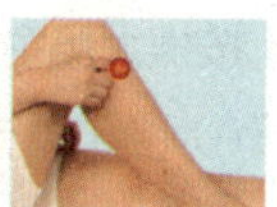

腰酸背痛

腰背部疼痛多是由肌肉挛缩，外伤或脊柱变形造成的，特征是以腰部、背部、肩部、腿部的放射性疼痛、酸痛、挤压痛、咳嗽痛、牵拉痛等症状为主，轻则影响正常生活，重则损害健康，严重者可丧失劳动能力。本病不仅存在于脑力劳动者中，也广泛地存在于体力劳动者中，是临床中常见的症状之一。

基础推拿手法

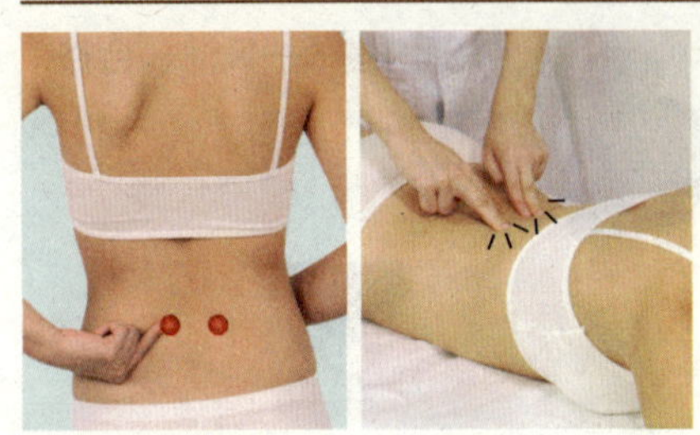

1 点揉肾俞

将双手食指、中指并拢，放于肾俞（如上左图）上，点揉3~5分钟，如上右图。

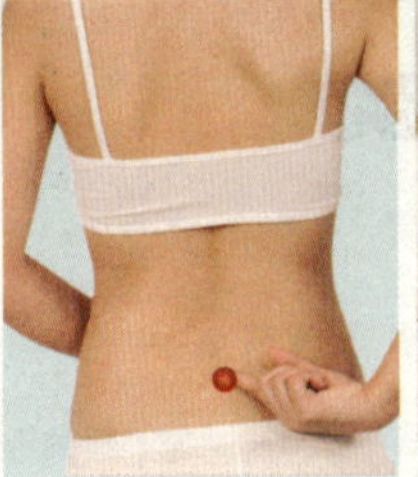

2 按揉腰阳关

将食指、中指并拢，指腹放于腰阳关（如上左图）上，用力按揉2~3分钟，如上右图。

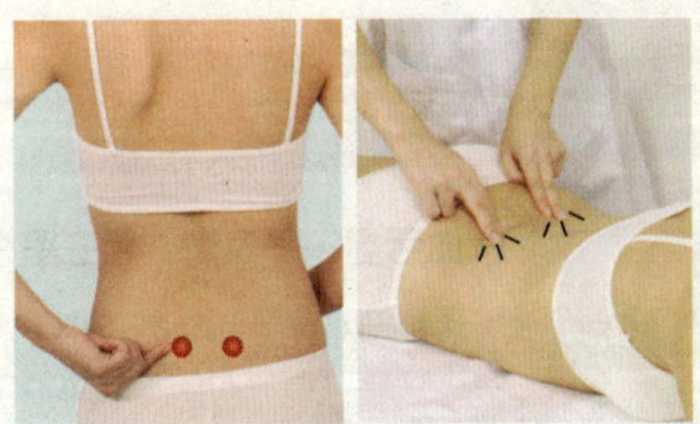

3 按揉大肠俞

将食指、中指并拢，放于两侧大肠俞（如上左图）上，施以环形按揉，以局部酸胀为宜，如上右图。

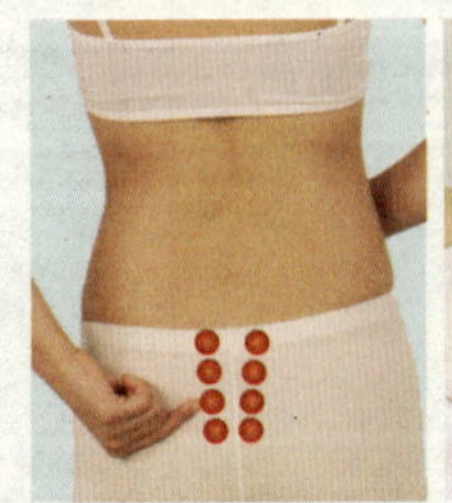

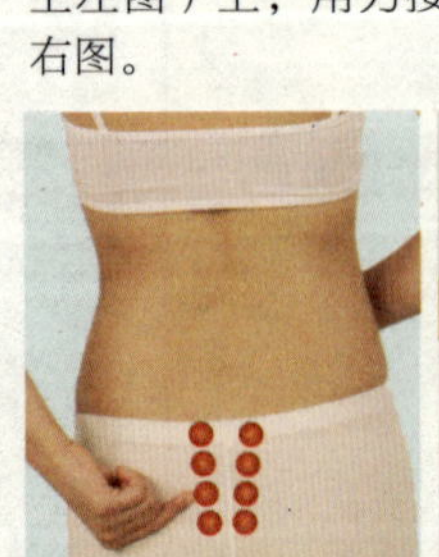

4 搓揉八髎

将手掌放于八髎（如上左图）上，用力搓揉3~5分钟，以局部透热为度，如上右图。

坐骨神经痛

坐骨神经痛指坐骨神经病变，沿坐骨神经通路即腰、臀、大腿后侧、小腿后外侧和足外侧发生的疼痛症状，呈烧灼样或刀刺样疼痛，夜间痛感加重。表现为一侧腰、臀疼痛，并向大腿后侧、小腿后外侧延展。咳嗽、活动下肢、弯腰、排便时疼痛加重。

基础推拿手法

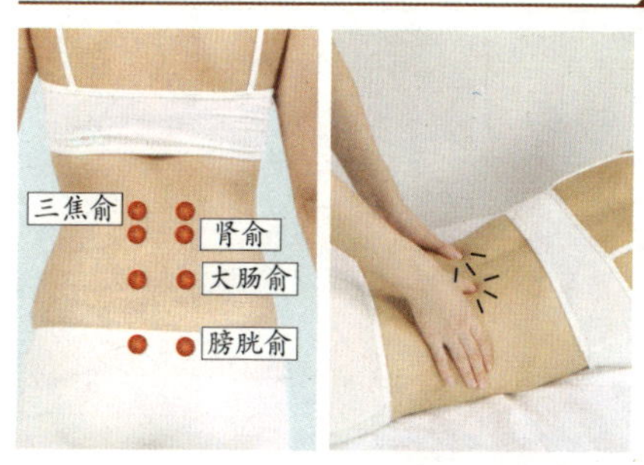

1 按揉三焦俞、肾俞、大肠俞、膀胱俞

用双手拇指指腹分别按揉三焦俞、肾俞、大肠俞、膀胱俞（如上左图）2～3分钟，适当用力，如上右图。

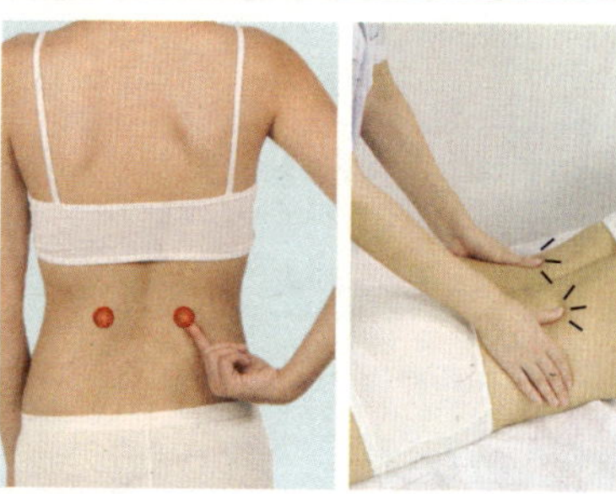

2 按揉志室

用拇指指腹按揉志室（如上左图）3～5分钟，以有酸胀感为宜，如上右图。

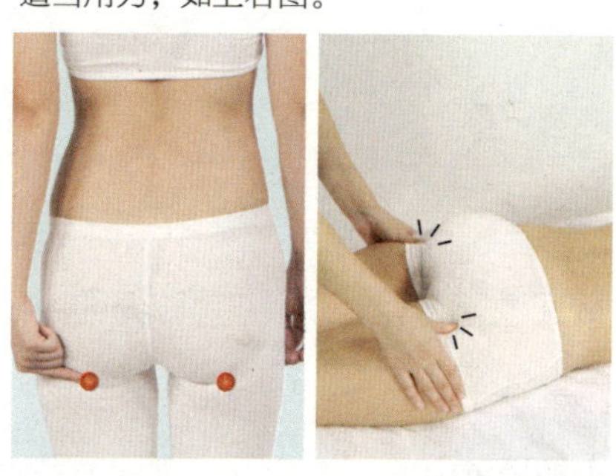

3 按压承扶

用双手拇指指腹按压承扶（如上左图）3～5分钟，以有酸胀感为宜，如上右图。

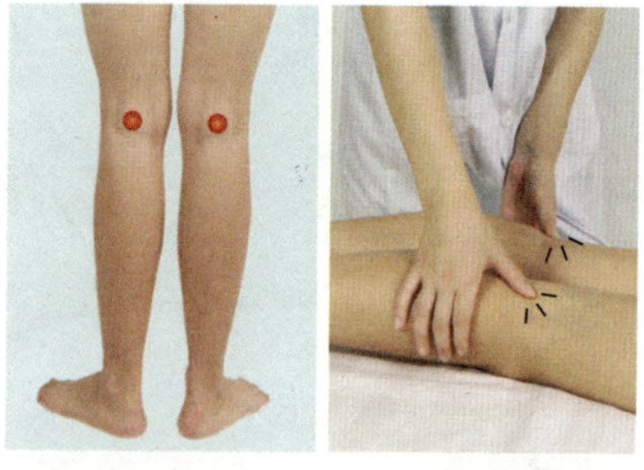

4 按压委中

用大拇指指尖按压委中（如上左图）5分钟，以局部酸胀为度，如上右图。

膝关节炎

膝关节炎是常见的关节炎，是软骨退行性病变和关节边缘骨赘的慢性进行性退化疾病。该病以软骨磨损为其主要因素，好发于体重偏重者和中老年人。在发病的前期，没有明显的症状。继之，其主要表现为膝关节深部疼痛、压痛，关节僵硬僵直、麻木、伸屈不利，无法正常活动，关节肿胀等症状。

基础推拿手法

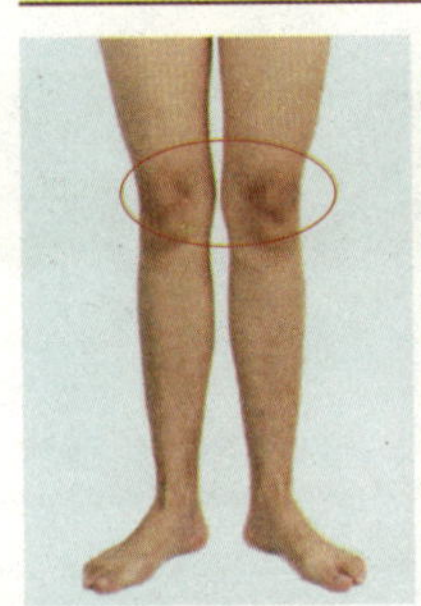

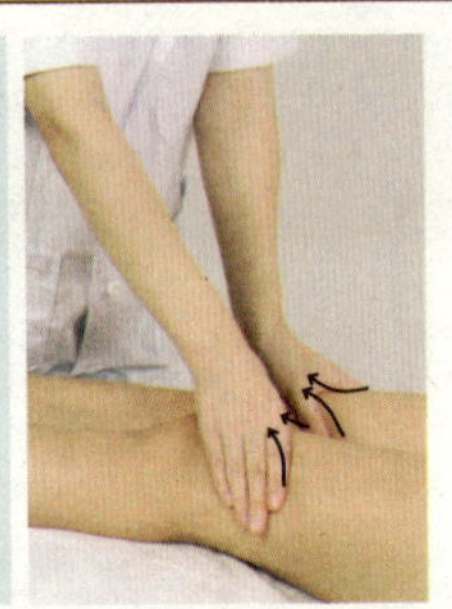

1 提拿膝关节部

拇指和食指成钳形反复提拿膝关节部（如上左图）20~30次，如上右图。

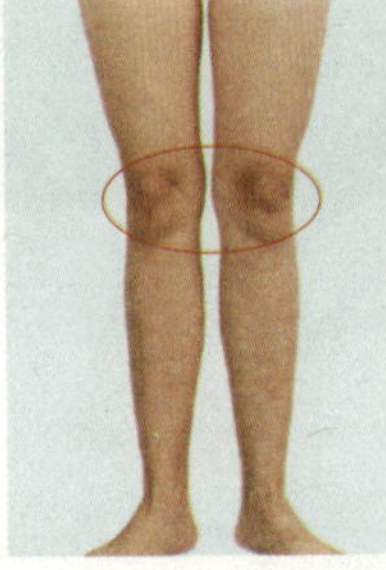

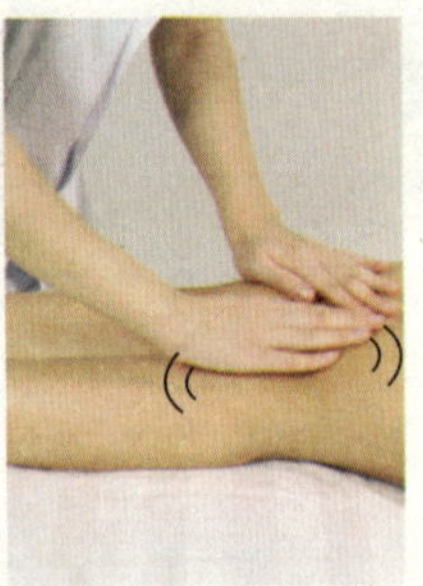

2 揉搓膝关节

将双手掌心搓热，迅速覆盖在膝关节（如上左图）处，揉搓20次，如上右图。

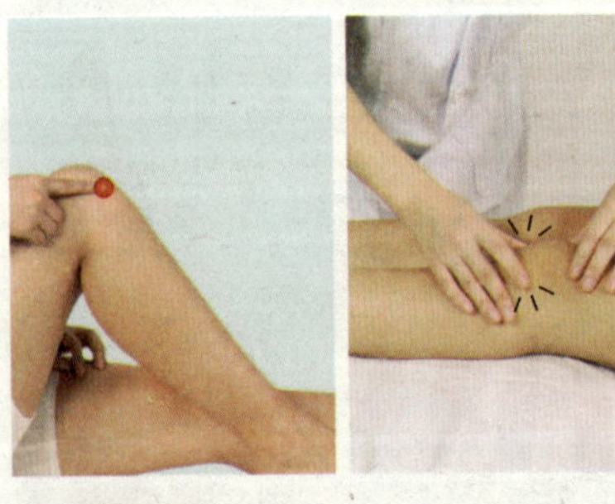

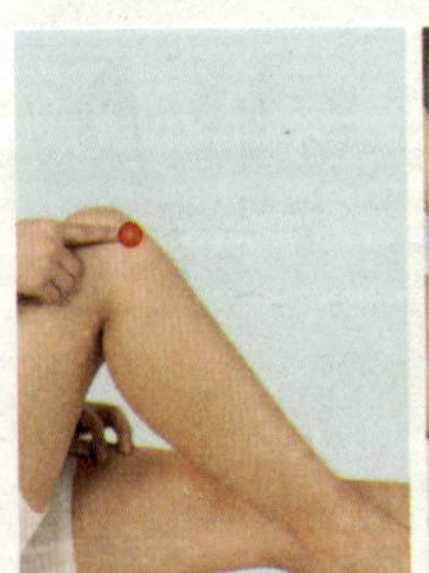

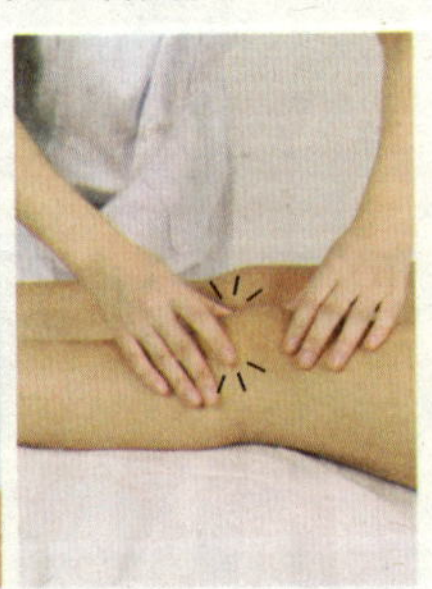

3 捏揉犊鼻

用拇指和食指、中指捏揉犊鼻（如上左图）5分钟，力度适中，以局部酸胀为度，如上右图。

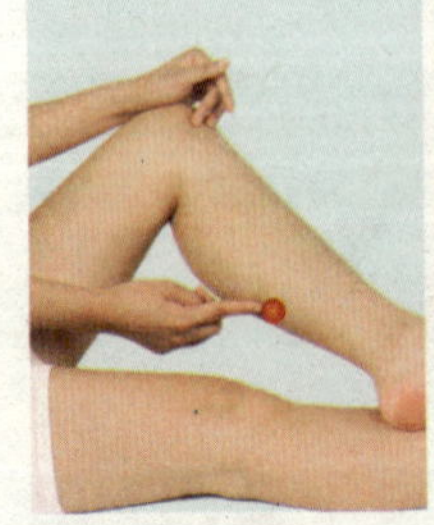

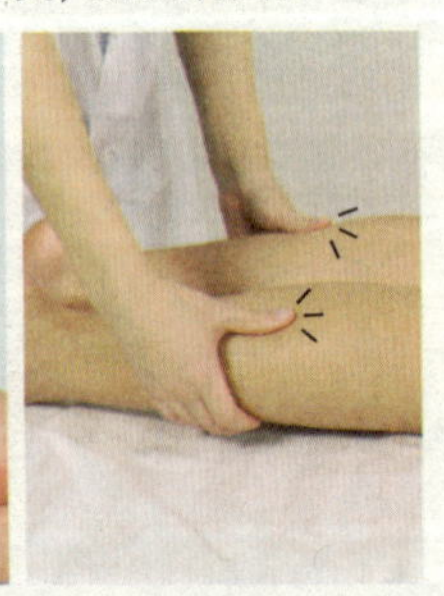

4 按揉承山

将双手拇指放于承山（如上左图）上，其余四指附于患者小腿外侧，用力压揉3分钟，如上右图。

脚踝疼痛

脚踝疼痛是因运动不适当，运动量超出脚踝的承受力，造成脚踝软组织损伤，从而出现局部疼痛的症状；严重者可造成脚踝滑膜炎、创伤性关节炎等疾病。早期疼痛可以用毛巾包裹冰块对踝部进行冰敷。日常生活中，患者不宜扛重物、过度劳累、受寒冷刺激。

基础推拿手法

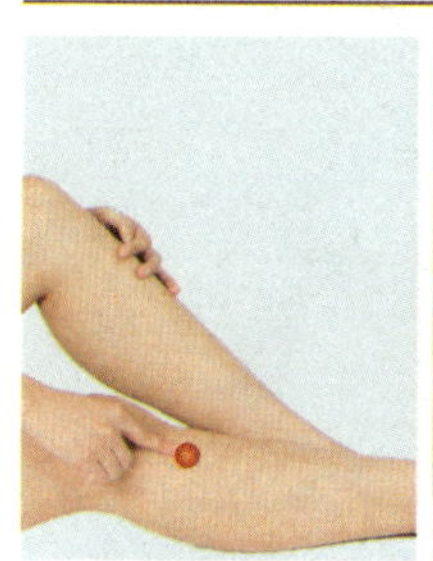
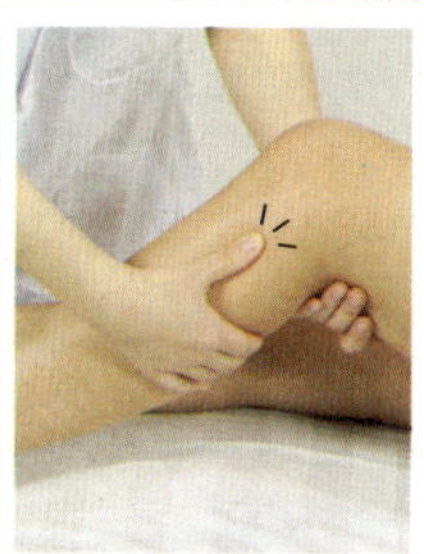

1 按揉阳陵泉

将拇指放于阳陵泉（如上左图）上，由轻渐重，按揉3～5分钟,以局部酸胀为度，如上右图。

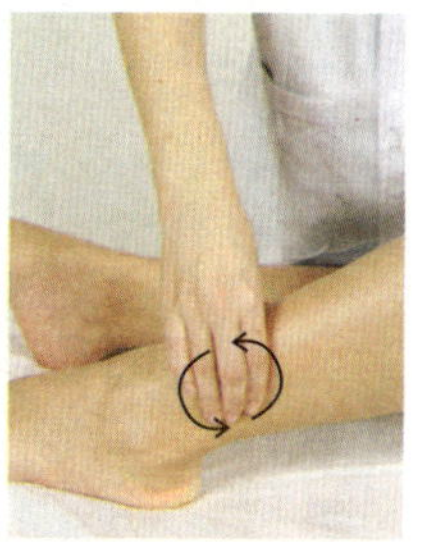

2 按揉悬钟

将食指、中指并拢，指腹放于悬钟（如上左图）上，由轻渐重，按揉3～5分钟，以局部酸胀为度，如上右图。

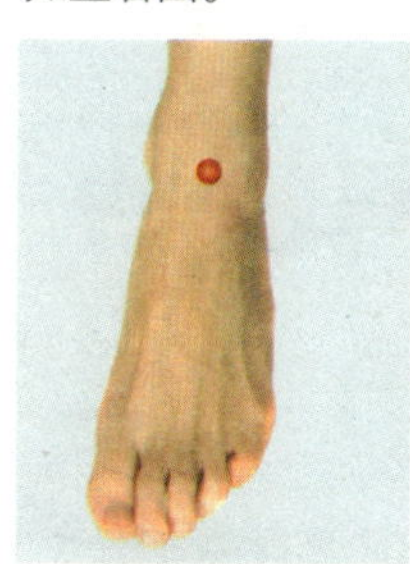
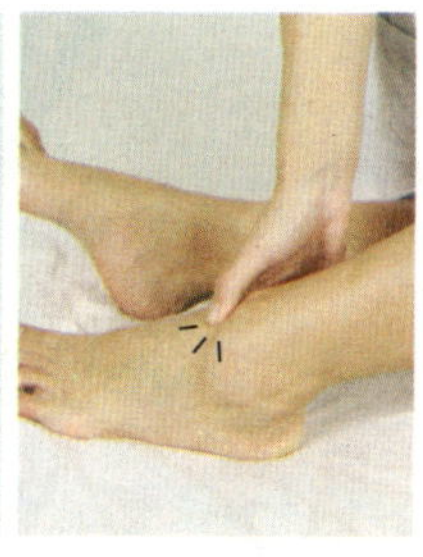

3 按揉解溪

将拇指指腹放于解溪（如上左图）上，按揉60～100次，以局部酸胀为度，如上右图。

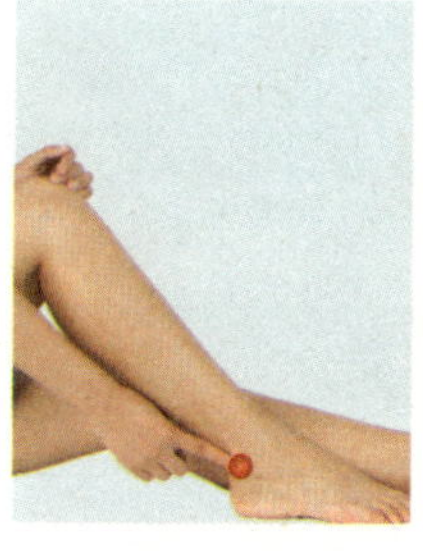
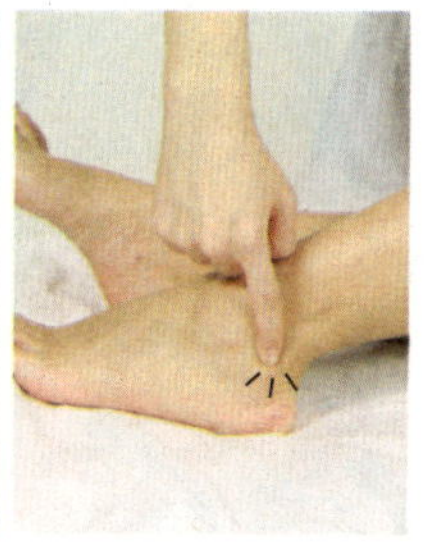

4 点按昆仑

用食指点按昆仑（如上左图）5分钟，力度稍重，以局部酸胀为度，如上右图。

风湿性关节炎

风湿性关节炎多以急性发热及关节疼痛起病，好发于膝、踝、肩、肘、腕等大关节部位，以病变部位呈现红、肿、灼热，肌肉游走性酸楚、疼痛为特征。部分病人会出现几个关节同时发病的情况，虽不会遗留后遗症，却会反复发作。

基础推拿手法

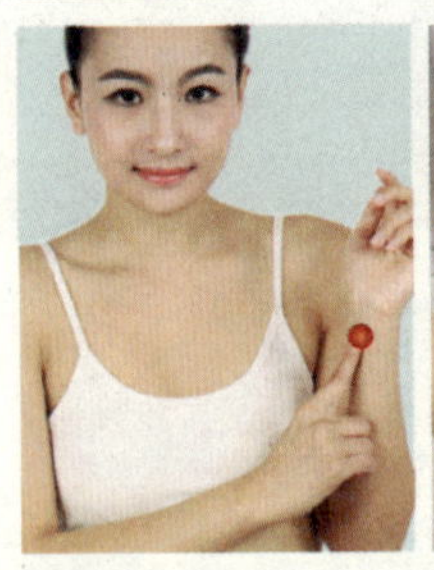
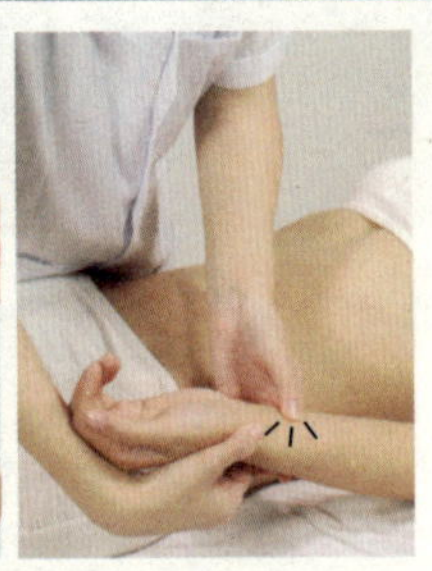

1 掐按内关

用拇指指尖垂直掐按内关（如上左图），有特别酸、胀、微痛的感觉，先左后右，各掐按1～3分钟，如上右图。

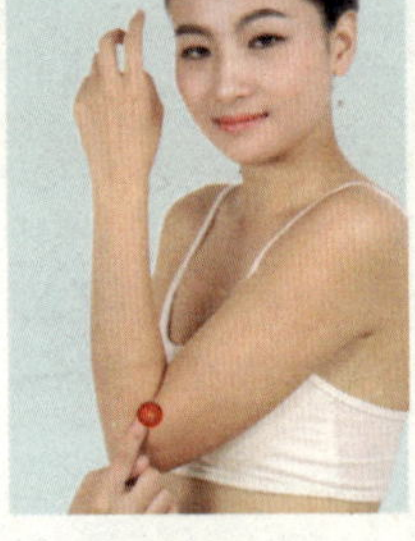
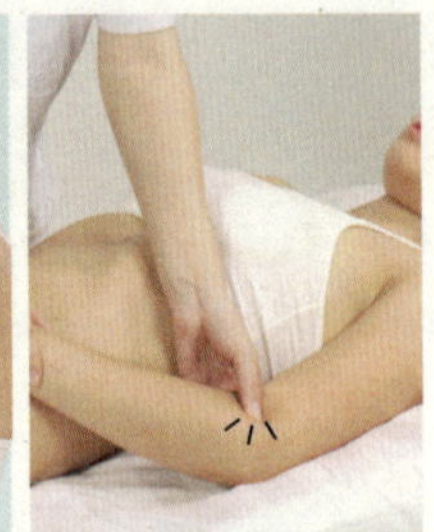

2 按压曲池

以指腹垂直按压曲池（如上左图），有酸痛感，先左后右，各按压1～3分钟，如上右图。

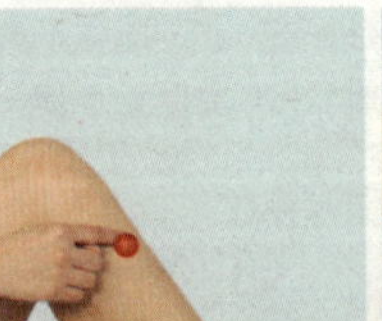
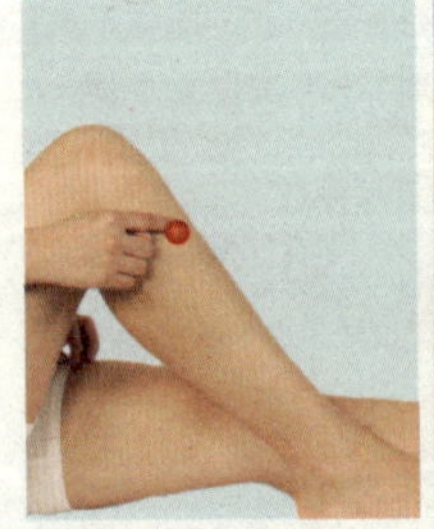
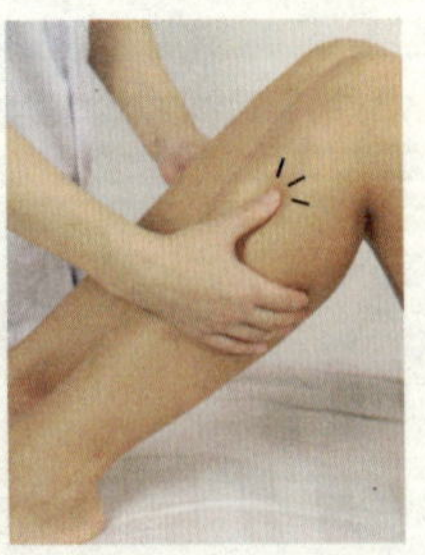
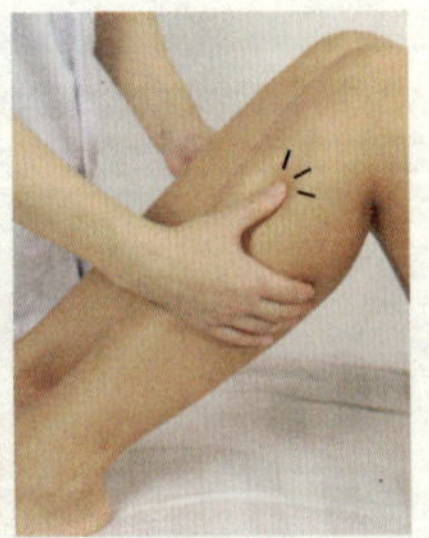

3 推按足三里

用拇指指腹推按足三里（如上左图）1～3分钟，力度适中，以局部酸胀为度，如上右图。

4 推按昆仑

用拇指指腹推按昆仑（如上左图）1～3分钟，力度适中，以局部酸胀为度，如上右图。

小腿抽筋

小腿抽筋又称肌肉痉挛，是肌肉自发性的强直性收缩现象。小腿肌肉痉挛最为常见，是由腓肠肌痉挛引起，发作时会有酸胀或剧烈的疼痛。外界环境的寒冷刺激、出汗过多、疲劳过度、睡眠不足、缺钙、睡眠姿势不好都会引起小腿肌肉痉挛。预防腿脚抽筋要注意保暖，调整睡眠姿势，经常锻炼，适当补钙。

基础推拿手法

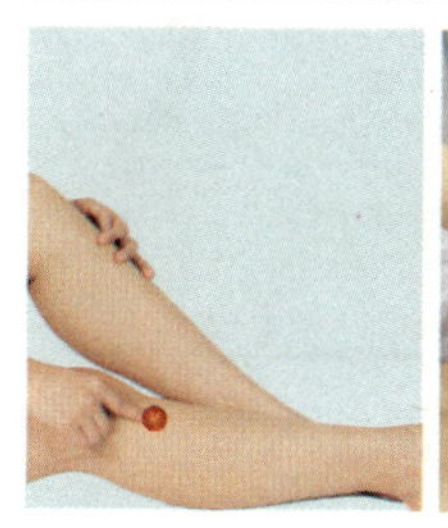
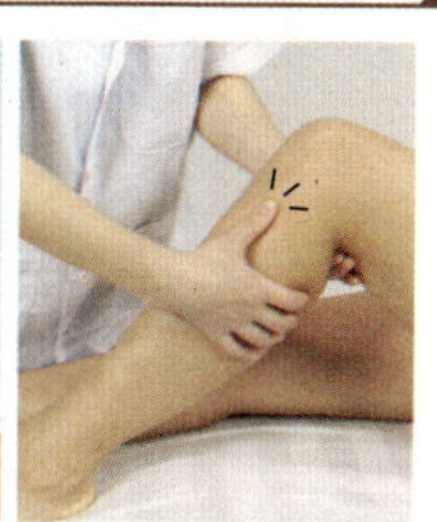

1 按揉阳陵泉

将拇指放于阳陵泉（如上左图）上，由轻渐重，按揉3～5分钟，如上右图。

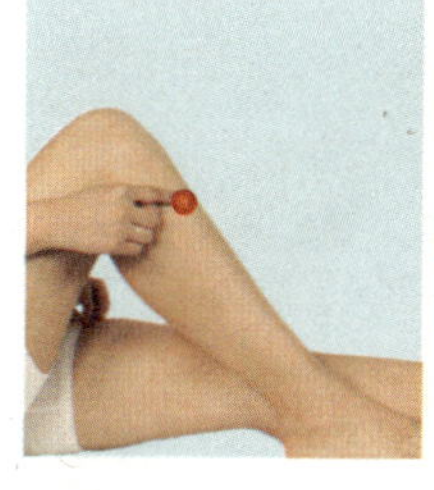
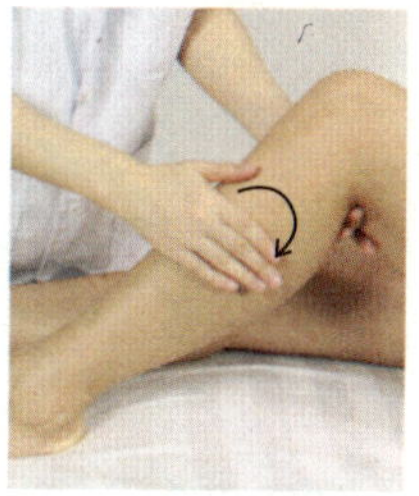

2 摩足三里

搓热双手手心后，迅速覆盖在足三里（如上左图）上，以顺时针方向轻摩50次，如上右图。

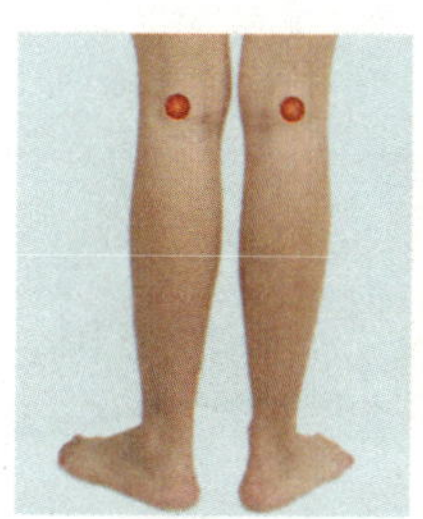
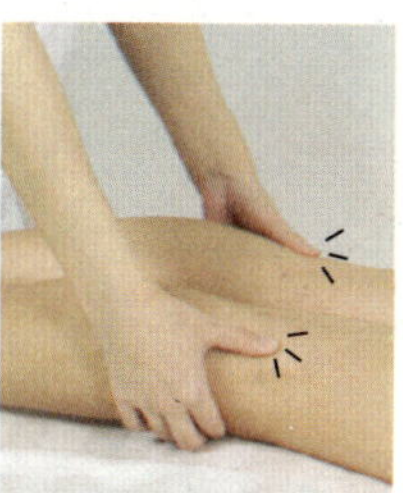

3 按揉委中

将双手拇指放于两侧委中（如上左图）上，其余四指附于膝关节外侧，按揉60～100次，如上右图。

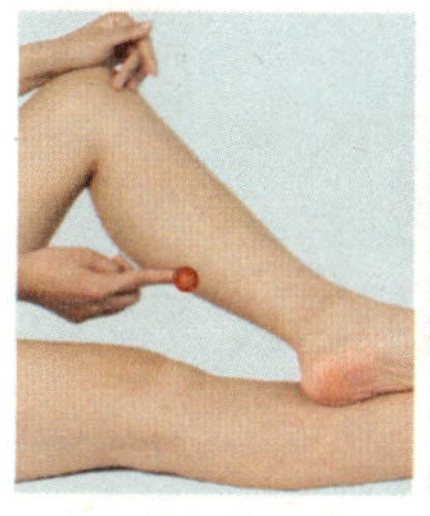
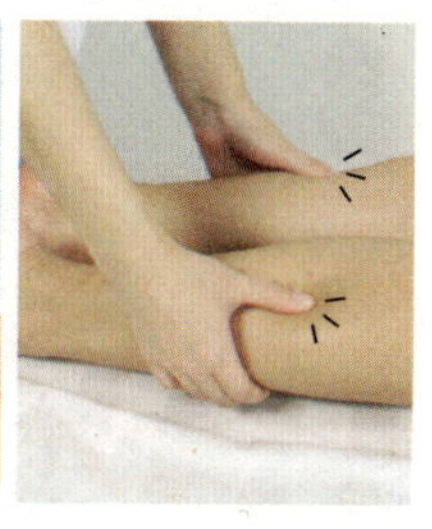

4 按揉承山

将双手拇指放于两侧承山（如上左图）上，其余四指附于小腿外侧，用力按揉3分钟，如上右图。

急性腰扭伤

急性腰扭伤是由于腰部肌肉、筋膜、韧带等部分软组织突然受到外力作用，过度牵拉引起的急性损伤，主要原因包括肢体姿势不正确、动作不协调、用力过猛、活动时无准备或动作幅度过大等。伤后会立即出现剧烈疼痛，腰部无力或持续性疼痛。

基础推拿手法

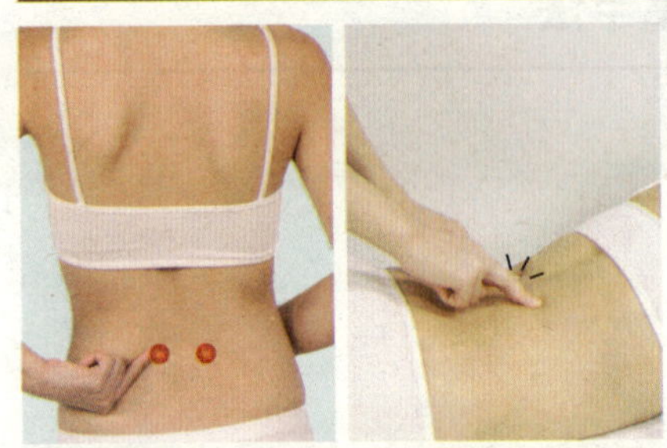

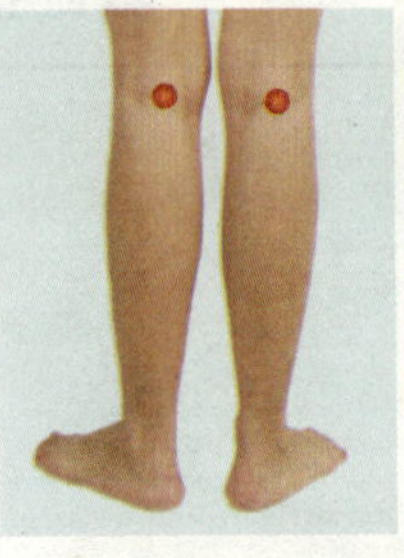

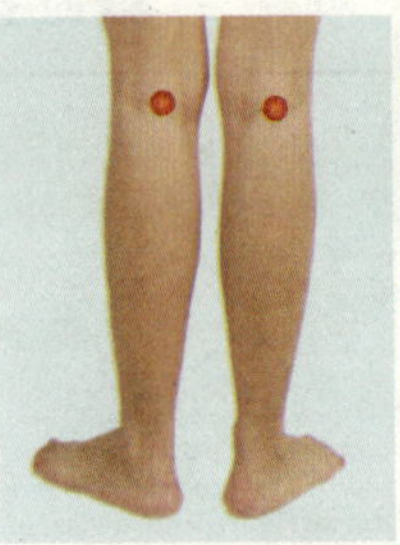

1 按揉肾俞

将食指、中指并拢，放于肾俞（如上左图）上，按揉5分钟，力度适中，以局部酸胀为度，如上右图。

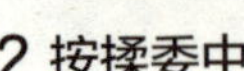

2 按揉委中

将拇指放于委中（如上左图）上，其余四指附于膝部外侧，按揉60～100次，力度由轻渐重，如上右图。

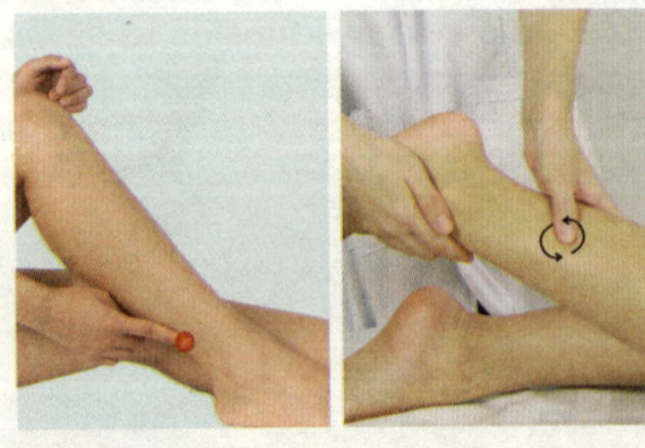

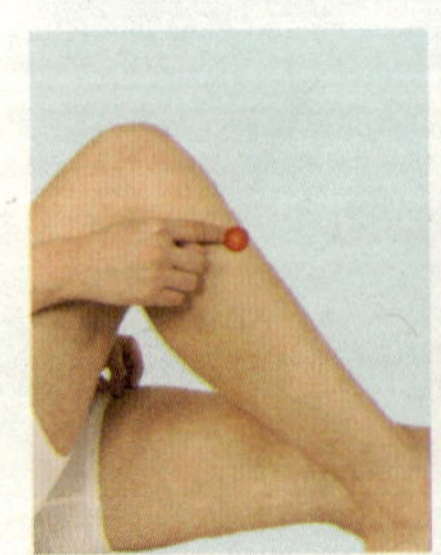

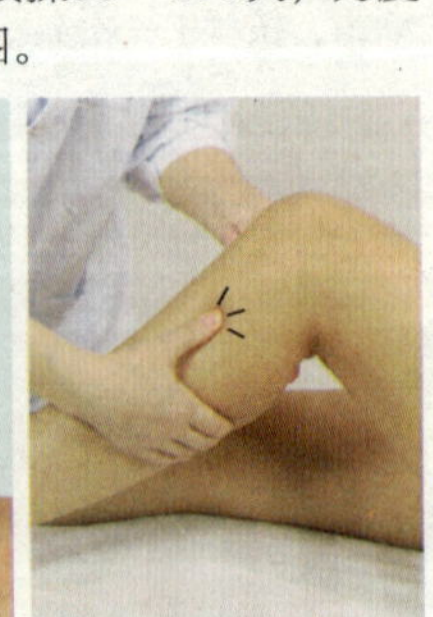

3 按揉跗阳

将拇指放于跗阳（如上左图）上，用力环形按揉3分钟，以局部酸胀为度，如上右图。

4 按揉足三里

用拇指指腹按揉足三里（如上左图）1～3分钟，以局部酸胀为度，如上右图。

鼠标手

鼠标手是指正中神经和进入手部的血管，在腕管处受到压迫产生的症状，导致腕部、手掌面、手指出现麻、痛、无力感，腕部肌肉或关节麻痹、肿胀，呈刺痛或烧灼样痛、痉挛；严重者会出现肩部或颈部的不适，手腕、前臂疲劳酸胀，导致手部肌肉萎缩、瘫痪。

基础推拿手法

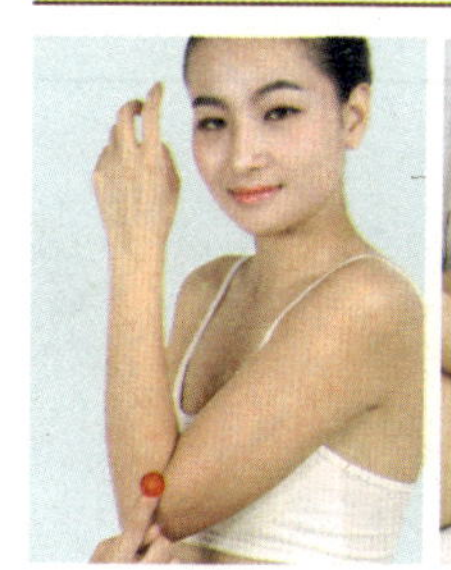

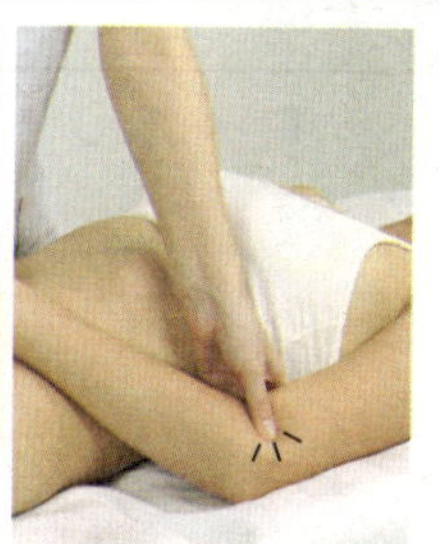

1 按揉曲池

用拇指指腹按揉曲池（如上左图），其余四指放在肘后侧，适当用力揉按60～100次，如上右图。

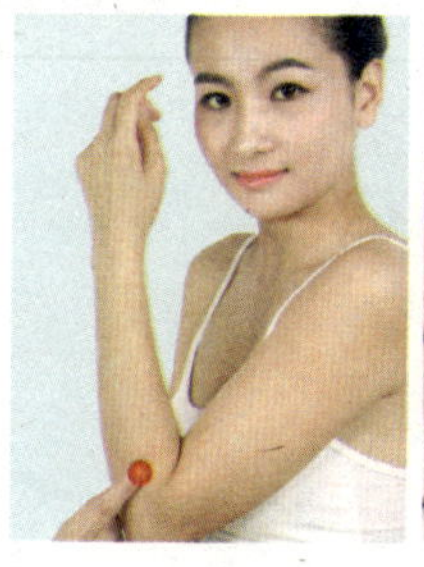

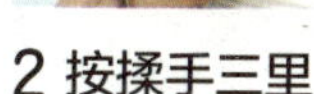

2 按揉手三里

用拇指指腹按揉手三里（如上左图），其余四指附在位对侧，适当用力按揉60～100次，如上右图。

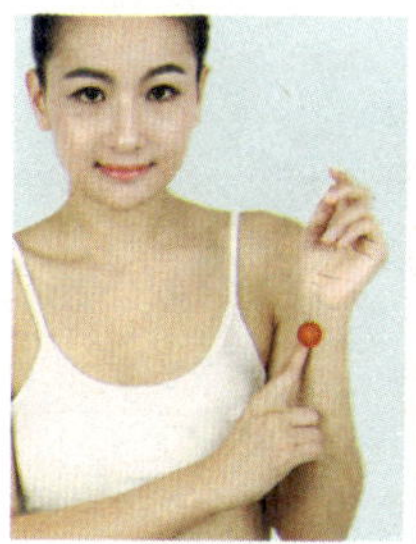

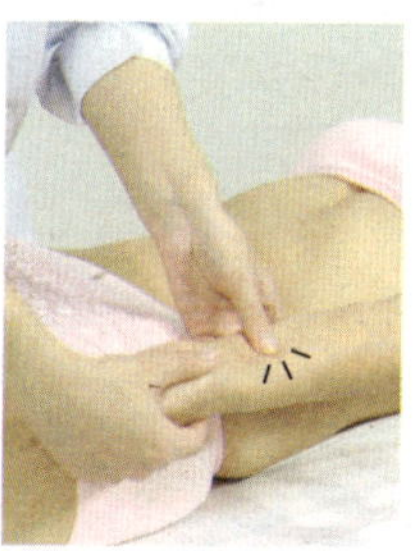

3 掐按内关

拇指与食指指尖相对用力，掐按内关（如上左图）1～3分钟，以局部酸胀为度，如上右图。

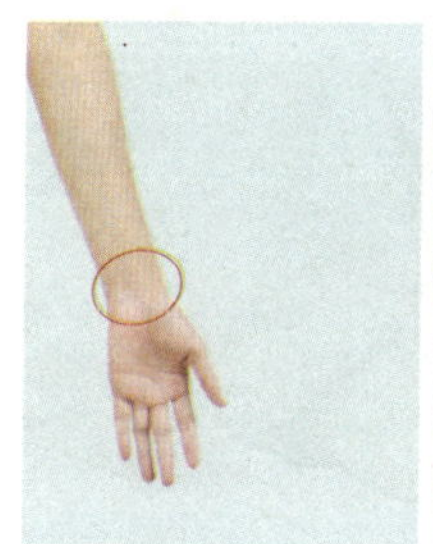

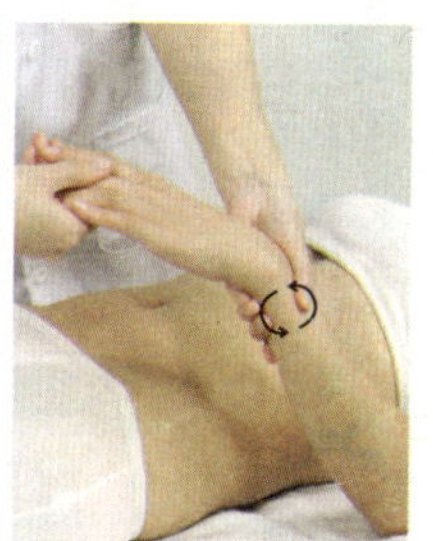

4 摇动患肢

用手握住患者患肢（如上左图）手指分别沿顺时针和逆时针方向牵拉摇动30～50次，适当用力，如上右图。

网球肘

网球肘又称肱骨外上髁炎，是指手肘外侧肌腱疼痛发炎，多见于泥瓦工、钳工、木工、网球运动员等从事臂力收缩运动工作的人群。本病发病慢，主要临床表现有肘关节外侧疼痛、手臂无力、酸胀不适，如握物、拧毛巾、端水瓶时疼痛会加重，休息时无明显症状。中医认为本病多由劳作伤筋、气滞血瘀导致。

基础推拿手法

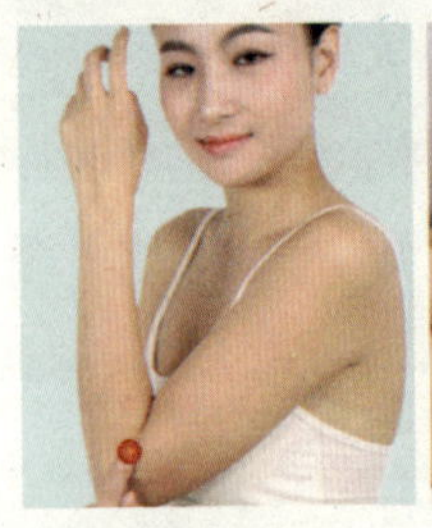
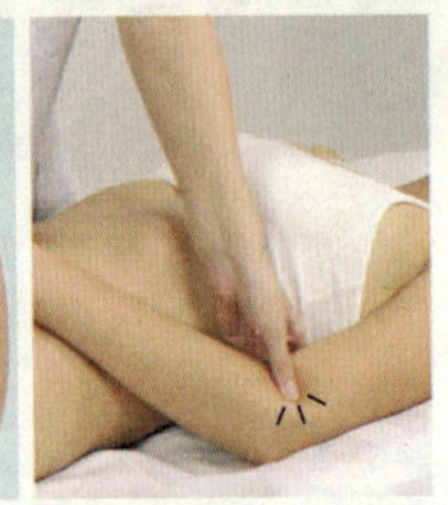

1 按揉曲池

将拇指指尖放于曲池（如上左图）上，由轻渐重地压揉5分钟，先左后右，如上右图。

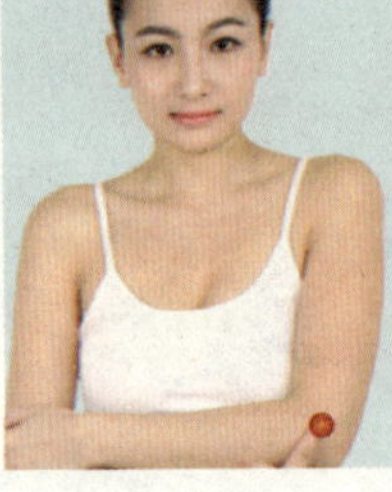
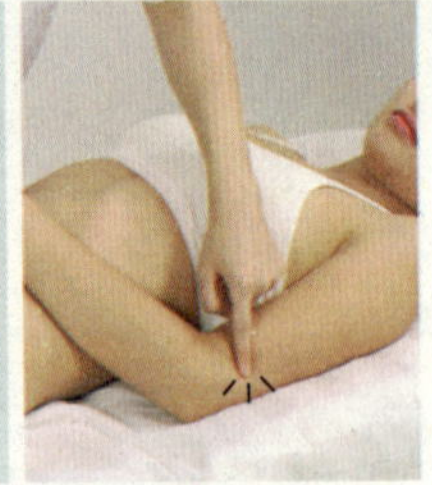

2 按揉肘髎

将拇指指腹放于肘髎（如上左图）上，用力压揉3分钟，以局部有酸胀痛感为宜，如上右图。

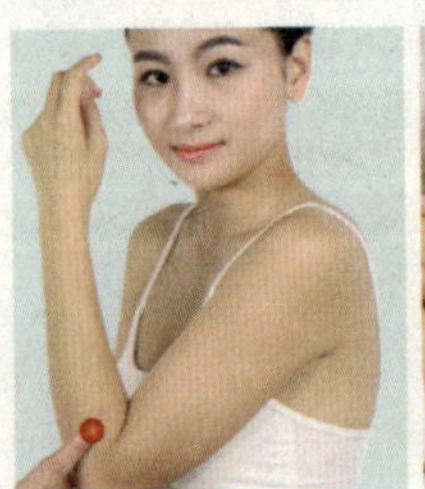
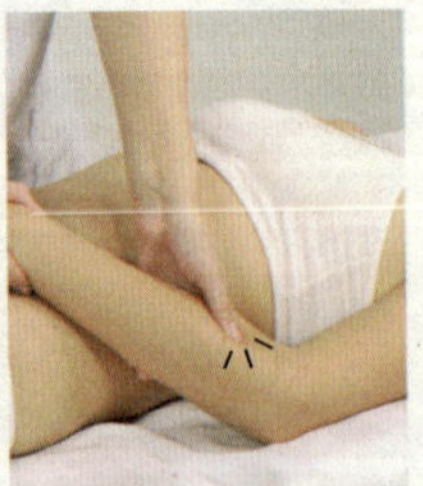
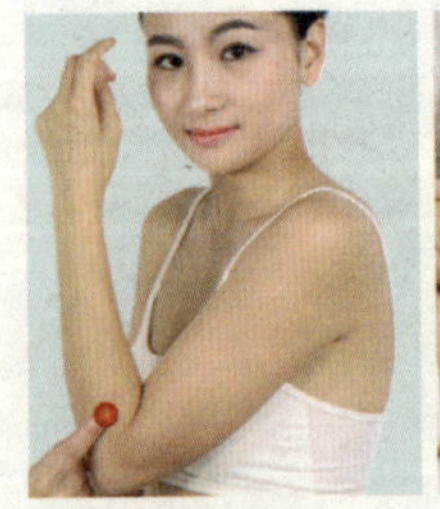
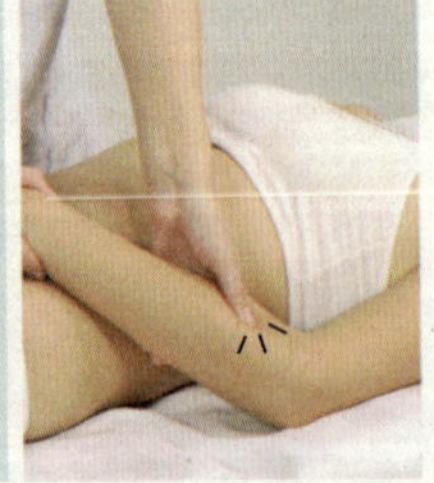

3 按揉手三里

将拇指指尖放于手三里（如上左图）上，其余四指附于手臂上，用力压揉5分钟，如上右图。

4 掐合谷

将右手大拇指放于合谷（如上左图）上，食指顶于掌面，由轻渐重地掐压3分钟，如上右图。